XIANDAI LINCHUANG MINIAO WAIKE JIBING ZHENDUAN YU ZHILIAO

现代临床泌尿外科疾病诊断与治疗

主编 栾杰 何平胜 黄小七 等

河南大学出版社
HENAN UNIVERSITY PRESS
·郑州·

图书在版编目（CIP）数据

现代临床泌尿外科疾病诊断与治疗 / 栾杰等主编 . -- 郑州：河南大学出版社，2019.9
ISBN 978-7-5649-3930-4

Ⅰ . ①现… Ⅱ . ①栾… Ⅲ . ①泌尿外科学 – 诊疗 Ⅳ . ① R69

中国版本图书馆 CIP 数据核字 (2019) 第 209413 号

责任编辑：付会娟
责任校对：陈　巧
封面设计：卓弘文化

出版发行：河南大学出版社
地址：郑州市郑东新区商务外环中华大厦 2401 号
邮编：450046
电话：0371-86059750（高等教育与职业教育出版分社）
0371-86059701（营销部）
网址：www.hupress.com
印　　刷：北京虎彩文化传播有限公司
版　　次：2019 年 9 月第 1 版
印　　次：2019 年 9 月第 1 次印刷
开　　本：880 mm × 1230 mm　1/16
印　　张：8.75
字　　数：284 千字
定　　价：54.00 元

编　委　会

前　言

近年来，随着社会经济的快速发展和人民生活水平的不断提高，泌尿外科疾病的发病率也逐年上升，严重影响着人们的身心健康，给社会、家庭以及个人带来沉重的负担。另外，医学的发展也是越来越迅速，特别是泌尿外科学的发展。泌尿外科学不断拓展和延伸，出现了许多新的治疗技术和措施，理论知识也不断完善，这就要求每一位泌尿外科医师既要有扎实的理论基础，又要有丰富的临床经验。所以，泌尿外科医务人员只有不断更新自己的知识库，才能提高诊疗水平，更好地去为患者治疗疾病，减轻患者痛苦。

本书主要讲了泌尿系统的解剖、泌尿外科的常规检查、泌尿外科的腔镜检查、泌尿外科的常见症状、泌尿系统感染、尿路石症、尿路梗阻、前列腺疾病、肾脏疾病、小儿泌尿外科疾病和女性泌尿外科疾病，对肾移植也做了相关的介绍，内容详尽具体，比较全面。另外本书具有较强的实用性，结合最新的理论实践与技术，对泌尿外科医务工作者处理相关问题具有一定的参考价值，也可作为各基层医生和教师、学生的学习之用。

本书编者都是经验丰富的临床工作者，在编写过程中参考了大量的中外文献以及书籍，列举了新的知识和技术，使其能够更好地运用到临床工作中去，减轻患者的经济负担，更好地为患者服务。

由于本书参编作者较多，写作方式和风格不尽统一，再加上编者水平有限，书中难免存在不足之处，望广大读者提出宝贵意见和建议，以便再版时修正。

编　者

2019 年 9 月

目 录

第一章　泌尿系统的解剖

第一节　肾脏的解剖

一、肾脏解剖学结构

（一）大体描述

肾脏是实质性器官，左右各一，红褐色，紧贴腹后壁。作为泌尿系统的器官，肾不仅在体内水分、电解质和酸碱平衡方面有非常重要的作用，同时还具有分泌功能，能产生红细胞生成素、肾素以及能调节维生素 D 衍生物代谢的羟胆钙化醇。其血运丰富，正常情况下约占心排血量的 1/5。脆弱的肾实质表面有一层薄而坚韧的纤维囊包裹，正常情况下，纤维囊与肾实质连接疏松，易于剥离或易于被血肿鼓起。正常成年男性肾约重 150g，女性略轻，约重 135g。肾长 10 ~ 12cm，宽 5 ~ 7cm，厚约 3cm。女性略小，但是肾的大小更与整个身体大小有关，身体小的肾也小，身体大的肾也大。左、右肾大小也不一样，右肾宽而短，左肾窄而长，这是由于右侧肝脏的原因。和肾上腺一样，儿童的肾较大，刚出生时肾轮廓由于胎叶不规则，1 岁后这些胎叶消失，成年后肾两侧为光滑凸面并形成上下两极，也可能有的人一直到成年后肾还是胎叶状，或者任一肾的外侧部上有局部隆起，称单驼峰。这也可能是脾或肝的原因，通常左肾比右肾明显。

（二）显微结构

从肾的冠状切面看，肾实质分为表层的皮质和深层的髓质，皮质呈红褐色，髓质色淡红。髓质内可见许多呈圆锥形、底朝皮质、尖向肾窦的肾锥体，肾锥体尖端突入肾小盏称肾乳头，肾小盏呈漏斗形包绕肾乳头，承接排出的尿液。伸入肾锥体之间的皮质称肾柱。每个肾锥体及其周围的皮质组成一个肾叶。显微镜下观察，肾实质主要由毛细血管组成的肾小体和许多弯曲的肾小管组成，正常情况下这些小管与尿液形成有关，小管之间为结缔组织。

二、肾脏位置与毗邻

（一）位置

肾位于脊柱的两侧，贴附于腹后壁。两肾的纵轴不互相平行，上端多向内侧倾斜，下端则稍向外展开。受肝的影响，右肾稍低于左肾，以椎骨为标志，右肾上端平 T_{12}，下端平 L_3；左肾上端平 T_{11}，下端平 L_2，肾与肋骨的关系，左侧第 12 肋斜过左肾后面的中部，第 11 肋斜过后面的上部；右侧第 12 肋斜过右肾后面的上部。两肾门的体表投影，在腹前壁位于第 9 肋前端，在腹后壁位于第 12 肋下缘和竖脊肌外缘的交角处，此角称肾角或脊肋角。肾有病变时，在此角处常有压痛或叩击痛。肾可随呼吸而上下移动，其下移的范围正常不超过一个锥体，当深吸气时肾的位置下移，此时做腰腹双合诊可触及肾的下端。

（二）体表投影

在后正中线两侧 2.5cm 和 7.5 ~ 8.5cm 处各做两条垂线，通过第 11 胸椎和第 3 腰椎棘突，再做两条水平线，在上述纵横标线所组成的两个四边形范围内，即相当于两肾的体表投影。此范围内如有疼痛等异常表现时，多提示肾有病变。

肾的位置可有变异，在盆腔或髂窝者为低位肾；若横过中线移至对侧，则为交叉异位肾。肾的位置异常比较少见，但在腹部肿块的诊断中，应注意与肿瘤相鉴别。

（三）毗邻

肾的上方附有肾上腺，共同由肾筋膜所包绕，邻属关系密切，但在二者之间隔以疏松结缔组织，当肾下垂时，肾上腺并不随其下降。

两肾的内下方为肾盂和输尿管腹部的上端，左肾的内侧有腹主动脉，右肾的内侧有下腔静脉，两肾的内后方分别有左、右腰交感干。由于右肾与下腔静脉的距离很近，右肾的肿瘤或炎症性病变常侵及下腔静脉，因此在右肾切除术时，须注意保护下腔静脉，以免损伤造成难以控制的大出血。在肾前方的毗邻，左、右侧不同。左肾前上部有胃后壁，前下部有结肠左曲，中部有胰腺横过肾门前方；右肾前上部为肝右叶，前下部为结肠右曲，内侧为十二指肠降部。左肾手术时应注意勿伤及胰体、尾部；右肾手术时要注意保护十二指肠降部，因它比较固定，易被撕裂。

在两肾后面第 12 肋以上部分，仅借膈与胸膜相邻。肾手术需切除第 12 肋时，要注意保护胸膜，以免损伤造成气胸。在第 12 肋以下部分，除右肋下血管、神经外，自内向外有腰大肌、腰方肌和腹横肌。在腰方肌前面有髂腹下神经和髂腹股沟神经向外下方走行，腰大肌前面有生殖股神经下行。肾周围炎或脓肿时，腰大肌受刺激可发生痉挛，引起患侧下肢屈曲。

三、被膜

肾的被膜有三层，由内向外依次为纤维囊、脂肪囊以及肾筋膜。

（一）纤维囊

纤维囊又称纤维膜，为肾的固有膜，由致密结缔组织所构成，薄而坚韧，被覆于肾表面，与肾容易分离，有保护肾的作用。肾部分切除或肾外伤须保留肾时，应缝合纤维膜以防肾实质的撕裂。

（二）脂肪囊

脂肪囊又称肾床，为脂肪组织层，成人其厚度可达 2cm，尤其在肾的边缘、后面和下端的脂肪组织更为发达。脂肪囊有支持和保护肾的作用。经腹膜外肾手术时，在脂肪囊内易于游离肾脏。肾囊封闭时，药液即注入此囊内。脂肪组织容易透过 X 线，在 X 线片上可见肾的轮廓，对肾疾病的诊断有一定的意义。

（三）肾筋膜

肾和肾上腺及其周围的脂肪被一层疏松结缔组织覆盖，称肾筋膜。其前、后两层分别位于肾的前、后两面且从肾上方，内、外侧三面固定肾，肾筋膜上方在膈肌下面愈合，在肾的内侧，肾前筋膜被覆肾血管的表面，并与腹主动脉和下腔静脉表面的结缔组织及对侧的肾前筋膜相移行。肾筋膜在肾的下方则相互分离，其间有输尿管和睾丸血管 / 卵巢血管通过。肾筋膜周围是腹膜后脂肪，这不同于肾脂肪囊，肾脂肪囊紧邻肾且包裹在肾筋膜内。

肾筋膜在肾周围形成一个屏障，这一屏障对肾起保护支持作用，对其恶性肿瘤的扩散也起到限制作用。同时肾的全切术也可使肿瘤完全切除。肾筋膜前面与腹膜和结肠相邻，后面与腹横筋膜紧邻。肾筋膜对肾及肾周的炎症如脓肿、囊肿、血肿也起到限制作用，由于肾筋膜与腹主动脉和下腔静脉表面的结缔组织相移行，所以一侧肾及肾周的炎症不会扩散到对侧，但可沿肾筋膜向下蔓延，达髂窝或大腿根部。随着炎症或肿瘤的进一步发展，病变可以突破肾筋膜侵袭其周围器官和后腹壁肌肉。肾筋膜发出许多结缔组织小梁穿过脂肪囊与纤维囊相连，尤其肾下端的结缔组织小梁较为坚韧，对肾起固定作用。当肾周围脂肪减少，结缔组织小梁松弛时，肾的移动性增大，可形成肾下垂或游走肾。

肾前筋膜的前方有腹膜覆盖，肾后筋膜的后面有大量脂肪组织，称肾旁脂体，为腹膜外脂肪的一部分，在肾下端和外侧较多，对肾有一定的支持和保护作用。

四、肾门、肾窦及肾蒂

（一）肾门

肾门位于肾内缘中部凹陷处，是肾血管、肾盂、神经和淋巴管出入的部位，肾门多为四边形，它的边缘为肾唇。其中前、后唇有一定的弹性，手术需分离肾门时，牵开前或后唇，可扩大肾门显露肾窦。

（二）肾窦

肾窦是肾实质所围成的腔隙，开口为肾门，内有肾动、静脉的分支，肾盂，肾大、小盏，神经，淋巴管和脂肪组织。

（三）肾蒂

肾蒂由出入肾门的肾血管、肾盂、神经和淋巴管共同组成。肾蒂主要结构的排列关系有一定的规律：由前向后依次为肾静脉、肾动脉和肾盂；由上向下依次为肾动脉、肾静脉和肾盂。有的肾动脉在肾静脉平面以下起自腹主动脉，肾静脉血流受阻，静脉压增高，动脉血供亦相对减少，尤其在直立位时，动脉压迫肾静脉则更明显，这可能是直立性高血压的病因之一。

五、管腔系统

从人体解剖学和器官发生学来看，肾脏分为两部分：分泌部和导管部。分泌部是指肾实质的皮质，包括分泌结构的肾小球、近曲小管、Helen 袢、远曲小管。导管部是指肾实质的髓质，包括排泄结构的集合管、肾乳头、肾小盏、肾大盏和肾盂。肾内一般有 4 ~ 18 个肾乳头，其中以 7 ~ 9 个最常见。肾小盏呈漏斗状，其边缘包绕肾乳头，承接由集合管排出的终尿。大体观，肾的管腔是由肾小盏、肾大盏、肾盂组成。肾锥体和前后肾小盏构成典型的二维结构，由于肾的自然旋转，前面的肾小盏向外侧延伸形成冠状平面，而后面的肾小盏向后侧延伸形成矢状面。X 线片的解释和穿刺肾管腔时识别这个解剖学结构是非常重要的。通常肾锥体尖端合并成肾乳头，在肾的上下极常见，其他部位也可见。2 ~ 3 个肾小盏并发成一个肾大盏，2 ~ 3 个肾大盏并发成一个肾盂，肾盂走行于肾窦出肾门后与输尿管相移行，事实上肾的管腔部分如肾小盏、肾大盏、肾盂是一个连续的结构，只是人为分开罢了。虽然如此，临床上还是接受这种命名法来进行描述和讨论。对于经皮肾穿刺取石术，详细了解肾盂、肾盏结构排列，对经皮肾穿刺位置的选择、皮肾通道的设计是十分重要的。

肾盂为一漏斗状结构，位于肾动脉后，分肾内型肾盂和肾外型肾盂，容量一般为 8 ~ 15mL，超过 15mL 为积水。而积水较大的肾盂，对穿刺、金属导丝置入和扩张皮肾通道是有利的。较大的肾外型肾盂，穿刺针易直接进入肾盂而不通过肾实质，因肾盂壁薄，容易产生尿漏、造瘘管脱落。

通常肾小盏集合成肾上、中、下 3 个大盏，肾大盏再汇集成肾盂，出肾门后移行为输尿管。上、下盏通常呈单个向上、下极投射，其余肾盏分为前、后两排（前组肾盏和后组肾盏），从静脉尿路造影术（IVU）和 CT 扫描断层片上可见前排肾盏靠外，呈杯口状，后排肾盏靠内，呈环形断面观。根据 Kaye、Reinke 和 Hodson 的研究报告，肾盏的排列分为两种类型，一种为多见和典型的 Brodel 型肾，后排肾盏结构拉长，向外与肾冠状切面呈 20° 角，前排肾盏较短，与肾冠状切面呈 70° 角。另一种少见的肾盏排列为 Hodson 型，其前后盏排列与 Brodel 型肾相反。

前后肾盏并不直接相对，经皮穿刺前排肾盏不易进入后排肾盏，穿刺最好选择在后排肾盏，尤以中、下后肾盏较安全，但术前弄清楚前后肾盏有困难，需做 IVU、CT 片对比，在手术前逆行插管，术中（俯卧位）沿导管注入空气和造影剂，有空气为后组肾盏，有造影剂为前组肾盏。

六、肾脏血管与肾段

（一）肾动脉和肾段

肾动脉平第 1 ~ 2 腰椎间盘高度起自主动脉腹部，横行向外，行于肾静脉的后上方，经肾门入肾。由于主动脉腹部位置偏左，故右侧的肾动脉比左侧的稍长，并经下腔静脉的后面向右行入肾。据统计，肾动脉的支数多为 1 支（85.8%），2 支（12.57%）或 3 ~ 5 支（1.63%）者均属少见。

肾动脉（一级支）进入肾门之前，多分为前、后两干（二级支），干又分出段动脉（三级支）。前干走行在肾盂的前方，分出上段动脉、上前段动脉、下前段动脉和下段动脉。后干较细，走行在肾盂的后方，延续为后段动脉。上段动脉分布至肾上端，上前段动脉至肾前面中上部及后面外缘，下前段动脉至肾前面中下部及后面外缘，下段动脉至肾下端，后段动脉至肾后面的中间部分。每一段动脉分布的肾实质区域，称为肾段。肾段有5个，上段、上前段、下前段、下段和后段。各肾段动脉之间彼此没有吻合，若某一段动脉发生阻塞，由它供血的肾实质将发生缺血、坏死。肾段的划分，为肾局限性病变的定位及肾段或肾部分切除术提供了解剖学基础。

肾动脉的变异比较常见。将不经肾门而在肾上或下端的动脉分别称为上极动脉或下极动脉。据统计，左右上、下极动脉的出现率约为28.7%，其中上极动脉比下极动脉多见，上或下极动脉可直接起自肾动脉（63%）、腹主动脉（30.6%）或腹主动脉与肾动脉起点的交角处（6%）。上、下极动脉与上、下段动脉相比较，二者在肾内的供血区域一致，只是起点、走行和人肾部位不同。肾手术时，对上或下极动脉应予以足够重视，否则易致其损伤，不仅可致出血，且可能导致肾上或下端的缺血、坏死。

（二）肾静脉

在肾窦内汇成2支或3支，出肾门后则合为1干，走行于肾动脉的前方，以直角汇入下腔静脉。据统计，肾静脉多为1支（87.84%），少数有2支（10.99%）或3支（1.06%），并多见于右侧。由于下腔静脉的位置偏右，故右肾静脉短，左肾静脉长，左侧比右侧长2 ~ 3倍。

两侧肾静脉的属支不同。右肾静脉通常无属支汇入；左肾静脉收纳左肾上腺静脉和左睾丸（卵巢）静脉，其属支还与周围的静脉有吻合。门静脉高压症时，利用此点行大网膜包肾术，可建立门腔静脉间的侧支循环，从而降低门静脉压力。左肾静脉约有半数以上还与左侧腰升静脉相连，经过腰静脉与椎内静脉丛及颅内静脉窦相通。因此，左侧肾和睾丸的恶性肿瘤，可经此途径向颅内转移。肾内静脉与肾内动脉不同，肾内静脉无节段性，具有广泛的吻合，故结扎肾外静脉的一个小属支，可能不致影响肾内静脉血的回流。

（三）肾血管畸形

肾动静脉主干的畸形占25% ~ 40%，最常见的是肾动脉个数的增加，增加的肾动脉由腹主动脉向两侧发出入肾门或直接入肾的上、下极，上极的比下极常见，右肾下极动脉跨过下腔静脉的前面。左右肾下极动脉都走行于泌尿收集系统的前面，这可能是肾盂输尿管移行部阻塞的外部因素。肾动脉个数增加在异位肾中更常见，且少数由腹腔动脉、肠系膜上动脉或髂动脉发出。多条肾静脉不常见，一般以两个分支离开肾门。左肾静脉以前后分支离开肾门走行于腹主动脉前面汇入下腔静脉，罕见情况下在腹主动脉后分支。

（四）外科手术注意事项

丰富的静脉回流和少量的终末动脉分布是手术时应该考虑的，肾被膜下静脉丛和肾周静脉有丰富的吻合支，这样肾就不会因为肾静脉的阻塞而引起病变，特别是缓慢阻塞时。左侧肾静脉和肾上腺静脉、腰静脉、睾丸（卵巢）静脉之间也有侧支循环，所以当急诊外科结扎手术时左肾内的血液可通过侧支循环回流。而肾动脉的损伤可以导致所供应的肾实质梗死，切除肾实质时应考虑其动脉分布，肾后外侧位于肾动脉前后支之间的纵行断面无血管分布，泌尿系统手术可以考虑做此纵向切口。同样地，后段动脉与前支发出的上下段动脉之间的横行切口也可以考虑。横切口向前延伸形成肾部分切除，肿瘤切除。不同个体肾段动脉走行变化较大，应通过术前血管造影或术中动脉注射亚甲蓝进行血管定位。

七、肾脏淋巴系统

肾淋巴回流丰富，从肾实质、肾柱到肾窦淋巴干，出肾门后汇入肾被膜和肾周淋巴干。除此之外，肾盂和上输尿管淋巴也汇入肾淋巴干。肾门通常有两三个淋巴结，紧靠肾静脉，形成肾肿瘤转移的第一站。

左肾淋巴干最先汇入腹主动脉旁淋巴结，包括腹主动脉前后侧淋巴结，位于肠系膜下动脉上方和膈肌之间。一些左肾淋巴结回流入腰淋巴结或直接入胸导管。左肾淋巴一般不回流入腹主动脉与下腔静脉之间的淋巴结，除非重病时。右肾淋巴干最先汇入下腔静脉右侧淋巴结和腹主动脉与下腔静脉之间的淋巴结，包括下腔静脉前后淋巴结，位于右髂血管与膈肌之间。同样地，右肾淋巴回流入腰淋巴结或直接入胸导管。右肾淋巴一般不汇入腹主动脉左外侧淋巴结。乳糜池以上的淋巴管梗阻时，肾蒂周围的淋巴管可增粗、曲张，甚至破入肾盂，产生乳糜尿。

八、肾脏神经支配

肾接受交感神经和副交感神经双重支配，即 T_8 ~ L_1 脊髓节段发出的交感神经节前纤维和迷走神经发出的副交感神经，二者形成肾的自主神经丛，并伴随血管分布，使血管舒缩。交感神经收缩血管，副交感神经舒张血管。手术切除神经后对肾功能没有太大影响。

第二节　输尿管的解剖

作为肾管腔系统的延续，输尿管起自肾盂输尿管移行处，终于膀胱。成年人输尿管长 22 ~ 30cm。输尿管管腔结构分为3层，由内向外依次为黏膜、肌层和外膜。黏膜常形成许多纵行皱襞，其上皮为移行上皮，有 4 ~ 5 层细胞，固有层为细密结缔组织。在输尿管下 1/3 段，肌层为内纵、中斜和外环 3 层平滑肌组成。平滑肌的蠕动，使尿液不断地流入膀胱。外膜为疏松结缔组织，其内有血管丛和淋巴系统穿行。

一、输尿管分段和命名

为了方便外科学或影像学描述，把输尿管人为地分为几段，输尿管自肾盂到髂血管处称腹段；从髂血管到膀胱称盆段；膀胱内称为壁内段。为了影像学描述，还可以把输尿管分为上、中、下 3 段，上段从肾盂到骶骨上缘；中段从骶骨上缘到骶骨下缘，大致为髂血管水平；下段从骶骨下缘到膀胱。

二、输尿管毗邻

输尿管走行于腰肌前面，到骨盆上口时跨越髂总血管分叉的前方进入盆腔，输尿管变异比较少见，下腔静脉后输尿管容易发生输尿管梗阻，有时需要手术将其移至正常位置。另有双肾盂、双输尿管，其行程及开口有变异，如双输尿管均开口于膀胱，可不引起生理功能障碍，但有的其中一条输尿管可开口于膀胱之外，特别是在女性可开口于尿道外口附近或阴道内，称此为异位输尿管口，因没有括约肌的控制，可致持续性尿漏。正中线腹膜后团块包括淋巴结病或腹主动脉瘤把输尿管往外侧推，睾丸（卵巢）血管与输尿管平行走行，入盆腔前从前面斜跨过输尿管走行于其外侧。右输尿管前面为回肠末端、盲肠、阑尾和升结肠及其系膜，左输尿管前面有降结肠、乙状结肠及其肠系膜。由于这些结构，施行结肠切除术时应注意勿损伤输尿管。回肠末端、阑尾、左右结肠和乙状结肠的恶性肿瘤和炎症有可能扩散到同侧输尿管，引起镜下血尿、瘘甚至完全梗阻。在女性骨盆内，输尿管经子宫颈外侧呈十字交叉走行于子宫动脉后面，子宫切除术时注意勿损伤输尿管。输卵管和卵巢的病变也可能侵及骨盆边缘的输尿管。

三、输尿管三处生理狭窄

输尿管全程有三处狭窄。

1. 肾盂输尿管移行处　肾盂逐渐变细与输尿管相移行，其实由于输尿管平滑肌紧张度增加，二者之间有一缢痕。正常时顺行或逆行插入适当的导尿管或内镜都能通过此狭窄。

2. 与髂血管交叉处　这一狭窄是由于髂血管的压迫和输尿管成一定角度跨过髂血管引起的，并不是真正的狭窄。

3. 壁内段　输尿管自膀胱底的外上角，向内下斜穿膀胱壁，于输尿管口开口于膀胱，此段称壁内段，为真正的狭窄。这三个狭窄在临床上有非常重要的意义，如尿结石时可能在狭窄处引起梗阻。此外，后两个狭窄处由于存在一定角度，内镜、导尿管的使用会受一定的限制。这些角度和输尿管走行的准确把握对外科手术来说至关重要。

四、输尿管血液分布和淋巴回流

输尿管腹部的血液供应来自肾动脉、腹主动脉、睾丸（或卵巢）动脉、髂总动脉和髂外动脉等。这些输尿管动脉到达输尿管的边缘 0.2 ~ 0.3cm 处，分为升支和降支进入管壁，上下相邻的分支相互吻合，在输尿管的外膜层形成动脉网，并有小分支穿过肌层，在输尿管黏膜层形成毛细血管丛。输尿管腹部的不同部位有不同的血液来源，因其血液来源不恒定，有少数输尿管动脉的吻合支细小，输尿管手术时若游离范围过大，可影响输尿管的血运，有局部发生缺血，坏死的危险。供血到输尿管腹部的动脉多来自内侧，手术时在输尿管的外侧游离，可减少血供的破坏。

输尿管静脉和淋巴回流与动脉伴行，盆腔内，输尿管远端淋巴回流入输尿管内、外淋巴结和髂总淋巴结。腹部内，左输尿管淋巴回流第一站是腹主动脉旁左侧淋巴结，右输尿管淋巴回流第一站是下腔静脉旁右侧淋巴结和下腔静脉和腹主动脉之间的淋巴结。输尿管上部和肾盂淋巴回流入同侧肾淋巴系统。

五、输尿管神经分布

输尿管接受 T_{10} ~ L_2 脊髓节段发出的交感神经节前纤维，肾自主神经丛发出的节后纤维支配。副交感神经由 S_2 ~ S_4 脊髓节段发出。输尿管的平滑肌可自动收缩做节律性的蠕动，其上的自主神经可对其蠕动做适当调整。

第三节　膀胱的解剖

一、膀胱的位置与毗邻

膀胱的位置随年龄及盈虚状态而不同。空虚时呈锥体状，位于盆腔前部，可分尖、体、底、颈四部，但各部间无明显分界。充盈时可升至耻骨联合上缘以上，此时腹膜反折处亦随之上移，膀胱前外侧壁则直接邻贴腹前壁。临床常利用这种解剖关系，在耻骨联合上缘之上进行膀胱穿刺或做手术切口，可不伤及腹膜。儿童的膀胱位置较高，位于腹腔内，到 6 岁左右逐渐降至盆腔。

空虚的膀胱，前方与耻骨联合相邻，其间为耻骨后隙；膀胱下外侧面邻肛提肌、闭孔内肌及其筋膜，其间充满疏松结缔组织等，称膀胱旁组织，内有输尿管盆部，男性还有输精管壶腹穿行。膀胱后方借直肠膀胱隔与精囊、输精管壶腹及其后方的直肠相邻；女性还与子宫相邻。膀胱的后下部即膀胱颈，下接尿道。男性邻贴前列腺，女性与尿生殖膈相邻。

二、膀胱的结构

膀胱内面为移行上皮细胞，空虚时形成许多皱襞，充盈时皱襞消失。膀胱上皮有六层细胞和一层薄基底膜，固有层为一厚层纤维结缔组织，内有血管穿行，使膀胱膨胀。固有层以下为膀胱壁平滑肌，为内纵、中环和外纵。膀胱逼尿肌使充盈的膀胱排空。

膀胱颈附近，膀胱逼尿肌被分为前面介绍的三层，其平滑肌在形态学和病理学上不同于膀胱平滑肌，膀胱颈的结构男女不同，在男性，放射状的内纵纤维通过内口与尿道平滑肌的内纵层相续。中层形成环行前列腺括约肌，尿道内口后面的膀胱壁和前列腺前面的纤维肌性间质在膀胱颈处形成一环形结构，这一结构在尿道括约肌受损的男性可以维护其括约肌的功效。这一肌肉受肾上腺素能神经支配，当兴奋时，膀胱颈收缩。糖尿病或睾丸癌腹膜后淋巴结清除术中，损伤膀胱交感神经易引起逆行射精。外纵纤维在膀胱底是最厚的，在正中线，插入前列腺平滑肌内形成三角形支架，向侧面形成膀胱颈环。在膀胱的前侧面，纵纤维发育不是很好，前面的一些纤维在男性形成耻骨前列腺韧带，女性形成耻骨尿道韧带。这些纤维在排尿时促进平滑肌扩张。女性膀胱颈，如前面描述的，内纵纤维放射状集中于尿道内纵层，中环层不像男性那样粗壮。外部纤维斜纵地经过尿道下形成平滑肌的内纵层。在 50% 的女性中，咳嗽时尿流入尿道。

输尿管膀胱连接点：在接近输尿管的膀胱处，其螺旋形平滑肌纤维变成纵行，离膀胱 2 ~ 3cm，纤维肌性鞘延伸到输尿管上并随其到三角区，输尿管斜着插入膀胱壁，走行 1.5 ~ 2cm，停止于输尿管口，此段称为膀胱的壁内段，膀胱充盈时，壁内段压扁。输尿管结石易滞留此处。若壁内段过短或其周围的肌组织发育不良时，可出现尿反流现象。膀胱出口受阻引起的膀胱内压慢性增加易导致输尿管憩室和尿液反流。

膀胱空虚时，其内黏膜面呈现许多皱襞，唯其底部有一个三角形的平滑区，称膀胱三角，其两侧角即左、右输尿管口，两口之间有呈横向隆起的输尿管间襞，三角的前下角为尿道内口。膀胱三角是膀胱镜检时的重要标志，也是结核与结石等的好发部位。两个输尿管口纤维和尿道内口纤维相连形成三角形区域，两个输尿管口间的肌肉与输尿管口和尿道内口间的肌肉都增厚。这些增厚的肌肉分为3层：①浅层，起自输尿管的内纵肌，插入精阜。②深层，起自 Waldeyer 鞘，嵌入膀胱颈。③返压层，由膀胱壁的外纵和中环平滑肌组成，尽管其和输尿管相连，但表面停留在输尿管和膀胱之间，在输尿管移植术中，分开这些肌可以看到 Waldeyer 鞘和输尿管之间的腔隙和其内的疏松纤维和肌性连接。这些解剖学结构在膀胱充盈时可以防止尿液反流。

三、膀胱血管、淋巴及神经

膀胱上动脉起自髂内动脉前近侧部，向内下方走行，分布于膀胱上部。膀胱下动脉起自髂内动脉前干，行于闭孔动脉后方，沿盆侧壁行向内下，分布于膀胱下部、精囊、前列腺及输尿管盆部等。膀胱的静脉在膀胱下面形成膀胱静脉丛，最后汇集成与动脉同名的静脉，再汇入髂内静脉。膀胱前部的淋巴输出管注入髂内淋巴结，膀胱后部及膀胱三角区的淋巴输出管，分别向上、向外走行，多数注入髂外淋巴结，少数注入髂内淋巴结、髂总淋巴结或骶淋巴结。膀胱的神经为内脏神经，其中交感神经起自 $T_{11\sim12}$ 神经节和 $L_{1\sim2}$ 神经节，经盆丛的纤维随血管至膀胱壁，使膀胱平滑肌松弛，尿道内括约肌收缩而储尿。副交感神经使膀胱平滑肌收缩，尿道括约肌松弛而排尿。男性膀胱颈接受大量交感神经支配，表达肾上腺素能受体，而女性膀胱颈接受少量肾上腺素能神经支配，排尿时神经元内一氧化氮合酶释放。交感神经和副交感神经的传出纤维在胸腰段和骶骨水平进入神经元后根，所以骶前神经切除术并不能缓解膀胱痛。

第四节　尿道的解剖

一、男性尿道的解剖

男性尿道是具有排尿功能和射精功能的管状器官，起自膀胱颈的尿道内口，止于阴茎头顶端的尿道外口，全长 16 ~ 22cm，直径 0.5 ~ 0.6cm。尿道内腔平时闭合呈裂隙状，排尿和射精时扩张。尿道分为前尿道和后尿道，前尿道包括尿道壁内部、前列腺部尿道和膜部尿道；后尿道即海绵体部尿道，包括尿道球部和尿道阴茎部。

（一）男性尿道的分部、形态和结构

1. 尿道壁内部　起自尿道内口，为尿道穿过膀胱壁的部分，长约 0.5cm。周围有来自膀胱壁平滑肌环绕而成的尿道内口平滑肌。

2. 前列腺部（prostatic part）　为尿道贯穿前列腺的部分，周围被前列腺包绕。上接尿道内口，自前列腺底部进入前列腺，由前列腺尖部穿出，移行至尿道膜部。前列腺部尿道长约 2.5cm，与前列腺的长径一致，老年男性随着前列腺的增生，此段尿道也相应延长。前列腺部尿道的中部是全部尿道中管径最宽的部分。在前列腺部尿道的后壁上有一纵行隆起，称为尿道嵴，尿道嵴的中部突成圆丘状，称为精阜，精阜长约 1.5cm，高、宽 0.3 ~ 0.5cm。精阜的中央有一凹陷，称为前列腺小囊，为副中肾管远侧部退化的残留物，无生理功能，类似于女性的阴道和子宫，故又名男性阴道或男性子宫。前列腺小囊开口的两侧各有一小孔，为射精管开口。尿道嵴两侧凹陷称为前列腺窦。精阜及前列腺窦底部的黏膜上有许多小口，为前列腺排泄管开口。

3. 膜部（membranous part）　膜部很短，长约 1.2cm，位于尿生殖膈上、下筋膜之间，是尿道穿过尿生殖膈的部分，被尿道括约肌环绕。尿道膜部是尿道最狭窄的部分，但其扩张性很大。尿道膜部前方有阴部静脉丛和阴茎背深静脉，两侧有尿道球腺。尿道膜部的壁很薄，并有耻骨前列腺韧带和尿道旁筋膜

等与周围器官固定，因此在骨盆骨折时是最容易损伤的部分。

4. 海绵体部（cavernosa part） 海绵体部尿道是尿道中最长的部分，起始于尿道膜部末端，终于尿道外口，全长15cm，贯穿整个尿道海绵体。尿道海绵体部与尿道膜部交界处的前壁是尿道薄弱的部位，尿道器械检查是常在此产生假道。尿道的黏膜下层有许多黏液腺，其排泄管开口于尿道黏膜。

（1）海绵体部尿道的起始部位于尿道球内，称尿道球部。尿道球部内径较宽，也称尿道壶腹部，有尿道球腺排泄管开口。尿道球部位于会阴部坐位时的受力部位，因此骑跨伤时常损伤被伤及。

（2）尿道海绵体部的中部内径较窄，直径约0.6cm，横断面呈裂隙状。

（3）尿道海绵体部的末端位于阴茎头内，管腔扩大形成舟状窝，舟状窝的前壁有一瓣膜状黏膜皱襞，称舟状窝瓣，常造成尿管或器械置入困难。从舟状窝向外至尿道外口，尿道逐渐缩小，形成尿道的狭窄部之一。

5. 男性尿道的生理狭窄和弯曲 男性尿道内腔直径粗细不一，有三个生理性狭窄、三个扩大部和两个生理性弯曲。

（1）生理性狭窄：三个生理性狭窄为尿道内口、尿道膜部和尿道外口。其中尿道膜部最狭窄，其次是尿道外口和尿道内口。尿道外口为矢状位裂口，长约0.6cm，其两侧隆起呈唇状。

（2）扩大部：三个扩大部为尿道前列腺部、尿道球部（尿道壶腹部）和舟状窝。

（3）生理性弯曲：阴茎非勃起状态下尿道有两个生理性弯曲。一个是耻骨下弯，位于耻骨联合的下方，由尿道内口至耻骨前列腺韧带附着处，该段弯曲包括尿道前列腺部、尿道膜部和尿道海绵体部的起始段，形成凹向前方的弯曲。此弯曲的最低点距离耻骨联合下缘2cm，首先走向前下方，后转向前上方，绕过耻骨联合下缘，至耻骨联合的前面。由于尿生殖膈筋膜和耻骨前列腺韧带的固定，无论勃起和非勃起状态，该段尿道位置都是较为固定的，弯曲不改变。第二个弯曲是耻骨前弯，由尿道海绵体部构成，位于阴茎固定部和可移动部分的移行处，为凹向后下方的弯曲。将阴茎上提时，该弯曲可变直，故又称阴茎可移动部。临床上利用耻骨前弯的这一特点，将阴茎上提，使整个尿道成为一个大弯曲，便于置入器械。

6. 尿道括约肌 如下所述。

（1）膀胱括约肌：又称尿道内括约肌，由膀胱壁的平滑肌纤维延续环绕膀胱颈和尿道前列腺部的上端而成。膀胱颈的平滑肌、括约肌受交感神经和副交感神经双重支配，交感神经兴奋时括约肌收缩，副交感神经兴奋时括约肌舒张。

（2）尿道外括约肌：又称尿道膜部括约肌，在会阴深横肌的前方，由深浅两层肌束环绕尿道膜部而成。浅层肌起自耻骨下支、骨盆横韧带及其临近的筋膜；深层肌起自坐骨支，向内包绕尿道膜部及前列腺下部周围。括约肌为随意肌，肌细胞直径较大，混有慢反应纤维和快反应纤维，通常处于收缩状态，具有括约尿道膜部和压迫尿道球腺的作用。尿道膜部括约肌的神经来自$S_{2\sim6}$。神经节并经阴部神经的分支支配。

（二）男性尿道的血管、神经和淋巴

1. 动脉 男性尿道的动脉供应来自膀胱下动脉、直肠下动脉及阴部内动脉的分支（尿道球动脉和尿道动脉），这些动脉之间存在广泛的交通支。

2. 静脉 尿道的静脉主要汇入膀胱静脉丛和阴部静脉丛，最后注入髂内静脉。

3. 神经 尿道的神经支配主要来自阴部神经，包括会阴神经、交感神经和副交感神经的分支。

4. 淋巴 尿道的淋巴回流注入髂内淋巴结或腹股沟淋巴结。

（三）男性尿道的异常

尿道的异常有以下几种情况：①尿道瓣膜，有后尿道瓣膜和前尿道瓣膜。后尿道瓣膜是男童先天性下尿路梗阻中最常见的，形成于胚胎早期，可引起泌尿系统其他的异常及功能障碍；前尿道瓣膜可伴发尿道憩室。尿道瓣膜的主要病理生理改变是尿路梗阻。②尿道重复，可分为上下位和矢状位尿道重复及左右并列尿道重复，可完全性尿道重复或不完全性尿道重复。③巨尿道，即先天性无梗阻的尿道扩张。④尿道下裂，较常见，是前尿道发育不全面致尿道口位于正常尿道口的近端至会阴部的途径上。由于胚胎时期内分泌异常或其他原因导致尿道沟闭合不全而形成。尿道沟是从近端向远端闭合，所以尿道口位于远端的前型尿道下裂更常见。⑤一穴肛，即尿道、阴道、直肠共有一个开口。

二、女性尿道的解剖

（一）女性尿道的形态、结构、位置和毗邻

成年女性尿道长 3.5 ~ 5cm，直径较男性尿道宽，约为 0.6cm，尿道外口最细，在排尿时尿道内口扩张，尿道呈圆锥形。尿道起自耻骨联合下缘水平的尿道内口，几乎呈直线走行，朝向前下方，穿过尿生殖膈终于位于阴道前庭的尿道外口。女性尿道可分为上、中、下三段，彼此相互延续。在尿生殖膈以上的部分，尿道的前方与耻骨联合相毗邻，期间有阴部静脉丛；尿道的后方借疏松结缔组织与阴道壁紧密接触。尿道与阴道之间的结缔组织称为尿道阴道隔。尿生殖膈以下的部分的前方与两侧阴蒂脚的汇合处相邻。尿道的横断面呈横裂状，扩张时呈圆形。尿道内层为黏膜，尿道外口为复层扁平上皮，其余部分为复层柱状上皮。尿道黏膜及黏膜下层形成多数皱襞及陷窝，后壁上部正中线上有一明显的纵襞，称为尿道嵴，其上方与膀胱垂相连。尿道黏膜下有许多小的尿道腺，相当于男性的前列腺，开口于黏膜表面。尿道远端的黏膜下有一些小的腺体，称为尿道旁腺，开口于尿道外口后方的两侧。尿道肌层主要由平滑肌构成。膀胱颈及尿道内口周围为膀胱平滑肌下延并环绕形成的膀胱括约肌，也称尿道内括约肌，对控制排尿起主要作用；尿道中段有尿道阴道括约肌环绕，对尿道和阴道有括约作用；尿道外口为矢状裂口，周围隆起呈乳头状，位于阴道前庭阴道口的前方和阴蒂的后方。

（二）女性尿道的血管、神经和淋巴

女性尿道的动脉供应主要来自膀胱下动脉、子宫动脉和阴部内动脉（阴道前庭球动脉和尿道动脉）的分支。这些分支彼此有广泛的交通。尿道的静脉汇入膀胱静脉丛和阴部静脉丛，最后注入髂内静脉。女性尿道的神经来自会阴神经、交感神经和副交感神经。女性尿道的淋巴管十分丰富，下段尿道淋巴管注入腹股沟浅淋巴结，进而至腹股沟深淋巴结及髂外淋巴结，中上段淋巴经尿道旁淋巴管进入盆腔，注入髂外淋巴结、闭孔淋巴结和盆腔淋巴结。所以女性尿道癌在腹股沟淋巴结尚未转移时，盆腔淋巴结可能已有转移。

第二章　泌尿外科的常规检查

第一节　病史采集

完整而准确的病史资料采集对泌尿生殖系统疾病的诊断和治疗是至关重要的。然而，临床中经常会出现一些特殊情况，妨碍医生获得准确的病史。例如，不少患者由于紧张、语言障碍或文化背景等不同，常难以清楚描述病情。因此，泌尿外科临床医师应给予患者足够的时间描述不适，在耐心倾听的同时，通过适当的提问引导患者回答，从而获得准确的信息。

在医疗实践中，有一些技巧可以帮助我们减少病史采集中遇到的困难。开始接触患者时，就要让患者感到自然和舒适，医生要给患者留下关切、值得信赖的印象，这是建立医患双方进一步相互交流的基础。医生应该迅速对患者是否存在听力障碍、心理障碍或语言障碍做出判断，这些问题可以通过患者家属或翻译的帮助予以解决。

一份完整的病史包括4个主要部分：主诉、现病史、既往史、家族史。每一组成部分都可能提供对疾病诊断有意义的内容，有助于对患者的整体评价和治疗。

一、主诉

主诉应包括患者本次就诊的主要症状和持续时间。例如，发现无痛性全程肉眼血尿2天；排尿不畅3年，症状加重3个月；等等。近年来，保健体检越来越受到人们的重视，体检时的超声或CT检查发现泌尿系统病灶的患者在增加，特别是肾脏肿瘤多被发现，这些患者可能无任何症状，其主诉为：体检B超发现肾（左、右或双肾）实质性占位一天。主诉不仅表明患者就诊的直接原因，同时也能提供鉴别诊断的最初线索。

二、现病史

在采集现病史时，症状持续的时间、严重程度、迁延性、周期性、特征性以及致残程度都是需要给予重点考虑的内容。患者描述的每个细节都不应放过，对其严重程度也应有所估计。下面列出一些患者就医时典型的起始症状。

1. 疼痛　由泌尿生殖系统疾病所导致的疼痛，程度一般比较剧烈。相反，即使很大的结石，若未产生梗阻，就不会表现出明显的症状。因此，一颗位于输尿管膀胱交界处，直径为2mm的结石，也可引起剧烈疼痛，而肾盂内较大鹿角形结石或膀胱结石可无临床表现。前列腺梗阻性尿潴留时疼痛也较严重，但此时诊断多可明确。

当泌尿生殖系统的感染累及相关器官实质时，症状就会加重，这是因为组织水肿导致器官被膜的张力增加，从而引起疼痛。如肾盂肾炎、前列腺炎和急性附睾炎都表现出明显的疼痛症状。中空器官黏膜炎症（如膀胱或尿道）多表现为局部不适，疼痛多不剧烈。泌尿生殖系统肿瘤常无明显疼痛，除非肿瘤引起管腔梗阻或神经受到侵犯。换言之，疼痛出现多提示肿瘤进展至晚期。

（1）肾性疼痛：肾脏疾患引起的疼痛，其部位常位于患侧肋脊角处，可放射至上腹部、脐区或同侧睾丸。因此，对睾丸区不适而阴囊检查正常的患者，鉴别诊断时应考虑到肾脏或腹膜后病变可能。疼痛常在炎症或梗阻导致肾包膜急性扩张时出现。炎症性疼痛常呈持续性，而梗阻性疼痛程度多有波动性。例如，输尿管梗阻引起典型的绞痛，强度随着输尿管的蠕动节律而变化，当间歇性的蠕动波推动尿液流过梗阻部位时，造成腔内压力升高，从而引起疼痛加重。

由于解剖部位邻近（肝、胰、十二指肠、胆囊和结肠）和腹腔神经节受到反射性刺激，肾性疼痛常伴有胃肠道症状，因而也常与腹腔内疼痛相混淆，通过询问病史和仔细体检多可明确诊断。腹腔内病变较少引起绞痛，不似梗阻性肾绞痛。而且，由于膈肌和膈神经受刺激，腹腔内疼痛常放射至肩部。这些都与肾脏引起的疼痛表现不同。因腹腔内脏器官病变引起的疼痛就诊的患者，常常会采取躺着不动来减轻疼痛，而因肾脏病变引起的疼痛就诊的患者活动较自如，并以手压着患侧腹部。肾性疼痛也可与肋间神经痛（尤其是 T_{10} ~ T_{12}）相混淆。神经根炎时常因周围神经受到刺激而引起支配部位的皮肤感觉过敏。两种疼痛分布区域相似，但后者为非绞痛性，而且体位变化时疼痛发生改变。累及 T_{11} ~ L_2 神经的带状疱疹于出疱前也可引起与肾性疼痛类似的表现。

（2）输尿管性疼痛：输尿管性疼痛常继发于急性梗阻。疼痛的发生机制是输尿管扩张，为了缓解梗阻而产生的蠕动增强，导致输尿管平滑肌痉挛。引起输尿管梗阻的常见原因是结石或血块。通常可根据疼痛的位置判断输尿管梗阻的部位。右侧中段输尿管梗阻疼痛常位于右侧下腹部，与阑尾炎疼痛部位（麦氏点处）相似。左侧输尿管疼痛常位于左侧下腹部。另外，疼痛也可放射至男性阴囊或女性阴唇。下段输尿管梗阻常引起膀胱刺激症状，包括尿频、尿急和耻骨上不适。男性患者疼痛可沿尿道放射至阴茎头部。当输尿管病变进展缓慢时或仅引起轻度梗阻时很少出现疼痛。因此，伴有轻微梗阻的输尿管肿瘤和结石患者罕见疼痛发作。

（3）膀胱疼痛：膀胱疼痛常见于急性尿潴留而致膀胱过度扩张或炎症。与尿潴留无关的持续性耻骨上区疼痛很少由泌尿系统病变引起。另外，缓慢进展的排尿梗阻和膀胱扩张（如糖尿病时神经源性膀胱），即使残余尿量超过 1L，也可无疼痛表现。

膀胱炎症时常引起间歇性耻骨上区不适。因此，细菌性膀胱炎和间质性膀胱炎在膀胱充盈时疼痛最为严重，而排尿后多可缓解。部分膀胱炎患者出现痛性尿淋漓。有时疼痛放射至远端尿道，且常伴有排尿刺激症状。

膀胱结石嵌于膀胱颈口或后尿道时引起排尿困难和尿潴留，产生膀胱区疼痛，尤其在男童和青年患者，疼痛十分剧烈，并向阴茎头部放射。

（4）前列腺痛：前列腺痛常继发于炎症水肿和前列腺包膜紧张。急性前列腺炎或前列腺脓肿多表现为会阴部剧烈胀痛，可伴有发热等全身症状。慢性前列腺炎可引起会阴部、肛周、大腿内侧、腹股沟区、腰骶部或下腹部胀痛不适，部分患者表现为会阴部湿热感、痒感，偶有短时发作的痉挛性疼痛。前列腺痛可时轻时重。

（5）阴茎痛：阴茎非勃起性疼痛常继发于膀胱或尿道炎症，是一种尿道口最明显的放射性疼痛。包皮嵌顿也可引起阴茎痛，这是由于未环切包皮被强行上翻，又未及时复原，使狭小的包皮口紧箍在阴茎冠状沟上方，引起远端包皮和阴茎头部血循环回流障碍而发生局部水肿、淤血。勃起状态下阴茎的疼痛常是由于阴茎海绵体硬结症或阴茎异常勃起所致。

（6）阴囊疼痛：阴囊疼痛可为原发性，也可为放射性。原发性疼痛源于阴囊内容物病变，常见的是急性附睾炎和睾丸扭转。这两种疾病经常不易鉴别，可用多普勒超声和放射性核素睾丸血流扫描图来区分，睾丸缺血、无血流为睾丸扭转，血流丰富则是炎症。另外，阴囊疼痛还可能是由于阴囊壁自身的炎症所引起，如单纯的毛囊炎或皮脂腺囊肿，也可继发于阴囊暴发性坏疽病，该病发展迅速，如不及时诊治可危及患者生命。慢性阴囊痛常由非炎症性病变如鞘膜积液或精索静脉曲张导致，以钝痛或坠胀感为特征。

2. 血尿　血尿即尿液中出现红细胞，且镜检下每高倍镜视野均存在 3 个以上红细胞才有诊断意义。患者一旦出现肉眼血尿，一般都很紧张，经常就诊于急诊，害怕自己有大量的失血。任何程度的血尿都不应该被轻易放过，尤其是成年人和老年人，都应该考虑恶性肿瘤的可能。血尿是泌尿外科疾病中非常重要而常见的症状，其病因也可以相当复杂。采集病史时应详细询问以下几种情况，对诊断和鉴别诊断有很大帮助。

是肉眼血尿还是镜下血尿？

排尿过程中，何时出现血尿，即初始血尿、终末血尿还是全程血尿？

在血尿时是否伴随有疼痛？

血尿是鲜红的还是暗红的（如酱油色）？

血尿中有否血块？如有血块排出，是什么形状，是长条形、三角形还是不规则形？

（1）肉眼血尿与镜下血尿：区别肉眼血尿与镜下血尿的意义是，一般情况下可以根据血尿的程度来判断病变的严重程度。仅在显微镜检查尿液时发现红细胞数量超过正常范围，但尿液颜色无明显异常称为镜下血尿。出血量较多致尿色变红，肉眼也能观察到为肉眼血尿。洗肉水样尿液为中等量出血。颜色鲜红伴有大量凝血块提示为大量新鲜出血。颜色鲜红自尿道口滴出或流出多为尿道出血。暗红色或酱油色尿液为陈旧性出血，多来自上尿路。肉眼血尿患者的病因常较容易找到，而轻微镜下血尿的患者常无法找到病因。

（2）血尿出现的时间：临床上常可以通过血尿出现的时间来判断病变的部位。仅在开始排尿时即有出血的为初始血尿，血液可自尿道口流出或内裤染有血渍，多见于前尿道损伤、肿瘤或炎症。排尿开始颜色正常，仅在近结束时有出血为终末血尿，出血部位多在后尿道、膀胱颈部或膀胱三角区。尿液自始至终均有程度相近的出血为全程血尿，多见于膀胱、输尿管或肾脏病变。

（3）伴随症状：当上尿路病变产生的血尿，一旦血块堵塞输尿管或通过输尿管时，会引起疼痛，类似结石引起的疼痛症状。血尿伴发于绞痛发作之后者多为尿路结石。伴有尿频、尿急、尿痛时多为尿路感染。伴有水肿、高血压、全身乏力时应考虑肾炎可能。伴有皮下瘀点或瘀斑时提示凝血功能障碍。

（4）血块特点：鲜红色血块提示出血速度较快未与尿液充分混合或出血量较大。暗红色血块为陈旧性出血。血块呈蚯蚓状，尤其是伴有肋部疼痛时，表明病变位于上尿路，这是由于出血在输尿管内凝结为蚯蚓状。少量细小血块多为尿道或膀胱颈部病变导致。血块形成一般表明患者凝血机制尚佳。在这里必须强调肉眼血尿，尤其是成人肉眼血尿，提示泌尿系统恶性肿瘤的可能，需要立即实施进一步的泌尿系统检查。如尿路平片＋静脉尿路造影、尿路超声检查、尿路 CT 检查以明确诊断。存在肉眼血尿的患者，原则上应该尽快行膀胱镜检查，病变部位可以很快被明确。膀胱镜检查可以判断血尿是来自尿道，膀胱、还是上尿路，如果病变来自上尿路，可以在膀胱镜下见到红色尿液从输尿管管口处喷出。此时，为了明确血尿病因，应该进行输尿管插管，逆行肾盂输尿管造影或输尿管镜检查。

（5）诱发因素：患者除血尿外无其他不适表现称为无症状血尿。无症状血尿是泌尿系统肿瘤常见表现。因此，出现无症状血尿的患者应该接受完善的泌尿外科检查。另外，有的患者出现无症状血尿，由于出血量很大，每次出血甚至可发生休克，而常规的泌尿外科检查如尿路超声检查、静脉尿路造影、尿路 CT 检查均未见尿路异常，这种大量血尿的病因可能由肾脏实质内动静脉瘘或肾盏穹隆部血管瘤破裂引起，及时施行肾动脉造影可显示出血部位，并予以栓塞止血。活动后发生的血尿可能存在肾下垂、肾结石或单纯运动性血尿。有外伤史者应警惕泌尿系统损伤。放射性膀胱炎可引起膀胱弥漫性出血。

3. 下尿路综合征（LUTS）　如下所述。

（1）刺激症状。

①尿频：尿频是泌尿系统最常见的临床症状之一。正常人每天的排尿次数为 5 ～ 6 次，每次尿量约 300mL。尿频是由于尿量增加或膀胱容量降低。如果尿频患者每次的排尿量都很多，则该患者可诊断为多尿症，应该检查其是否患有糖尿病或尿崩症。膀胱容量降低则可导致患者排尿次数增多但每次排尿量减少。造成膀胱容量降低的原因包括：膀胱出口梗阻引起的膀胱顺应性降低、残尿量增加；膀胱刺激导致的功能性容量降低，可由前列腺增生、膀胱炎症、膀胱容量缩小、浸润性膀胱肿瘤、精神紧张等原因引起。尿频的次数因病变不同和病情轻重而有差别。膀胱病变严重时（如膀胱结核），每日排尿次数可达数十次甚至上百次。

夜尿时的尿频指夜间尿频。正常成人夜间排尿次数为 0 ～ 1 次，不超过 2 次。夜尿可能继发于尿量增多或膀胱容量缩小。白天尿频而无夜间尿频者常由心理因素所致。单纯夜间尿频而无白天尿频，可见于存在周围性水肿的充血性心力衰竭患者，这是因为平卧位后肾血流量增加，尿量也相应增加。肾浓缩功能随年龄增加而降低，因此当老年人夜间平躺后肾血流量增加，导致尿量的产生增加。夜尿也可见于夜间大量进饮者，尤其是饮用具强烈利尿作用的咖啡因和酒精饮料。如果排除上述因素后出现的夜间尿频，则提示膀胱出口梗阻和（或）膀胱顺应性下降。

急性尿频病程较短，一般经数天可治愈。慢性尿频往往迁延难愈，久时可达数月甚至数年。复发性尿频病程中有或长或短的恢复至正常排尿的间歇期，而慢性迁延性病变所致的尿频经治疗可时轻时重，但轻时亦仅是好转，并未恢复至正常。因此，了解尿频次数及变化情况有助于鉴别诊断和疗效评价。

②尿急：指尿意突发而强烈。常见于膀胱炎症时膀胱敏感性增强；高反射性神经源性膀胱导致膀胱顺应性降低；或严重排尿梗阻致使膀胱功能性容量减少和顺应性降低。尿急也可出现于无尿路病变的焦虑患者。

③尿痛：尿痛指排尿时疼痛，排尿起始时尿道烧灼样疼痛提示尿道存在炎症。排尿终末时出现疼痛提示病变位于膀胱颈部或膀胱三角区。尿路结石、结核等病变时尿痛明显。尿频、尿急、尿痛常同时存在，合称为膀胱刺激征。

（2）梗阻症状。

①排尿费力：排尿无力多继发于膀胱出口梗阻，最常见于男性良性前列腺增生（BPH）或尿道狭窄的患者，表现为排尿时尿线变细、尿线无力、且较正常时费力。排尿用力是指患者需要借助腹压作用协助排尿。正常情况下，除非在排尿终末，不需要采用 Valsalva 动作进行排尿。而排尿费力时患者常动用腹肌以利排尿，这是膀胱出口梗阻的典型症状。实际上，除非梗阻程度严重，大多数患者对排尿改变并未多加注意。通常情况下这种改变是缓慢和逐渐出现的。下面一些梗阻症状较易引起患者注意，常继发于前列腺增生所致的膀胱出口梗阻（BOO）。

②排尿踌躇：指排尿开始时间延迟。正常情况下在尿道外括约肌松弛后 1 秒内开始排尿。伴有膀胱出口梗阻的患者可出现排尿犹豫、等待，排尿开始时间会被延长。

③尿线中断：尿线中断指不自主地出现排尿时尿线中断，然后又继续排尿，如此反复出现的症状。主要见于良性前列腺增生的患者，由于前列腺侧叶增大引起的间歇性尿道梗阻。

④尿末滴沥：排尿接近结束时尿液淋漓不尽，呈点滴状排出。是由于后尿道或前列腺部尿道少量残余尿导致，正常情况下排尿终末时这些尿液被挤回膀胱。通常是良性前列腺增生导致尿道梗阻的早期症状。单纯排尿终末滴沥常无须进一步治疗。

鉴别刺激性和梗阻性下尿路症状有重要意义，尤其对最常见的良性前列腺增生患者。尽管良性前列腺增生导致原发性梗阻，但常可引起膀胱顺应性改变，从而出现刺激症状。事实上，临床上良性前列腺增生患者刺激症状多于梗阻症状，且以夜尿最为常见。由于刺激症状也可见于神经源性膀胱等其他疾病，除非有明确的梗阻证据，切不要把刺激症状统归于良性前列腺增生。

4. 尿失禁　尿失禁是指尿液不自主地流出。详细询问病史常有助于明确病因。习惯上将输尿管开口异位和尿瘘等产生的尿液外流称为尿道外尿失禁。尿失禁可分为以下四种类型。

（1）持续性尿失禁：常见于绕过尿道括约肌而形成的泌尿道瘘，在任何时间和体位时均存在不自主漏尿。导致尿失禁最常见的瘘管类型是膀胱阴道瘘，可继发于妇科手术、放射治疗或产伤。输尿管阴道瘘则较为少见。

引起持续性尿失禁的第二位病因是存在开口于尿道或女性生殖道的异位输尿管。异位输尿管多与发育不良的肾上极相连，漏出的尿量可能很少，其发病原因为先天性输尿管发育异常所致。该类患者大部分的尿液正常排出，但一直有持续的少量漏尿，有的患者可多年被误诊为阴道分泌物。由于男性异位输尿管总是开口于膀胱颈部或靠近外括约肌的前列腺部尿道，所以男性异位输尿管从不引起尿失禁。尿道括约肌完全损毁可造成持续性尿失禁，原因是严重创伤所致的骨盆骨折损伤尿道括约肌。前列腺癌根治术、前列腺增生电切、后尿道狭窄内切开时可能损伤膜部尿道括约肌，一旦膜部尿道括约肌完全损伤，前列腺已被切除或破坏，就会出现持续性尿失禁。因此，在做前列腺手术或后尿道切开时应仔细操作，避免损伤膜部尿道括约肌，以防止医源性尿失禁的产生。

（2）压力性尿失禁：指患者在咳嗽、打喷嚏、运动或其他增加腹内压的动作时出现的尿液流出。其发生机制是腹内压暂时性超过尿道阻力，从而引起尿液的流出。压力性尿失禁最常发生于失去阴道前壁支撑作用的经产妇或绝经后妇女，也可见于前列腺手术后尿道外括约肌受损的男性。压力性尿失禁的药物治疗效果不理想，最好采用手术治疗。

（3）急迫性尿失禁：指患者有尿意时不能控制，来不及上厕所就开始排尿。常为膀胱炎症、神经源性膀胱、重度膀胱出口梗阻伴有膀胱顺应性降低患者的表现。鉴别急迫性尿失禁和压力性尿失禁非常重要。首先，急迫性尿失禁有明确的病因，可以通过治疗原发病如感染来解决。其次，急迫性尿失禁通常不宜手术治疗，而以增加膀胱顺应性和（或）增加尿道阻力的药物治疗更为合适。

（4）充溢性尿失禁：充溢性尿失禁又称之为假性尿失禁或矛盾性尿失禁，严重尿潴留和大量残余尿时可出现充溢性尿失禁。膀胱出口梗阻情况下患者膀胱逐渐扩大，常不能完全排空，当膀胱过度充盈时可有少量尿液滴出。这种症状夜间多见，因为夜间患者入睡后不能完全抑制漏尿。单纯依据病史和体格检查结果常难以明确诊断充溢性尿失禁，尤其是当患者肥胖叩诊膀胱不满意时。一般充溢性尿失禁的发生需要相当长的过程，患者可全然不知膀胱不能完全排空。因此，任何类型尿失禁患者都应于排尿后行膀胱残余尿测定。膀胱出口梗阻情况解除后，充溢性尿失禁可以治愈。

5. 遗尿　除正常自主性排尿外，睡眠过程中出现的不自主排尿称为遗尿。新生儿及婴幼儿因自主神经发育尚不完全及排尿习惯未建立可出现遗尿。但是大约有 15% 的 5 岁幼儿和 1% 的 15 岁少儿可持续存在遗尿症状。尽管大多数可无尿路异常发现，但是超过 6 岁仍有遗尿发生时应接受泌尿系统检查。

6. 性功能障碍　男性性功能障碍经常与勃起功能障碍（又称阳痿）的概念相等同，我们通常所说的勃起功能障碍是指在性交时，阴茎硬度不足以插入阴道或不能维持至射精。当患者以勃起功能障碍就诊时，医生必须仔细询问病史，以排除其他男性性功能疾病，如性欲低下、射精功能障碍、缺少性高潮以及最常见的早泄。

（1）性欲低下：由于睾酮是影响男性性欲的主要因素，所以性欲低下常提示可能存在雄性激素分泌不足，可能是因为垂体和睾丸功能障碍所导致。直接检测血清睾酮可以明确。如结果异常，应进一步检测血清促性腺激素和催乳素。由于维持性欲的睾酮量常低于刺激前列腺和精囊的需要量，因此性腺发育不全患者可出现射精减弱或不射精；相反，如果精子数量正常，性欲低下则不可能由内分泌因素导致。性欲低下也可能是由于抑郁或药物不良反应等影响全身健康状况的因素所致。

（2）勃起功能障碍：指阴茎不能勃起或虽能勃起但硬度不足不能插入阴道进行性交者。按照病因可分为器质性和功能性勃起功能障碍；按照临床表现可分为原发性和继发性勃起功能障碍。其发病常涉及多种因素，诊治过程中应从神经病学、血管外科学、内分泌学和心理学等多角度进行全面系统的分析和评价。

（3）不射精：不射精有几种原因：①雄激素不足，导致前列腺和精囊分泌物减少，引起精液量减少；②去交感神经、交感神经切除术或广泛腹膜后手术，尤其是睾丸癌患者行腹膜后淋巴结清扫术，可影响前列腺和精囊的自主神经支配，导致平滑肌无收缩和性高潮时精囊无射精；③不少药物尤其是 α－肾上腺素能受体拮抗剂可干扰性高潮时膀胱颈部关闭，导致逆向射精；④膀胱颈部和前列腺手术（最常见于经尿道前列腺切除术）可引起逆向射精。逆向射精也可见于糖尿病患者。

（4）性高潮缺乏：性高潮缺乏通常由心理因素或某些精神病药物导致，也可由背神经受损后阴茎感觉下降引起。这种情况最常见于糖尿病伴有周围神经病变患者。

（5）早泄：早泄是一种非常主观的症状，因此对这类患者应详细询问有关情况。实际上，许多抱怨早泄的患者性功能并无异常而是期望值过高。真正早泄的患者在性交 1 分钟内即达到高潮，通常总是受到心理因素影响。因此，心理治疗为早泄的主要治疗措施。

（6）血精：血精病因较为复杂，最常见的是尿道、前列腺和（或）精囊的非特异性炎症。前列腺穿刺活检术后可出现血精。血精也可为结核杆菌、巨细胞病毒和血吸虫感染所致，但很少继发于恶性肿瘤。绝大多数血精患者较年轻（平均年龄 37 岁），且可在数周之内自行缓解。对长期持续血精的患者应进行详细检查。

7. 气尿　排尿时伴有气体排出，称为气尿，提示膀胱与肠道间有瘘管存在。常见病因包括憩室炎、乙状结肠癌和节段性结肠炎（Crohn 病）。糖尿病患者伴有产气杆菌感染时也可出现气尿，是由于尿液中高浓度糖发酵时能产生二氧化碳。

8. 尿道分泌物　尿道分泌物是感染性病时最常见的症状。大量稠厚黄色至灰色脓性分泌物是淋菌性尿道炎的典型表现。非特异性尿道炎多为少量水样分泌物。血性分泌物常提示尿道癌可能。

9. 发热和寒战　泌尿生殖道任何部位感染均可出现发热和寒战，但以肾盂肾炎、前列腺炎或附睾炎常见。伴有尿路梗阻时的发热和寒战提示并发败血症，需急诊处理以疏通梗阻。

三、既往史

患者既往史非常重要，常可为疾病诊断提供有价值的线索。既往史的采集应该遵循有序和连续的原则。

（1）疾病史：我们都知道有很多种疾病可以累及泌尿生殖系统器官，所以了解患者的既往病史对于诊断和治疗泌尿生殖系统疾病来说非常重要。例如经常会有糖尿病患者出现自发的排尿和性功能损害。糖尿病可影响自主神经功能，导致排尿和性功能障碍。结核病史对肾功能下降、输尿管梗阻或慢性顽固性尿路感染患者非常重要。高血压病史较长时可伴有外周血管病变，增加性功能障碍的发病率，许多降压药物也可引起勃起功能障碍。神经系统疾病如多发性结节样硬化也常影响排尿和性功能。对具有膀胱出口梗阻的患者，一定要注意有无神经病变影响。手术治疗伴有膀胱逼尿肌高反射性的膀胱出口梗阻可增加术后尿失禁的危险性。

（2）药物史：准确而完整地了解目前的服药史也非常重要，许多药物可影响排尿和性功能，如大多数抗高血压药物影响患者的勃起功能，更换有关药物可在一定程度上改善性功能。同样，许多抗精神病药物影响射精和性高潮。因此，应记录每一种药物并设法明确目前症状与药物不良反应的关系。

（3）手术史：了解患者既往的手术史非常重要，既往手术史对将接受手术治疗的患者尤其重要。如果本次手术的区域与上次手术相似，有必要查阅上次手术记录，这会在许多情况下使手术者受益。

（4）吸烟和饮酒史：已经明确吸烟和饮酒与一系列疾病有关。吸烟可增加尿路上皮癌尤其是膀胱癌的危险性，也可增加外周血管疾病和勃起功能障碍发生率。慢性酒精中毒会诱发周围神经病变，损害排尿和性功能，也会影响肝脏对雌激素的代谢，从而导致血清睾酮水平降低、睾丸萎缩和性功能下降。长期吸烟者最好手术前戒烟至少 8 周以改善肺功能，否则也应于术前 48 小时戒烟，这样对心功能改善有利。慢性酒精中毒会影响肝功能，患者术后易发生急性戒断症状。

（5）过敏史：应在病历显著位置标明过敏药物种类，以避免治疗过程中应用过敏性药物而出现相应并发症。

第二节　体格检查

泌尿男性生殖器官的解剖位置有一定特殊性，检查有一定困难。认真有序的体格检查不仅可以避免遗漏，而且可使医师准确地选择随后进行的实验室及影像学检查，为疾病的诊断提供依据。

一、一般检查

除泌尿外科专科检查外，系统的全身体格检查是必要的。因某些全身性疾病可引起泌尿系统症状，而某些泌尿系统疾病又有特殊的全身表现。如阴茎癌和尿道癌可引起腹股沟淋巴结肿大；肾癌可出现皮肤转移灶；皮质醇增多症患者可表现为多毛、向心性肥胖、腹部紫纹等。

二、肾脏的检查

患者先站立后仰卧，观察肾区及两上腹有无肿块，脊柱有无侧弯。较大的肾脏肿瘤、肾积水、肾囊肿可在患侧上腹部、腰部见到圆形隆起，急性肾周围炎时可见腰部凸向健侧。

触诊时患者取平卧位，双下肢屈曲，检查者一手在肋脊角处将肾区托起，一手在同侧的肋缘下做双合诊。因肾脏位置深在，一般不易触及，当触及肿大肾脏时，应考虑肾积水、囊肿、肿瘤、肾周围疾病等。

如疑有肾下垂，应分别取卧位及坐位检查，以测得肾脏的移动度。小儿肾脏肿块以肾积水和恶性肿瘤（Wilms瘤和神经母细胞瘤）多见，可根据有无囊性感及透光试验做出初步鉴别。叩诊手法是左手置于肋脊角处，右手握拳轻叩左手的手背，有叩痛时表示该侧肾脏或肾周围有炎症。肾、输尿管结石在绞痛发作时患侧肾区也有轻度叩击痛。上腹两侧及背部听到血管收缩期杂音时，应考虑为肾动脉狭窄或肾动脉瘤，此时音质较粗糙。肾动脉狭窄明显者，杂音期较短、音调较高、不向周围传导。

三、输尿管的检查

输尿管在腹膜后脊柱两侧，一般不能触及，当其有病变时可于腹直肌外缘触及有深压痛，包块质硬，索条状。输尿管压痛点为：①上输尿管点：位于腹直肌外缘平脐水平；②中输尿管点：位于髂前上棘与脐连线中外 1/3 交界处之下内 1.5cm 处；③下输尿管点：直肠指诊时于直肠前壁、前列腺外上方处；女性行阴道双合诊，位于阴道前壁穹隆部侧上方。

四、膀胱的检查

膀胱是储存尿液的器官，膀胱形态随膀胱内尿液多少及邻近脏器的状态不同而变化。膀胱空虚时，整个膀胱均位于盆腔内，不能触及。膀胱充盈时，特别是容量 >500mL 时可见耻骨联合上区局部膨隆，触及球形包块，具有囊性感，叩诊呈浊音。排尿后包块消失为正常，排尿后不消失为慢性尿潴留表现。视诊如脐部有间歇性漏尿，经膀胱注入亚甲蓝液后漏尿为蓝色，为开放性脐尿管瘘。膀胱区有压痛，说明膀胱有刺激症状，多为结石、结核、膀胱炎所致。对较大的膀胱结石、膀胱肿瘤向周围浸润时，可行双合诊检查。双合诊方法是检查一手放于膀胱区，另一手示指经直肠或阴道行触诊。先天性膀胱外翻时，在下腹正中可见腹前壁及膀胱前壁缺损，并可看到双输尿管口间歇性喷尿，尿道上裂及阴茎畸形。

五、外阴部检查

1. 阴茎　注意阴毛分布、阴茎大小、有无畸形、有无包块或包皮过长。龟头有无肿块、溃烂。尿道口位置是否正常，有无狭窄，尿道口有无分泌物。触诊阴茎有无硬结、肿块，尿道走行区有无结石或条索状改变。

2. 女性外阴　观察阴毛分布、外阴发育情况、阴蒂大小。注意尿道外口与阴道口间距离，尿道口有无肉阜、黏膜脱垂、处女膜伞。女性尿道憩室，在阴道前壁可触及囊性肿物，按压时尿道口可见脓性分泌物溢出。正常排尿外有持续漏尿的患者，应在尿道口旁或前庭处检查有无异位输尿管开口。

3. 阴囊及内容物　注意两侧阴囊的大小、形态，皮肤有无炎症、水肿、增厚或瘘管、溃疡、肿块等。阴囊肿大者，平卧后是否消失。阴囊内容物触诊时要注意两侧睾丸大小、位置、形状、重量、有无肿块；附睾头、体、尾有无肿大、结节及触痛；输精管是否存在、有无结节；精索有无精索静脉曲张，精索内有无结节。对阴囊内肿块均应做透光试验，透光试验阳性表示有睾丸鞘膜积液。对精索或睾丸鞘膜积液及精索静脉曲张的患者，应立位及卧位检查，平卧后积液消失者为交通性鞘膜积液；平卧后静脉曲张不消失者提示回流受阻；左侧者应警惕是否有左肾癌引起的左肾静脉癌栓阻碍回流。精索静脉曲张者应行 Valsalva 试验，帮助判别程度。

六、直肠指检

检查前患者排空膀胱，取膝胸位、侧卧位或直立弯腰位。指检时应注意肛门括约肌功能，前列腺大小、形态、质地、表面是否光滑、是否有结节及压痛、中央沟是否存在及变浅。正常前列腺约栗子大小，质地均匀有弹性，表面光滑，边缘清楚，两侧叶对称，中央有浅沟，无结节或压痛。必要时可按摩取前列腺液做检查。前列腺坚韧而增大者为前列腺增生症，轻度时腺体增大，略膨隆，中等硬度，中央沟变浅；重度增生时，腺体高度膨隆，中央沟消失或突出，手指不能触及上缘。若表面有硬结，高低不平，与周围位置固定应仔细鉴别，以排除癌肿，必要时行穿刺活检。急性前列腺炎时腺体肿大，且有明显压痛，如有波动感则提示有脓肿形成。前列腺小管阻塞并发结石时可触到结石的摩擦感。疑为慢性前列腺炎可行前列腺按摩，由前列腺两侧叶自上向下，由外向内逐渐向中央沟适度用力按压，每侧重复 2 ～ 3 次，最后由中央沟自上向下按压 1 ～ 2 次，使前列腺液由尿道外口滴出，收集送检。若未收集到前列腺液，让患者排尿数滴，与按摩前尿相比，较多脓球亦提示慢性前列腺炎。前列腺两侧上方为精囊，正常精囊的硬度与周围组织相同，所以不能触知。当有肿瘤、结石、囊肿或炎症时可触及精囊，应注意位置、形态、大小、硬度，必要时结合经直肠 B 超检查帮助诊断。

第三章　泌尿外科的腔镜检查

第一节　膀胱尿道镜

一、适应证

（1）血尿（显微镜或肉眼），尤其是怀疑下尿路疾患所引起的，或在排泄性尿路造影不能确诊时。

（2）评估下尿路的梗阻或刺激症状，鉴别产生相应症状的原因。

（3）需插管收集两侧肾盂尿做细胞学检查或细菌培养及做分肾功能试验，协助对肾血管狭窄引起的高血压患者的诊断，或做肾盂输尿管刷洗活检（brush-biopsy）诊断。

（4）逆行肾盂输尿管造影时的插管操作。

（5） 通过膀胱镜进行治疗，如膀胱内输尿管内碎石或取异物、膀胱肿瘤或前列腺的电切、输尿管支架等。

二、禁忌证

（1）急性全身感染性疾病：如急性上呼吸道感染、败血症、全身化脓性感染。

（2）病情严重、全身出血性疾病或肾功能严重减退者。

（3）泌尿生殖器官急性炎症：如急性尿道炎、急性膀胱炎、急性肾盂肾炎、急性附睾、精索炎。

（4）膀胱容量 <50mL，检查时视野不清，易引起膀胱破裂。

（5）严重尿道狭窄及膀胱病变畸形，无法进行膀胱尿道镜检查。

（6）孕妇及月经期妇女不可做膀胱尿道镜检查。

（7）全身出血性疾病应避免做此项检查。

三、类型

膀胱尿道镜有两种类型——硬性和软性膀胱尿道镜。

（1）硬性膀胱尿道镜：这是目前临床上主要应用的内镜，由镜鞘、闭孔器、桥以及观察镜等构成。根据镜鞘管径的粗细，有 8 ~ 25F 等型号。8 ~ 12F 为小儿用，16 ~ 25F 为成人用（图 3-1）。根据观察部位和范围的需要，较常用的观察镜有 0° 直视镜、30° 前斜镜、70° 侧视镜和 120° 逆视镜 4 种。0° 直视镜主要用于观察尿道、前列腺及膀胱颈部及在尿道手术时。30° 前斜镜可观察膀胱颈部，前外侧壁、前列腺部尿道、精阜和外括约肌。常用于前列腺、膀胱镜或膀胱肿瘤电切时。70° 侧视镜用于观察膀胱内部，特别是顶部位置的膀胱黏膜。120° 逆视镜可观察前列腺所遮盖的膀胱颈内缘。

（2）软性膀胱镜（图 3-2）：软性膀胱镜的特点管径较细（14.7F），通过软镜末端的操作把柄，软镜前端部在膀胱内可弯曲，向上弯曲 220° ，向下弯曲 90° ，与硬性镜相同，软性膀胱尿道镜除用于诊断外，亦可用于治疗某些疾病。

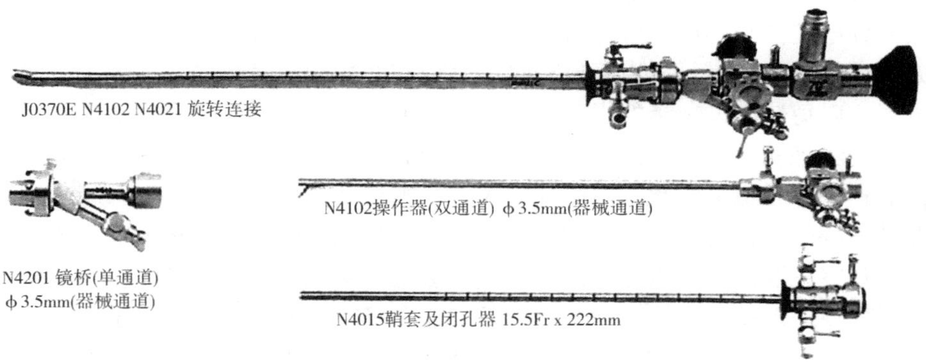

图 3-1　硬性膀胱尿道镜

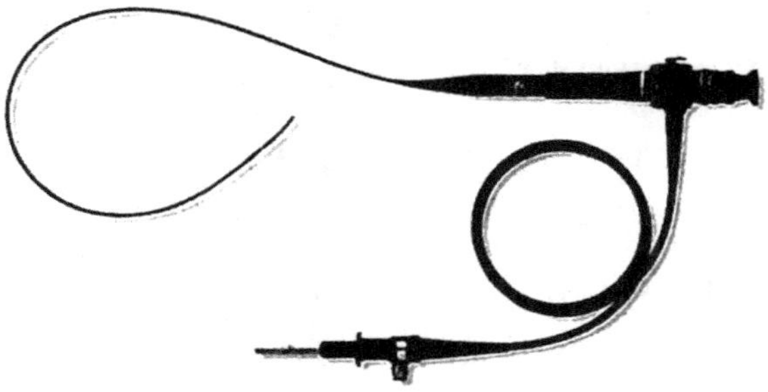

图 3-2　膀胱尿道软镜

软性膀胱尿道镜与硬性膀胱尿道镜相比较，各有其优点。硬性膀胱尿道镜的优点是：有较好的视野；有较大的工作隧道，允许泌尿外科医生应用较多的附件设备；较大的水流腔，改善视野；在膀胱内容易操作和定位。

软性膀胱尿道镜的优点是管径较细，检查时对尿道刺激小，患者较易接受；在仰卧的位置也能操作；在膀胱颈部抬高的患者中能顺利进行检查；软镜的头部（前端）由于可以弯曲，因而可以观察到膀胱内任意角度，克服了硬性膀胱镜存在盲区的缺点。缺点是视野较小，工作管腔直径小，镜体易受损。

四、操作方法

患者取膀胱截石位，常规消毒铺巾，经尿道外口注入表面麻醉剂 10mL，保留 5 ~ 10 分钟后开始检查。等待过程中可首先观察尿道外口是否存在狭窄的现象，若提示存在狭窄则可根据膀胱镜大小选择合适探条进行尿道外口扩张。选择合适大小的膀胱镜，镜鞘表面涂足量滑润剂，操作者取站立位，左手提起阴茎保持其与腹壁垂直，右手取膀胱镜，由尿道外口缓慢向内推进至尿道球部近尿道外括约肌处，呈 90° 弯曲，此时，需将膀胱镜向下压，使其头部上抬，克服此角度后将膀胱镜推进膀胱，但切忌使用暴力。进镜过程中出现明显受阻感往往提示存在有前列腺增生或尿道狭窄，需将膀胱镜退出后先做尿道扩张再复行膀胱镜检查。当膀胱尿道镜进入膀胱后更换 70° 或其他观察镜，接上水源及纤维导光源后行膀胱镜检查。

此外也有采用直视下插入膀胱尿道镜的方法。在插入时镜鞘中不用闭孔器，而直接用观察镜，当进入尿道外口后即开始边冲水、边观察、边进入。此法在使用软性膀胱镜较为方便。女性患者的膀胱镜检查时，膀胱尿道镜导入较为容易，对单纯的膀胱尿道镜检查也可不用麻醉。

检查尿道时可选用 0° 或 120° 镜，可清晰地看到镜体所在部位尿道腔内的全貌，如采用由外向内，边插边观察的方法，首先看见的是前尿道，一般为光滑的管腔，正常的尿道黏膜呈淡粉红色，而炎症时则表现为充血水肿，黏膜上可见片状或点状出血，黏膜下方往往可见丰富的毛细血管网，有时甚至可有纤维素渗出及脓性分泌。慢性炎性的黏膜呈苍白色，增厚，黏膜弹性差，即使在较高灌洗压下，尿道腔也不易扩张。大部分尿道狭窄的患者可在尿道腔内发现大量絮状物存在，并可见有明显瘢痕组织。值得注意的是，部分尿道狭窄患者在行尿道镜检查时可发现有明显的假道形成，在无法明确分辨真假道的情况下切忌盲目进镜，以免造成进一步的损伤。可通过尿道镜将斑马导丝置入尿道内探查真道，探查明确后再沿斑马导丝进一步进镜。随后观察到的内、外括约肌则呈放射状皱褶环，随后为隆起的精阜及前列腺部尿道。正常前列腺部尿道呈洞状，两侧叶肥大时呈纵行裂隙状，侧叶加中叶肥大则呈"人"字形，提高膀胱颈后即进入膀胱。如膀胱内向外检查则所见内容的次序恰好与前述相反。膀胱内检查：检查膀胱时要求有顺序地观察，以保证不遗漏任何部位，方法是利用镜体进退、旋转及角度变化达到观察到膀胱内的各个部位。其顺序视每个人的习惯进行。可首先在膀胱未充盈时检查膀胱顶部，随着液体充盈可见顶部存在有一明显的气泡。然后依次转向左、右侧壁、后壁、前壁，最后检查三角区部位和膀胱颈部。膀胱处于半充盈状态时一般可以清晰分辨出三角区的输尿管间嵴，正常人输尿管间嵴呈现为一小嵴状隆起。双侧输尿管口在输尿管间嵴（即三角区部位）的两端位于 4 ~ 8 点处，与膀胱颈部 6 点钟尿道内口共同组成一个等边三角形。输尿管口一般呈裂隙状，也有呈点状，如不能确认时可多观察片刻，当输尿管口张开喷尿时即可确认。正常膀胱黏膜光滑，可清晰地看到血管走行。

五、输尿管导管插放方法

插放输尿管导管是泌尿外科医师必须掌握的重要方法，它不仅可分别收集双侧肾的尿液，做逆行上尿路造影，也是做输尿管肾镜前进行输尿管扩张的基本技巧，所以是泌尿外科医师的基本功。

（1）插放前必须看清输尿管口，否则可造成局部黏膜水肿出血，增加寻找输尿管口的困难。

（2）在确定输尿管口的部位和形状后即可通过膀胱镜的插管通道将输尿管导管插入膀胱直至视野中看到导管尖端，再移动镜体使输尿管导管尖端贴近输尿管口，随后开始插管。如插入有困难时，使用调节杆做稍许调动导管的方向，使之易于插进输尿管口。值得注意的是，不能在膀胱镜体远离输尿管口的情况下，完全依靠调节杆来改变导管的方向达到插入的目的，这样不但成功的机会较小，而且易于损坏操作部件或多次插管失败导管局部组织水肿充血，增加插入难度。同时插管时膀胱不能过度充盈，以免改变输尿管走向从而引起插管困难。

（3）根据成年人输尿管长度，一般插入 25 ~ 27cm 即可，此时常有尿液从输尿管导管内滴出。

（4）如需逆行造影，最好在透视屏监视下缓慢注入适量的造影剂，而不应用力加速注入，以免发生不必要的不适或发生回流现象。

（5）如需留置输尿管导管时，应注意保护导管不能随膀胱镜体一起拔出，方法是在向外退膀胱镜体的同时向镜体内送导管，其长度应尽可能一致。当膀胱镜全部退出尿道时，应立即用左手在尿道口处固定导管。

六、膀胱尿道镜检术后并发症

进行膀胱尿道镜检查时，如准备不当或违反操作常规或操作不慎，均可引起各种并发症。

（1）损伤及出血：尿道和膀胱黏膜娇嫩，血管十分丰富，稍有不慎，便可导致损伤及出血，轻者尿道血尿 2 ~ 3d 可逐渐消失，如因尿路畸形或暴力引起尿道严重损伤，需视损伤情况对症处理。

（2）膀胱损伤：常因操作粗暴或插管取物时损伤，如出血较多要清理膀胱的血块，并保留导尿管引流尿液，连续冲洗，防止导管阻塞。

（3）膀胱穿通伤：常见于膀胱病变严重，容量过小加上操作用力过猛、插镜过深，或膀胱镜取样活检时操作不当，或膀胱肿瘤电切过深、反复穿刺。如疑有穿孔，患者出现绞痛、腹肌紧张，应立即手术探查。

（4）尿路感染：特别在尿路梗阻的患者，经膀胱镜检查及逆行肾盂造影后常出现尿路感染、尿痛、尿频、腰痛、畏寒、发热，严重者可出现菌血症。这类患者在检查前后应用抗生素预防感染，少数患者经上述处理感染仍不能控制，需经皮肾穿刺置管引流后才能控制。

第二节　输尿管肾镜

输尿管肾镜是近几年来泌尿外科内镜检查方面的一个重要突破，为诊断和治疗输尿管和肾脏疾患开辟了新的道路。

输尿管肾镜可分硬镜和软镜两种。硬性输尿管肾镜视野较大，定向较好，对中下段输尿管的观察与治疗较好，而对上段输尿管和肾盂，一般很难插入，即使插入了，由于观察角度的限制，无法观察肾盂内情况的全貌。

软性输尿管肾镜的管腔较细，且可弯曲，不但容易插入输尿管，且在肾盂内可弯曲，直视下插入肾大盏和各个肾小盏。但是由于软性输尿管肾镜管腔较细，不能快速冲洗，所以在上尿路出血较多时，检查较困难，其次是软性输尿管肾镜视野较小，定向较困难。

一、适应证

可分为用于检查目的和治疗两种。

（1）用于检查目的：①诊断排泄尿路造影或逆行造影发现肾盂、输尿管内有充盈缺损病变，如透性结石，乳头状瘤和可疑病灶的活检等；②不明原因输尿管狭窄或梗阻；③来自上尿路的特发性血尿；④肾盂或输尿管肿瘤局部非根治性切除术后随访。

（2）用于治疗目的：①输尿管结石，通过输尿管肾镜取石或碎石；②肾盂、输尿管异物的取出；③输尿管狭窄的扩张；④尿路相关微创手术治疗：出血的电灼止血，肿瘤的微创切除。

二、禁忌证

（1）尿路感染急性期。

（2）膀胱容量过小。

（3）下尿路梗阻（如尿路狭窄或严重前列腺增生者），膀胱镜插入困难者。

（4）各种因素导致输尿管固定、纤维化等困难或有可能造成输尿管穿孔时。

（5）全身出血性疾患。

三、操作技巧

输尿管肾镜检查时一项精细操作，因此操作者必须具有尿路解剖知识和内镜熟练操作技术。

（1）检查前准备工作：术前行尿路造影用以解尿路有无畸形或病变，必要时可行逆行造影。尿培养有无感染，如细菌培养阳性，术前应用敏感的抗生素，待尿培养转阴性后再手术；血液检查了解有无出血性疾病等。

（2）麻醉：采用硬膜外麻醉或全身麻醉，但值得关注的是硬膜外麻醉对输尿管的松弛不及腰麻。

（3）膀胱镜检查：麻醉起效后，患者取截石位，先行膀胱镜检查，观察膀胱内有无病变及输尿管口情况。

（4）输尿管肾镜插入方法：由于输尿管口和壁间段输尿管较狭小，常需做扩张的方法有多种，较常应用的为气囊导管扩张和橄榄头金属扩张器。

A. 金属橄榄头扩张法：首先将扩张探条沿导丝慢慢推入输尿管内，当通过壁间段后常有一种“突破感”，此后，由小到大逐步更换扩张的探条。

B. 气囊导管扩张法：该法主要用于扩张输尿管口及壁间段输尿管，通过膀胱镜及导丝将输尿管气囊置于需扩张的部位。气囊内注入稀释造影剂，以便在 X 线监视下观察其扩张部位及程度。注射前应了解气囊容量及最大承受压力。扩张时间为 30 秒至 3 分钟，扩张时间过长可导致输尿管壁严重损伤。

四、输尿管肾镜的插入

输尿管扩张后插入输尿管肾镜，同时旋转 180°，使窥镜末端斜面向上以利插放。进入输尿管后再将窥镜反转 180°，恢复原位，在直视下沿输尿管壁或者输尿管导丝渐渐伸入，边灌水、边插入，切忌盲目进行，以防输尿管损伤。在镜体插入过程中，有几个重要标志：①在输尿管跨进髂总动脉时，其走行发生变化，需下压镜尾，使镜头端上抬，才能看到管腔，同时也能见到输尿管壁出现脉冲搏动，这是髂总动脉搏动的结果。②输尿管镜进入输尿管上段时可观察到输尿管随呼吸移动，时而出现角度。③输尿管肾镜退至肾盂输尿管连接处时，可看到有环状隆起。进入肾盂后，可观察肾盂、肾盏。

五、输尿管肾镜插入中的注意点

（1）输尿管肾镜靠近输尿管口时助手可采用适当压力进行注水，这一操作步骤可使输尿管开口轻度扩张，有助于镜子的置入。

（2）输尿管肾镜操作成功的关键之一是视野清晰。当镜子插入输尿管开口后，只有看清管腔后才能将镜体向前推，否则易造成输尿管穿孔等严重并发症。术间可能由于输尿管弯曲或镜体紧靠输尿管壁而看不到管腔，此时可将镜体稍向后退并转换方向或将镜端上下左右稍稍移动，可重新找到管腔。亦可将导丝往上进一步延伸进行探查，明确走向之后再沿导丝进一步进镜。

（3）操作期间也常因出血、血块或结石碎片等影响视野，遇有较大血块或碎石可用异物取出，对因出血影响视野时，也可用注射器通过工作隧道注入生理盐水冲洗，或用 4F 输尿管导管插入超过镜头端 1 ~ 2cm 引流不断冲洗的生理盐水。但注射过程中生理盐水冲洗的速度及压力不宜过高，以免将结石碎片等推至输尿管上段乃至肾盂内。

（4）在遇有输尿管狭窄时，输尿管壁可能紧紧束缚镜体前端，强行向前推进易造成撕脱、断裂穿孔等，此时最好用气囊扩张导管或金属扩张探子在 X 线监视下扩张狭窄段后再行检查。

六、并发症

（1）输尿管黏膜损伤，尤其在取石或碎石术时易发生。

（2）输尿管壁穿孔，在输尿管本身有病变时易发生。

（3）输尿管狭窄，多见于输尿管损伤后远期并发症。

（4）感染，多见于术前已伴有感染者。

第四章　泌尿外科疾病常见症状

第一节　排尿异常

一、尿频

排尿次数增多称为尿频，是泌尿系统最常见的症状之一。正常成年人日间排尿次数 4 ~ 5 次，夜间排尿次数 0 ~ 1 次，不超过 2 次。每次尿量 200 ~ 300mL，不同年龄的儿童差异较大。尿频常由于尿液产生过多、功能性膀胱容量降低和膀胱不能完全排空等多种因素引起。

二、尿急

尿急指突然出现的强烈的、不可抑制的排尿愿望。可继发于焦虑、炎症、膀胱异物、神经源性膀胱功能障碍、前列腺增生，以及膀胱出口梗阻等。

三、尿痛

尿痛一般指排尿时出现的烧灼样疼痛，与膀胱、尿道、前列腺急性感染有关。在男性位于尿道远端，女性局限于尿道。该疼痛仅在排尿过程中出现，排尿结束后很快消失。疼痛发生在排尿开始时，表明尿道病变；疼痛出现在排尿结束时常提示病变存在于膀胱。尿痛通常作为泌尿系统感染的首发症状，与尿频、尿急同时存在。

四、排尿困难

排尿困难指患者排尿不畅。临床表现轻重不等，轻者排尿延迟、尿线无力、射程短；重者尿线变细或滴沥不成线，每次排尿均需用力，或用手按压小腹而只能排出少量尿液，形成间歇性排尿现象，患者常有排不尽感。主要原因有：①膀胱颈以下机械性梗阻，常见病因有前列腺增生症、尿道或尿道口狭窄、晚期膀胱癌、子宫肌瘤或子宫脱垂压迫膀胱颈。②中枢或周围神经损害造成支配膀胱的神经功能失调，使膀胱逼尿肌张力减弱或尿道括约肌痉挛，常见病因有颅脑或脊髓损害、糖尿病、直肠癌、宫颈癌根治术损伤骨盆神经或阴部神经、脊椎裂、脊髓膨出等。检查会阴部可发现患者感觉减退、肛门括约肌松弛、插尿管无困难等，注意与机械性梗阻相鉴别。

五、尿潴留

膀胱内充满尿液而不能排出。常见于前列腺增生症，尿道损伤和狭窄，神经源性膀胱，急性前列腺炎和脓肿，脊髓和颅脑损伤，糖尿病，痔、肛瘘以及直肠或妇科肿瘤根治手术后，分为急性和慢性尿潴留。急性尿潴留发病突然，膀胱胀满，患者异常痛苦，在耻骨上可触及胀满的膀胱，用手按压患者有明显的尿意；慢性尿潴留是长期排尿困难缓慢发展的结果，患者多无痛苦感觉，常表现为充溢性尿失禁，长期慢性尿潴留可以引起双肾积水，导致肾功能受损。

六、漏尿

漏尿指尿液不经尿道外口，而是绕过尿道括约肌由瘘口流出。常见原因有外伤、产伤、手术、感染、局部放疗、肿瘤等，发生的部位常见于膀胱阴道瘘、尿道阴道瘘、尿道直肠瘘以及少见的输尿管阴道瘘和先天性异位输尿管开口。

七、遗尿

遗尿指患者睡眠时发生的尿失禁，属不自主行为，每夜 1 ~ 2 次，也可几日发生 1 次。3 岁以前的儿童遗尿多属生理性的。15% 的儿童遗尿可持续至 5 岁，到 15 岁仅为 1%。遗尿的常见原因有大脑皮质发育迟缓、睡眠过深、遗传、泌尿系统病变等。

第二节　尿量异常

一、少尿和无尿

24 小时尿量低于 400mL 为少尿，100mL 以下为无尿。发生的原因一般分为肾前性、肾性、肾后性。肾前性主要由于严重脱水、大出血、休克等；肾性主要指肾脏本身疾病；肾后性多由于双侧输尿管梗阻，或一侧肾无功能，另一侧输尿管梗阻。

二、多尿

24 小时尿量超过正常尿量，少则 2 000mL 以上，多达 5 000 ~ 6 000mL，甚至超过 10 000mL。最常见于糖尿病、尿崩症、急性肾衰竭多尿期等。

第三节　尿液异常

一、血尿（含肉眼血尿和镜下血尿）

尿液中混有红细胞称为血尿。如肉眼能辨认出血尿，则相当于 1 000mL 尿内至少含 0.5 ~ 1mL 血，称为肉眼血尿。出血量少时，尿无血色，仅在显微镜检查时发现异常数量的红细胞，一般每高倍视野下超过 3 个有一定的意义，称为镜下血尿。

二、血红蛋白尿

正常情况下尿内无可测知的游离血红蛋白，当大量的红细胞在血管内溶解破坏时，血浆游离血红蛋白明显增多，超过结合珠蛋白结合能力及近端肾曲管的重吸收能力，使尿中出现大量游离血红蛋白的现象称为血红蛋白尿。其反映了血管内有超出正常的溶血。血红蛋白尿的外观颜色根据含血红蛋白量的多寡而不同，可呈均匀的浓茶色、葡萄酒色、棕色及酱油色。主要病因为各种血液病、药物或毒蛇咬伤、重度烧伤和严重感染等引起急慢性血管内溶血。慢性溶血伴有血红蛋白尿期间或前后，临床表现常有低热、腰痛、腹痛、周身不适等。在急性血管内溶血发作时可表现寒战、高热、明显腰痛、肢体酸痛、胸闷、呼吸急促、乏力、头痛、恶心、呕吐、腹痛、腹泻等症状，随后第 1 次尿液为葡萄酒色、棕褐色甚至酱油色，发作之后巩膜可见黄染。若在全身麻醉状态下发生急性溶血，表现为手术创面严重渗血、血压下降，最后见血红蛋白尿。诊断和鉴别诊断时，取新鲜尿标本离心沉淀，显微镜下检查未见红细胞或只有少数红细胞，而尿液的联苯胺或愈创木酯试验阳性或强阳性，并排除肌红蛋白尿即可诊断为血红蛋白尿。

三、脓尿

脓尿指尿内存在脓细胞。一般分为非特异性感染和特异性感染两种。非特异性感染以大肠埃希菌最为常见，其次为变形杆菌、葡萄球菌、产气杆菌、肠球菌、铜绿假单胞菌等。特异性感染主要指结核分枝杆菌和淋病奈瑟菌。常见疾病有肾盂肾炎、肾脓肿、膀胱炎、前列腺炎或脓肿、尿道炎以及毗邻器官的炎症等。泌尿系统肿瘤、结石、损伤、神经源性膀胱、尿道狭窄、异物、憩室以及各种原因形成的梗阻是常见的诱因。

四、细菌尿

正常尿液是无菌的，如尿中有细菌出现，当菌落数 $>10^5$/mL 时，即意味泌尿系统存在感染，称为细菌尿。非特异性感染的致病菌 70% ~ 80% 为革兰阴性杆菌包括大肠埃希菌、变形杆菌、副大肠埃希菌、产气杆菌与铜绿假单胞菌；其余 20% 致病菌为革兰阳性球菌包括葡萄球菌、链球菌等。

五、乳糜尿

乳糜液或淋巴液出现在尿液，尿液呈现乳白色，称为乳糜尿。多由于乳糜液不能循正常通路进入血循环而发生反流、淋巴液淤滞，淋巴管内压力增高，进而导致淋巴管曲张、破裂，如破裂的部位与泌尿系统相通，乳糜液进入尿内即形成乳糜尿。最常见的病因为丝虫病、腹膜后肿瘤、创伤、结核，以及先天性淋巴管瓣膜功能异常也可以引起乳糜尿。

六、结晶尿

正常尿液中含有许多有机盐和无机盐物质，在饱和状态下，这些物质可因温度、尿酸碱度、代谢紊乱或缺少某些抑制这些物质沉析的因素而发生沉淀和析出，形成结晶即称为结晶尿。尿内结晶常见有草酸盐、磷酸盐、尿酸、尿酸盐等。

七、气尿

有气体随尿液排出体外称为气尿。通常是由于在肠道和膀胱之间有瘘管相通。少见情况为膀胱内存在产气细菌感染，尿液又有高浓度的糖，因发酵而产生二氧化碳，在排尿时产生气体。常见病因有外伤、手术、结核、乙状结肠癌、Crohn 病和放射性肠炎等。

第四节　尿失禁

一、真性尿失禁

真性尿失禁指因膀胱括约肌受到损伤，或神经功能障碍，膀胱括约肌丧失了控制尿液的能力，无论患者处在何种体位和在何时何地，尿液均不自主持续从尿道流出。常见病因有手术、外伤导致的膀胱括约肌损伤、神经源性膀胱和阴茎耻骨型尿道上裂等。

二、压力性尿失禁

平时尚能控制尿液，而在咳嗽、喷嚏、大笑、奔跑等腹压增加时出现尿液不自主地从尿道溢出，称为压力性尿失禁。常见于中年以上妇女（有过多次怀孕和自然分娩史）。常见原因有盆底组织的薄弱、膀胱底部下垂、膀胱尿道括约肌松弛、尿道不能伸到足够长度、膀胱尿道后角消失，以及尿道倾斜角增大等。

三、急迫性尿失禁

急迫性尿失禁指在有急迫的排尿感觉后，尿液快速溢出，是膀胱过度活动症的严重表现。由部分上运动神经元病变或急性膀胱炎等强烈的局部刺激引起，导致急迫性尿失禁的常见病因有膀胱炎、神经源性膀胱、严重的膀胱出口梗阻导致的膀胱顺应性降低、逼尿肌老化、心脑血管疾病、早期糖尿病等。精神紧张、焦虑也可引起急迫性尿失禁。

四、充盈性尿失禁

充盈性尿失禁是由于下尿路有较严重的机械性或功能性梗阻引起尿潴留，当膀胱内压上升到一定程度并超过尿道阻力时，尿液不断地自尿道中滴出，也称为假性尿失禁。常见病因有前列腺增生症、尿道狭窄、神经源性膀胱功能障碍等。

第五节　疼痛

一、肾区疼痛

常由于肾脏的炎症或梗阻等导致肾被膜受牵拉而引起。典型的肾脏疼痛位于肋脊角（在骶棘肌旁第12肋下），可绕过腰部向前放射至腹上区和脐周，也可放射至会阴、睾丸。炎症引起的疼痛呈现一侧或两侧为腰部酸胀不适持续性钝痛，常见于肾内或肾周感染，也可见于肾挫伤、肾积水、肾结石等。梗阻所致疼痛的特点为阵发性绞痛，常伴有消化道症状。

二、输尿管区疼痛

输尿管疼痛多为急性，常由输尿管急性梗阻引起。典型的疼痛既包括肾包膜膨胀所致的背部疼痛，还包括从肋脊角沿输尿管走行放射至下腹部的剧烈绞痛。在男性可放射至膀胱、同侧阴囊和睾丸；在女性则放射至外阴。如梗阻位于上段输尿管，疼痛可放射至同侧睾丸；梗阻位于右输尿管中部，疼痛放射至麦氏点，易与阑尾炎相混淆，梗阻位于左输尿管中部，可能与憩室炎或降结肠、乙状结肠疾病相混淆；如梗阻位于靠近膀胱输尿管开口处则会表现出膀胱刺激症状。

三、膀胱区疼痛

膀胱区疼痛常因急性尿潴留所致，也可由非特异性炎症、结核、结石、异物及肿瘤等导致。急性尿潴留者由于膀胱过度膨胀而导致耻骨上区剧烈疼痛。膀胱炎所引起的疼痛常表现为耻骨上间断性不适，在憋尿时有膀胱疼痛感觉，排尿后感觉明显轻松。膀胱颈内结石可出现向阴茎头及会阴放射性剧痛。膀胱肿瘤患者出现膀胱区疼痛常表示肿瘤已浸润盆腔周围组织。

四、尿道疼痛

尿道疼痛常因尿道口或尿道内梗阻所引起，如包茎、后尿道瓣膜、尿道狭窄或尿道内结石和肿瘤等，或因邻近器官的炎症蔓延到尿道，如精囊炎、阴道炎和宫颈炎等；有时可因机械或化学性刺激引起尿道炎，如器械检查和留置导尿管等。

五、阴囊部疼痛

阴囊部疼痛由阴囊壁组织或阴囊内容物病变引起，根据病因和程度的不同可分为原发性、继发性和急性、慢性等。原发性急性疼痛常见于急性附睾炎、急性睾丸炎、睾丸、附睾扭转及阴囊急性炎症等情况。原发性慢性疼痛常见于鞘膜积液、精索静脉曲张、慢性附睾炎等。继发疼痛常见于肾脏、腹膜后或腹股沟病变引起的放射痛。

第五章　泌尿系统感染

第一节　概述

尿路感染（UTIs）是一种常见病，其发病率在感染性疾病中仅次于呼吸道感染，多见于女性。尿路感染可以分为上尿路感染和下尿路感染，也可同时累及上、下尿路。正常情况下尿路是无菌的，但在肠道内的细菌通常可以上行导致尿路感染。当细菌的毒力增强或宿主的防御机制减弱时，尿路中就会出现细菌的种植、定居并引起感染。深入理解尿路感染的发病机制以及宿主和细菌因素在其中所起的作用，对疾病的诊断及治疗有着重要意义。尿路感染的临床表现形式多样，从无症状的膀胱菌尿到细菌感染相关的尿频、尿急等膀胱刺激症状，上尿路感染常伴有发热、寒战和腰痛，严重者可导致脓毒血症和死亡。虽然绝大多数患者在治疗后，感染症状可以得到迅速改善并能够治愈，但是早期诊断和治疗那些复杂尿路感染的高危患者仍是泌尿外科医生所面临的挑战。

一、定义

尿路感染是由细菌（极少数可由真菌、原虫、病毒）直接侵袭所引起。尿路感染分为上尿路感染和下尿路感染，上尿路感染指的是肾盂肾炎，下尿路感染包括尿道炎和膀胱炎肾盂肾炎又分为急性肾盂肾炎和慢性肾盂肾炎。

菌尿是指清洁外阴后在无菌技术下采集的中段尿标本，涂片每个高倍镜视野均可见到细菌，或者培养菌落计数超过 10^5 个 /mL。菌尿被认为是尿路有细菌定植或感染的确切依据。在收集尿液标本时，耻骨上穿刺、导尿以及自行排尿导致标本污染的可能性依次升高。“有意义菌尿”指具有临床意义，表示存在尿路感染。菌尿可分为有症状菌尿和无症状菌尿。

脓尿指尿中存在白细胞（WBC），通常意味着感染以及尿路上皮对细菌的炎症反应。无脓尿的菌尿常表示尿路有细菌定植但没有形成感染。未检出细菌的脓尿则需考虑是否存在结核、凝结物或者肿瘤。

二、分类

（一）根据感染所来源的器官

膀胱炎主要表现为尿频、尿急、排尿困难，偶尔伴有耻骨上疼痛。但这些症状也可能与尿道或阴道的感染，或是非感染性疾病相关，如间质性膀胱炎、膀胱肿瘤或凝结物。相反，膀胱感染甚至上尿路感染也可能不表现出任何症状。

急性肾盂肾炎主要表现为寒战、发热、腰痛以及伴有菌尿和脓尿。一般来讲，如果没有腰痛，不宜使用急性肾盂肾炎这个诊断。急性肾盂肾炎可能不伴有常规临床方法所能检测出的形态学或功能上的改变，因此，对于自身不适部位不能明确定位的脊髓损伤或老年患者，急性肾盂肾炎的诊断可能非常困难。

慢性肾盂肾炎是细菌感染肾脏引起的慢性炎症，病变主要侵犯肾间质和肾盂、肾盏组织。由于炎症的持续存在或反复发生导致肾间质、肾盂、肾盏的损害，形成瘢痕，以致肾发生萎缩和出现功能障碍。平时患者可能仅有腰酸和（或）低热，可没有明显的尿路感染的尿频、尿急、尿痛症状，其主要表现是夜尿增多及尿中有少量白细胞和蛋白等。可有长期或反复发作的尿路感染病史，部分患者在晚期可出现尿毒症。

（二）根据有无尿路功能上或解剖上的异常

（1）复杂性尿路感染：①尿路有器质性或功能性异常：引起尿路梗阻，尿流不畅。②尿路有异物：如凝结物、留置导尿管等。③肾内有梗阻：如在慢性肾实质疾病基础上发生的尿路感染，多数为肾盂肾炎，可引起肾组织损害。长期反复感染或治疗不彻底，可进展为慢性肾功能衰竭（chronic renal failure，CRF）。

（2）单纯性尿路感染则无上述情况，不经治疗其症状及菌尿可自行消失，或成为无症状性菌尿。成人肾盂肾炎如属单纯性，很少引起终末期肾病（end stage renal disease，ESRD）或病理上的慢性肾盂肾炎。

（三）通过其与其他尿路感染的关系

初发或孤立性感染是指以前从未有过尿路感染或很久以前曾经有过尿路感染的个体发生的感染。未愈的感染指抗生素治疗无效果的感染。

三、流行病学

一旦患者发生尿路感染，那么以后就很可能再次发生感染。许多成人在儿童时期就患过尿路感染，这就突出了遗传因素在尿路感染中的重要性。对菌尿复发的女性患者在治疗后进行随访，发现大约 1/6 的患者复发率很高（平均 2.6 次 / 年），而其余的女性患者的复发率仅为每年 0.32。目前认为，以前感染发生的次数越多，感染复发的可能性就越高，而初次感染和第二次感染的间隔时间越长，感染复发的可能性就越低。

感染治愈后的康复期间隔时间平均大约为 1 年。大多数再感染发生于 2 周至 5 个月内，而且大多数发生在这一时间段的早期。再感染发生率与膀胱功能障碍、慢性肾盂肾炎以及膀胱输尿管反流无关。遗传因素在女性尿路感染发病机制中有比较重要的意义。

不治疗、短期治疗、长期治疗或预防性抗生素治疗，他们再次发生菌尿的概率仍然是相同的，预防性应用抗生素治疗虽然可以减少再次感染，但是并不能从根本上改变感染复发的易感性。尿路感染无论是应用抗生素治疗还是任其自愈，感染复发的概率仍然是相同的。此外，尿路感染频发患者长期（>6 个月）预防性应用抗生素可能会降低用药期间的感染率，但是停药后感染率就会恢复到治疗前的水平。

因此，即使感染复发间隔的时间再长，也不能改变患者自身对感染的易感性。

目前已经明确当存在梗阻、感染性凝结物、糖尿病以及其他危险因素时，成人的尿路感染会导致进行性肾损害。单纯复发性尿路感染的长期影响还不完全清楚，但是目前已确定复发性感染与肾脏瘢痕形成、高血压及进行性肾性氮质血症无关。

妊娠妇女的患病率和感染复发率是相同的，但她们较非妊娠妇女更易由菌尿发展为临床急性肾盂肾炎。

第二节　尿路感染的诊断

一、症状和体征

膀胱炎通常伴有排尿困难、尿频、尿急、耻骨上疼痛和血尿。下尿路症状最常见，且通常比上尿路症状提前数天出现。肾盂肾炎典型的表现为发热、寒战和腰痛，也可出现恶心和呕吐等胃肠道反应。肾脏或肾周脓肿可导致发热、腰部肿块和压痛。在老年人中，可能仅表现为腹上区不适，或不表现出任何症状。留置尿导管的患者通常伴有无症状的菌尿，但也有发生菌血症甚至危及生命的可能。

二、血液分析

尿路感染的诊断需要直接或间接的尿液分析，并经尿液培养确诊。尿液和尿路在正常情况下是不存在细菌和炎症的，在患有尿路感染时可能发生尿液分析和培养的假阴性，尤其是在感染的早期。细菌和白细胞的数量较低，或因液体摄入增加以及随后的利尿作用导致的尿液稀释。尽管存在细菌定植和尿路上皮炎症，但尿液中可能检测不到细菌和白细胞。尿液分析和培养的假阳性是由收集尿液标本过程中污染造成的。自行排尿留取标本最易发生污染。耻骨上穿刺留取膀胱中的尿液受污染的可能性最小。因此，这种方式能够提供对膀胱尿液状况最精确的评价。

（一）尿液采集

排尿和导尿的标本。采集尿液时减少细菌污染能够提高诊断的准确性。包皮环切后的男性排尿留取标本前不需要准备。对于包皮未环切的男性，在收集标本前则应该翻起包皮，并先用肥皂清洗阴茎头再用水冲洗干净。应留取最初的 10mL 尿液（代表尿道）和中段尿（代表膀胱）。通过前列腺按摩获取前列腺液。并将排出的前列腺液收集到载玻片上。此后留取前列腺按摩后排出的最初 10mL 尿液，代表混有前列腺液的尿液情况。一般不推荐对男性患者采用导尿的方法进行尿液培养，除非患者无法自行排尿。

女性患者中段尿标本通常会受到阴道前庭的细菌和白细胞污染，特别是当女性患者分开阴唇及维持阴唇分开状态有困难时。因此应指导女性如何分开阴唇，用湿润的纱布清洗干净尿道口周围的区域，然后再收集中段尿标本。不建议使用抗菌剂进行消毒，因为可能会沾染排尿标本，并且导致尿液培养的假阴性。如果有证据表明排尿标本受到了污染，如在尿液分析时发现有阴道上皮细胞和乳酸杆菌，则应该通过尿管导尿收集中段尿。

耻骨上穿刺准确性非常高，但由于它会带来一些损伤，因此在临床中仅作有限的使用，除非患者不能按要求排尿。它对截瘫患者是极其有用的。穿刺留取的标本反映了膀胱尿液中的细菌学状况，避免了将尿道细菌引入膀胱引起新的感染。

（二）尿液分析

对具有尿路症状的患者，应在显微镜下观察是否存在菌尿、脓尿和血尿。尿液分析能够快速识别菌尿和脓尿，对尿路感染进行初步的诊断，具有高度特异性。然而在菌落计数较低的感染中，显微镜由于观测的体积等限制，常检测不到细菌。因此，即使尿液分析为阴性结果，也不能排除细菌数量少于或等于 30 000/mL。

有些乳酸杆菌、棒状杆菌等革兰阳性菌在染色时会表现为革兰阴性，因此可能会出现在显微镜下的尿液沉淀中可以看到细菌，但是尿液培养显示没有细菌生长。女性阴道正常菌群也有很大一部分厌氧菌为革兰阴性杆菌。

脓尿和血尿是提示尿路有炎症反应的良好指标。但观察到的细胞数量会受到水合状态、尿液收集的方法、组织反应强度、离心尿液体积、速度以及沉淀物再悬浮的数量等影响。

但是有脓尿并不能说明一定是尿路感染所致，许多尿路疾病在没有菌尿的情况下也可产生明显的脓尿。结核、凝结物在没有尿路感染的情况下也能产生含有大量白细胞的明显的脓尿。几乎所有导致尿路损伤的疾病，都能引起大量新鲜的多形核白细胞排出。

（三）尿液培养

目前用到的有两种尿液培养技术，传统的定量培养技术是在一次性的单片琼脂培养板上对已知数量的尿液进行直接的培养，这已应用于绝大多数微生物学实验室。一种更简单但准确性略低的技术是使用浸片式培养法。在实际操作中，细菌生长的情况是与视觉标准来比较和记录，较难识别细菌的种类。浸片培养可以在采集尿液后立即进行培养而不需要冷藏，较传统的方法更为方便。

三、感染

1. 发热和腰痛　目前临床上通常认为发热和腰痛提示肾盂肾炎可能，对小儿和成人以及终末期肾病患者进行的侵袭性定位研究中，感染局限于膀胱的菌尿患者，发热甚至腰痛的发生率很高。

2. 输尿管导管插入术　使用输尿管导管不仅可以区分细菌来自上尿路或下尿路，也可以区分哪一侧肾的感染，甚至能定位异位输尿管或无反流的输尿管残端感染（使用盐水溶液冲洗）。当这一技术被应用到大量的菌尿患者时，发现 45% 仅有膀胱感染，27% 为单侧肾菌尿，28% 为双侧肾菌尿，这些数字已经被至少 3 个国家（美国、英国和澳大利亚）的 5 个研究者证实，可作为任何成年人总体菌尿发生率的参考。

尽管在菌尿存在的情况下肾凝结物和其他的肾异常可能会增加肾脏感染的概率，除非得到了有意义的检查结果，不能将感染部位直接定位到肾。

3. 组织和凝结物培养 将从尿路取出的凝结物进行培养，在临床上对确定存在于凝结物缝隙中的细菌是有一定的意义，组织培养主要用于研究。

四、影像学检查

单纯性泌尿系统感染不需要影像学检查，因为根据临床和实验室的检查结果就能做出正确的诊断，并足够确定大多数患者的治疗方案。但是，大多数男性患者的尿路感染、抵抗力差的患者的感染、伴有发热的感染、有尿路梗阻的症状或体征、复发的感染提示细菌在尿路中持续存在以及合理治疗无效的感染都需要用影像学方法来明确潜在的异常，这些异常可能需要改变治疗方案或行经皮肾穿刺或外科手术治疗。

1. 超声检查 泌尿系统超声检查在泌尿外科影像学中占据着越来越重要的地位，因为其无创、快速、普及、廉价、无放射性损害、无造影剂过敏等优点，可以识别异物、肾凝结物、肾积水、肾积脓、肾周脓肿。超声也可诊断残余尿。但超声检查并不能代替其他影像学检查，其依赖于检查者对图像的解释及操作技术。对于肥胖或有引流管或开放性伤口存在技术上的弱点。

2. 腹部卧位平片 腹部卧位平片对不透光的凝结物、异物具有诊断意义，可发现气性肾盂肾炎里异常气体。肾周或肾脓肿时，腹部卧位平片上腰大肌轮廓消失，但腹部卧位平片的特异性较差，容易受肠积气影响，必要时需行肠道准备。

3. 排泄性尿路造影 排泄性尿路造影也称静脉肾盂造影，是评估复杂性尿路感染的常规检查。可以明确尿路梗阻的部位和范围，可明确诊断凝结物引起的尿路梗阻，有助于诊断泌尿系统畸形。但是肾积水时作用不显著，肾盂脓肿或肾脓肿时慎用。

4. 计算机断层扫描（CT）和磁共振成像（MRI） CT 和 MRI 相对于超声及 X 线检查图像更清晰，分辨率更高，可以发现超声及 X 线难以分辨的异常。CT 平扫对凝结物的诊断及位置和大小的描述更准确，普遍用于临床。

5. 放射性核素显像（ECT） ECT 是反映肾盂肾炎早期皮质缺血及肾脏瘢痕形成的最灵敏、可靠的手段。但 ECT 的普及不如其他影像学检查，临床对于泌尿系统感染诊断时应用有限。

第三节 抗菌药物治疗

抗菌药物治疗是尿路感染的主要治疗方法。中段尿培养对抗菌药物的选择起指导作用，推荐根据药敏试验选择用药。由于尿培养有需时长、不能普及的局限性，可以对有尿路感染症状的患者施行经验性抗菌药物治疗。

一、常用抗菌药物的作用机制

（1）干扰细菌细胞壁合成：包括 β 内酰胺类的青霉素、头孢菌素、碳青霉烯类和磷霉素、万古霉素类。

（2）损伤细菌细胞膜：有多黏菌素 B、制霉菌素等。

（3）影响细菌蛋白质合成：有氨基糖苷类、四环素类、红霉素、林可霉素等。

（4）抑制细菌核酸代谢：有氟喹诺酮类、利福霉素类。

（5）其他：如影响叶酸合成的磺胺类药物等。

二、抗菌药物分类

1. 浓度依赖性药物 这类药物在有效浓度范围内呈现浓度依赖性杀菌的特点，所用药物浓度越高，杀菌率和杀菌范围也随之增高，如氨基糖苷类和氟喹诺酮类，这些药物的用药方案目标是把药物浓度提高到最大限度。

2. 时间依赖性药物　疗效与抗菌药物血药浓度维持超过致病菌的最小抑菌浓度（MIC）的时间有关，如β内酰胺类、部分大环内酯类，这些药物的用药方案目标是尽可能延长接触时间，在血清浓度超过MIC期间，持续时间的长短将是这些药物效能的重要决定因素。

三、抗生素选择

在抗生素选择上，应根据抗生素的抗菌谱、疗效、常见的不良反应、联合用药、患者经济条件等多方面因素最终决定用药方案。

1. 甲氧苄啶/磺胺甲基异噁唑　TMP-SMZ合剂已经成为治疗急性尿路感染最广泛使用的药物。对于多数非复杂性感染单用TMP治疗的效果与SMZ联用是相同的，而且可能副反应更低，但是，加用SMZ可以通过协同的杀菌作用使得对上尿路感染的治疗更加有效，而且可能会抑制耐药性的出现。单用TMP或联合SMZ对大多数常见的尿路病原体均是有效的，值得注意的是肠球菌属和假单胞菌属除外。TMP和TMP-SMZ价格低廉而且对肠道菌群的影响极低，缺点是不良反应相对常见，主要包括皮疹和胃肠道症状。

2. 呋喃妥因　呋喃妥因对常见的尿路病原体有效，但对假单胞菌属和变形杆菌菌属无效。它可以快速地进入尿液中，但在大多数身体组织达不到治疗浓度，包括胃肠道。因此，它对上尿路感染和复杂性感染是无效的。呋喃妥因对肠道固有菌群和阴道菌群影响极低，并已经有效地作为预防性用药超过40年。细菌出现对呋喃妥因的获得性耐药的概率极低。

3. 头孢菌素　所有三代的头孢菌素都已经被用来治疗急性尿路感染。总体来说通常头孢菌素对肠杆菌属活性高，对肠球菌属活性低。第一代头孢菌素对革兰阳性菌以及常见的尿路病原体加大肠杆菌和肺炎克雷白杆菌的抗菌活性更强，而第二代头孢菌素具有抗厌氧菌的活性，第三代头孢菌素对社区获得性和院内革兰阴性菌比其他β内酰胺类抗生素的活性更高。由于这些广谱抗菌药物可以引起细菌的选择耐药性，因此应仅限于在复杂性感染或需要行胃肠外治疗以及可能对标准的抗生素耐药等情况下使用。也可用于妊娠期尿路感染。

4. 氨苄西林　氨苄西林和阿莫西林过去经常被用来治疗尿路感染，但是有40%～60%常见的尿路病原体出现了耐药，这也降低了这些药的有效性。这些药物对肠道正常菌群和阴道菌群的影响能使患者发生耐药菌导致的再感染并且经常会导致念珠菌阴道炎。将β内酰胺酶抑制物克拉维酸与阿莫西林联用能极大提高抑菌活性。但是较高的费用以及胃肠道不良反应限制了它的使用。广谱的青霉素衍生物（例如哌拉西林、美洛西林和阿洛西林）保留了氨苄西林对抗肠球菌的活性，并提供了对耐氨苄西林革兰阴性杆菌的抗菌活性，用于治疗院内获得性尿路感染以及初始胃肠外治疗院外获得性急性非复杂肾盂肾炎。

5. 氨基糖苷类　氨基糖苷类与TMP-SMZ或氨苄西林联用，是治疗伴有发热的尿路感染的首选药物。它们具有肾、耳毒性，因此需要监测患者的肾功能和听力。氨基糖苷类每天一次的给药方式能够优化峰值浓度与最小抑菌浓度的比值，使杀菌作用达到最大并减少潜在的毒性。

6. 氨曲南　氨曲南具有与氨基糖苷类和所有的β内酰胺类相似的抗菌谱，它没有肾毒性。但是它的抗菌谱要窄于第三代头孢菌素。主要用于对青霉素过敏的患者。

7. 氟喹诺酮类　氟喹诺酮类具有广谱抗菌活性，是尿路感染经验性治疗的理想药物。它们对肠杆菌属细菌以及铜绿假单胞菌具有非常强的作用，对金黄色葡萄球菌和腐生葡萄球菌也有很强的作用，但大多数厌氧菌对氟喹诺酮类药物耐药，尽管此类药物没有肾毒性，但肾功能不全可影响此类药物代谢，需适当减量。药物的不良反应少见，以胃肠功能紊乱常见。但有报道服用氟喹诺酮可导致对软骨发育障碍，因此，目前氟喹诺酮类药物禁用于幼儿、青少年和怀孕或哺乳期的女性患者。

8. 糖肽类抗生素　糖肽类抗生素主要包括万古霉素及去甲万古霉素等。主要用于革兰阳性菌导致的严重感染，特别是耐甲氧西林金黄色葡萄球菌（MRSA）或耐甲氧西林凝固酶阴性葡萄球菌（MRC-NS）。但此类药物具有耳、肾毒性，用药期间需定期复查尿常规、肾功能、监测血药浓度，注意听力改变等，疗程不得超过14天，避免与其他肾毒性药物合用，孕妇应避免使用。

第四节　泌尿外科常见手术抗生素的预防性应用

外科预防性应用抗生素是指在外科操作前和操作后的一个有限的时间内使用抗生素来预防局部和全身的感染。对大多数操作而言，预防性应用应该在操作前的 30 ~ 120 分钟开始。在整个操作的过程中都应该保持有效的浓度，在某些特殊情况下还需维持到操作后一段时间内（多数达 24 小时）。在泌尿外科领域有许多患者需行侵袭性操作。在确定是否需要预防性抗生素治疗时，宿主对菌尿或菌血症的反应能力以及发生感染的可能性是两个重要的考虑因素。影响宿主对炎症反应能力的因素包括高龄、解剖异常、营养状况差、吸烟、长期使用皮质激素、同时使用其他药物以及免疫缺陷（如未治疗的 HIV 感染），此外长期的引流物植入、导致感染的体内物质（如凝结物）、隐性感染的病症，以及由于住院时间的延长也可通过增加局部细菌浓度和（或）改变菌群的种类来增加感染性并发症的风险，人工心脏瓣膜或关节假体受播散的可能性增加了宿主全身感染后果的严重性。因此，详细了解患者的病史和检查是指导泌尿外科操作前抗生素预防性应用的决定性因素。操作类型也有助于确定预防性治疗的开始时间、持续时间以及预防性抗生素的种类。还应该考虑局部组织受损的程度以及该部位可能的细菌类型。

一、尿管的插入与拔除

在导尿前预防性使用抗生素的指征并不是固定的，取决于患者的健康状况、性别、居住环境以及导尿的指征。居住在家中的健康女性一次置入尿管后感染的风险是 1% ~ 2%，但是住院患者的风险要显著升高。因此，对具有感染危险因素的患者（如老年、解剖结构异常、营养状况差、长期置入引流物、长期服用激素、糖尿病等），口服抗生素如 TMP–SMZ 或氟喹诺酮类进行预防可以降低操作后感染的风险。

二、尿流动力学检查

尿流动力学检查与膀胱镜检查类似，是一个创伤极小的操作，对尿路上皮具有有限的损伤，使得在具有正常解剖和免疫功能的宿主中局部感染的风险很低。但尿流动力学检查后男性患者菌尿的发生率（36%）要明显高于女性患者（15%）。研究表明无感染的女性尿失禁患者在接受尿流动力学检查后预防性给予抗生素不能显著降低菌尿和感染的发生率，但是，对于临床病史更加复杂的患者，或具有解剖异常的患者，如具有大量残余尿的男性或脊髓损伤的患者，都应该考虑给予预防性抗生素治疗。

三、经直肠超声引导下的前列腺穿刺活检

大多数研究表明，在经直肠超声引导下的前列腺穿刺活检中预防性使用抗生素可以减少操作后的发热和尿路感染的发生率，治疗使用的抗生素的级别以及持续的时间存在很大的差别和争议。

四、体外冲击波碎石

据报道，在没有抗生素预防的情况下，体外冲击波碎石术后尿路感染的发生率从 0 ~ 28% 不等。一个最近关于同期随机对照实验的荟萃分析研究了在体外冲击波碎石术中使用抗生素预防的实用性和成本效益，研究显示在那些操作前尿液培养无细菌生长的患者中，预防性使用抗生素可以将术后尿路感染的发生率从 5.7% 减少到 2.1%，同时分析了当预防性使用抗生素是考虑用来治疗极少出现但更严重的并发症（例如尿脓毒症和肾盂肾炎）的成本效益，特别是近期有尿路感染或感染性凝结物病史，需要在体外冲击波碎石前给予完整疗程的抗生素治疗。

五、膀胱镜

膀胱镜检查是一个创伤极小的操作，仅有有限的上皮损伤。研究显示，在无抗生素预防下接受膀胱镜检查，术后经尿液培养证实的尿路感染发生率在 2.2% ~ 7.8%。虽然对于单纯的膀胱镜检查预防性治疗没有绝对的指征，但当宿主的异常因素能够增加感染可能性和严重性时，我们推荐预防性使用抗生素。最合适的药物以及给药的剂量还没有经过良好的研究，通常使用单次剂量的氟喹诺酮。

六、经尿道前列腺电切术和膀胱肿瘤电切术

治疗性经尿道的下尿路操作局部发生感染的风险要高于单纯的诊断性膀胱镜检查术。黏膜的损伤、操作持续的时间增加和操作的程度和难度、加压冲洗以及对感染物质的处理或切除增加感染性并发症的风险。最有效的抗生素种类包括氟喹诺酮类，氨基糖苷类、头孢菌素类和 TMP-SMZ。当留置尿管时，单剂量的抗生素治疗确实可以降低发生菌尿的相对危险度，但不如短疗程抗生素治疗（2 ~ 5d）那样效果明显。虽然在留置尿管期间连续的抗生素治疗事实上不属于预防性用药，但是在预期的一个较短的时间内（有尿管留置）连续使用最初的预防性抗生素，并不会增加细菌发展为耐药菌的风险。对于术前已经明确有尿路感染的患者，在操作前应将感染清除。因此，在这些患者中，术前使用抗生素是治疗性的，而不是预防性的。诊断性和治疗性的上尿路操作如果在加压灌注下完成可能会导致尿路上皮的损伤，因此预防性使用可覆盖尿路病原体的抗菌潜的抗生素是有指征的。

七、输尿管镜检查术

诊断性和治疗性的上尿路内镜操作导致局部感染的风险要高于单纯诊断性膀胱镜操作，这是由于几个因素造成的，包括对黏膜损伤的增加、大多数输尿管镜操作的持续时间和困难程度的增加、冲洗的压力增加以及需要切除或处理受感染的物质。预防性使用氟喹诺酮可以显著减少操作后尿路感染的发生率。如果怀疑术前存在感染或感染性物质，推荐在操作前进行尿液培养并使用适当的抗生素进行足疗程的治疗。

八、经皮操作

经皮肾手术通常存在较大的肾凝结物、肾盂输尿管连接处梗阻以及监测移行性细胞癌时实施。发热和菌血症是很常见的，主要是由肾实质的损伤、加压灌注以及一些病例中需处理感染性凝结物等因素综合导致的结果。如果术前尿液培养呈阳性，那么在术前就应该对感染进行治疗。相反，如果术前培养是阴性的，应该使用可以覆盖常见尿路病原体的抗生素进行预防性治疗。

九、开放手术和腹腔镜手术

开放性的外科操作可以分类为清洁、可能污染、污染以及严重污染几类。对可能污染和污染伤口建议进行抗生素预防，而对严重污染和感染的伤口应使用适当的抗生素进行治疗。泌尿外科的清洁手术包括肾上腺手术、根治性肾切除术（如果尿路没有进入的话）等。尿路被有选择开放的泌尿外科操作都被认为是可能污染的操作，如果进入感染的尿路则被认为是污染的操作，可能给手术部位带来较高的感染风险。应该用对最有可能引起感染的细菌有效的抗生素，在操作前的 1 小时给药，在操作结束后的 24 小时中止，延长预防性用药时间并不能更有效预防感染。当考虑使用结肠或阑尾来重建尿路时，推荐术前 18 ~ 24 小时口服抗生素做肠道准备，手术切开前 30 ~ 60 分钟静脉使用第二、三代头孢类抗生素。对 β 内酰胺类过敏的患者推荐使用克林霉素联合庆大霉素、氨曲南或环丙沙星。泌尿外科中严重污染的伤口包括泌尿生殖道所有部位的脓肿和穿透性损伤。对严重污染伤口的治疗，应该在一开始就使用广谱的抗生素覆盖预期引起感染的细菌，在术中进行伤口培养，后续的治疗和治疗持续时间取决于培养出细菌的敏感性。

第五节　膀胱感染

一、单纯性膀胱炎

大多数单纯性膀胱炎发生于女性。每年大约有 10% 的女性患有尿路感染，并且超过 50% 的女性在她们一生中至少有过一次尿路感染。单纯性膀胱炎偶发于青春期前的女性，青春期末以及 20 ~ 40 岁单纯性膀胱炎的发病率显著增加。25% ~ 30% 的 20 ~ 40 岁的女性有过尿路感染的病史。

（一）致病菌

导致年轻女性单纯性膀胱炎的细菌谱较窄，可以指导经验性应用敏感抗生素治疗。75% ~ 90% 年轻女性急性膀胱炎的致病菌是大肠杆菌，其次为腐生葡萄球菌，占感染的 10% ~ 20%。其他较少见的细菌包括克雷白杆菌属、变形杆菌属和肠球菌属。在男性中大肠杆菌和其他肠道菌属最常见。

（二）临床表现

（1）症状：有明显的膀胱刺激征，包括尿频、尿急、夜尿增多、排尿烧灼感或尿痛。常有腰骶部或耻骨上区疼痛不适。并常见排尿中断和终末血尿甚至全程血尿，尿液混浊，可有血块排出。发热少见。妇女性交后常引起发作（蜜月性膀胱炎）。

（2）体征：耻骨上有时有压痛，但缺乏特异性体征。对有关的可能致病因素都应检查，如阴道、尿道口（处女膜融合、处女膜伞）、尿道异常（如尿道憩室）、阴道分泌物、尿道分泌物肿痛的前列腺或附睾。

（三）诊断

（1）病史询问：膀胱炎相关症状的特点、持续时间及其伴随症状；既往史，药物史及相关病史以排除复杂性膀胱炎。

（2）体格检查：肾区检查（可并发急性肾盂肾炎），腹部检查（耻骨上区压痛），尿道外口检查等。

（3）实验室诊断：尿液分析（尿常规检查）：镜下脓尿的敏感性达到 95%，特异性达到 70%。菌尿的敏感性稍差但特异性更高，对有症状的患者，尿液中的细菌达到 10^2CFU/mL 表示存在感染。尿液培养可明确感染菌种，是诊断感染的金标准，并通过药敏试验指导用药。血常规白细胞常升高。

（4）影像学检查：单纯性膀胱炎一般不需要做影像学检查，当治疗效果不理想可以行 CT、X 线检查排除复杂性膀胱炎。

（四）鉴别诊断

膀胱炎必须和其他表现为排尿困难的炎症感染性情况进行鉴别，包括阴道炎、由性传播的病原体导致的尿道炎以及各种非炎症性原因引起的尿道不适。

阴道炎的特点是具有伴阴道刺激症状的排尿刺激症状，并且在初始阶段是亚急性的。通常具有阴道分泌物或异味史以及多个性伴侣或新的性伴侣。不出现尿频、尿急、血尿和耻骨上疼痛。进行体格检查时可见阴道分泌物，阴道液检查可发现炎症细胞。

尿道炎常见病因包括淋病、衣原体、单纯疱疹病毒和滴虫。可有尿白细胞增多，但反复多次尿培养阴性，进行适当的培养和免疫学检查可明确诊断。

泌尿系统结核是由结核分枝杆菌引起的特殊类型尿路感染，有午后低热、盗汗、食欲减退、体重减轻等症状，结核菌素实验对诊断有提示意义，影像学检查可见肾盂肾盏虫蚀样缺损或挛缩膀胱，肾外有结核灶存在。

与性交、化学性刺激或过敏反应相关的尿道损伤也可导致排尿困难。其特点是有创伤史或刺激性物质的接触史，无分泌物或尿液分析白细胞酯酶阴性。

（五）治疗

短程抗菌药物疗法：短程疗法分为单次剂量疗法和 3 天疗法两种方式。可选择呋喃妥因、氟喹诺酮类、第二代或第三代头孢菌素类抗菌药物。对首次发生下尿路感染的女性，使用单次剂量疗法治疗后，尿菌可转阴性，而对于多次发作者，给予 3 天疗法，可降低再发率。男性单纯性膀胱炎、单纯性膀胱炎合并妊娠或糖尿病首选 7 日疗法。针对绝经后女性急性单纯性膀胱炎，可选用雌激素替代疗法（口服或阴道局部外用），通过恢复泌尿生殖道萎缩的黏膜，并增加阴道内乳酸杆菌的数量，来预防尿路感染再发。长期使用雌激素需警惕女性肿瘤发病率。

二、复杂性膀胱炎

复杂性膀胱炎是指膀胱炎伴有增加获得感染或者治疗失败风险的疾病，例如泌尿生殖道的结构或功能异常，或其他潜在疾病。

复杂性膀胱炎的临床范围可以从轻微的膀胱炎到威胁生命的肾感染和尿脓毒症。这些感染可能由对多种抗生素耐药的细菌导致。因此，为了明确致病菌和它对抗生素的敏感性，必须进行尿液培养。

（一）易感因素

（1）尿路梗阻：各种梗阻（畸形、肿瘤、凝结物、异物等）引起的尿路梗阻是尿道感染的最易感因素，并发尿路梗阻者尿路感染发生率是正常人的12倍。此外，膀胱输尿管反流、妊娠时增大的子宫压迫和分泌增多的黄体酮抑制输尿管蠕动引起的尿流排泄不畅等也是引起尿路梗阻的主要原因。

（2）医疗器械操作：导尿、留置导管、膀胱镜、输尿管插管以及逆行肾盂造影等均可以损伤泌尿道黏膜，并可将病原菌直接带入而引起尿路感染。尿路感染发生率，1次导尿后为1% ~ 2%；留置导管1天为50%，4d以上可达90%。即使严格的管理导尿管及预防性抗生素，留置导尿1个月以上者，约90%并发尿路感染。其主要原因是：留置导管后细菌黏附其上，并分泌糖蛋白，进而细菌在糖蛋白中分裂、繁殖形成微小菌落，微小菌落增多、融合，形成细菌生物薄膜（biofilm）。由于细菌生物薄膜内的细菌营养和氧的摄取困难，导致细菌外膜构造发生变化，降低了对药物的敏感性；而宿主的特异性和非特异性感染防御机制中的吞噬细胞、抗体也同样难以作用于生物薄膜菌。临床上往往不去除导管，尿路感染难以控制。

（3）机体抵抗力低下：并发糖尿病等慢性疾病、免疫功能不全或长期服用免疫抑制剂容易发生尿路感染。而长期高血压、高尿酸血症、高钙血症等造成肾间质损伤，局部抵抗力低下者也易发生尿路感染。女性因尿道短、尿道括约肌作用弱以及尿道口与阴道口距离近而易于损伤、感染等，因此更易发生尿路感染。成年女性尿路感染的发生率为男性的8 ~ 10倍。

（二）致病菌

与非复杂性尿路感染相比具有更广的菌谱，而且细菌更可能耐药（特别是与治疗有关的复杂性尿路感染）。但是，存在耐药性细菌本身不足以诊断复杂性尿路感染，必须同时并发泌尿系统疾病（解剖功能方面）或者诱发尿路感染的潜在疾病。尿培养常见大肠埃希菌、变形杆菌、克雷伯菌、假单胞菌、黏质沙雷菌和肠球菌。除存在凝结物或者异物，葡萄球菌并不常见于复杂性尿路感染。另外，在不同时间、不同医院，菌谱都有可能发生改变。社区和医院获得性复杂性尿路感染患者的病原体多变、抗菌药物耐药的发生率较高，如果潜在疾病没有纠正，治疗失败率也较高。

（三）临床表现

复杂性膀胱炎临床表现与单纯性膀胱炎基本相同，但同是复杂性膀胱炎临床表现可以差异很大，从严重肾感染、尿脓毒症到留置导尿管相关的术后血尿等。相比于单纯性膀胱炎，复杂性膀胱炎的预后较差，常顽固难以治愈或反复发作，最严重则是引起尿脓毒症。

（四）诊断

（1）病史询问：与单纯尿路感染相同，还应详细询问治疗史，特别是抗菌药物的应用史。

（2）体格检查：肾区检查（可并发急性肾盂肾炎），腹部检查（耻骨上区压痛），尿道外口检查等。盆腔和直肠指诊对鉴别是否同时存在并发疾病有意义。

（3）实验室诊断：除行尿常规、尿培养检查外，如有脓毒症先兆症状时还需进行血液细菌培养和药敏试验。

（4）影像学检查：可以明确有无合并因素存在，尤其是怀疑有先天畸形、尿路梗阻或者老年患者。超声可作为首选，可以发现并发的尿路梗阻、凝结物、良性前列腺增生症等病变。腹部卧位平片（KUB）和静脉尿路造影（IVU）可以发现绝大部分尿路凝结物，并且可以明确有无上尿路畸形存在。若超声和KUB + IVU有阳性发现，必要时可选择CT及MRI进一步明确诊断。

（五）鉴别诊断

常需要对可以引起复杂性膀胱炎的病因进行鉴别诊断。

（六）治疗

（1）抗菌药物治疗：为了避免细菌产生耐药性，推荐根据尿培养和药敏试验结果选择敏感抗菌药物。用于培养的检验标本必须在治疗开始前获得。只有患者病情危重，才考虑行经验性的抗菌药物治疗。根据临床反应和培养结果随时进行更正。

由于氟喹诺酮可以提供广谱的抗菌活性，在尿液和组织中具有良好的浓度和安全性，常被用于经验性治疗。如果知道病原体的敏感类型，TMP-SMZ 也可用于经验性治疗。

对疾病更加严重的住院患者，静脉注射氨苄西林联合庆大霉素适用于大多数病原菌。特殊的情况下可以使用其他静脉药物。当得到敏感性结果时，可能要对治疗方案进行调整。如果没找到复杂性感染的因素，治疗效果将会降低，因此应该尽全力纠正潜在的尿路异常并治疗可使感染加重的宿主因素。

一般推荐治疗 7 ~ 14 天，疗程与潜在的疾病的治疗密切相关。伴有下尿路症状的患者治疗时间通常为 7 天，伴有上尿路症状或脓毒症的患者为 14 天。根据临床情况疗程有时需延长至 21 天。对于长期留置导尿管及支架管的患者，应尽量缩短治疗时间，以免细菌耐药。

如果初始治疗失败，微生物学检查结果尚未出现，或者作为临床严重感染的初始治疗，则须改用亦能有效治疗假单胞菌的抗菌药物，如氟喹诺酮（如果未被用于初始治疗）、氨苄西林加 β 内酰胺酶抑制剂（BLD）、第三代头孢菌素或碳青霉烯类抗生素，最后联用氨基糖苷类。对那些在专门机构或住院治疗重症尿路感染患者的经验治疗须包括静脉内给予抗假单胞菌药。

（2）尿路凝结物相关的复杂性膀胱炎：如果凝结物或感染灶残留，凝结物将会生长，故需要彻底清除凝结物。同时给予足够的抗菌药物治疗。如不能完全清除凝结物，则应该考虑长期的抗菌药物治疗。

（3）预防性用药的效果：预防性用药对处理复发性尿路感染的女性患者已取得良好的效果，与安慰剂组比较，感染的复发率下降了 95%。预防性治疗只需要小剂量的抗生素，通常在睡前服用连续 6 ~ 12 个月。如果女性在预防性治疗期间出现了有症状的再感染，预防性药物就要用到足够的治疗剂量，或者用另外一种抗生素来治疗感染。此后，预防性抗菌治疗就应该重新建立。如果患者在停止预防性治疗后很快出现有症状的再感染，重新建立夜间预防性治疗是一个有效的选择，并且不会引起不良反应的增加。当尿液培养显示无细菌生长时（通常在患者完成抗生素治疗时），就有指征开始小剂量连续的预防性治疗。常用药物有：呋喃妥因 50 ~ 100mg; TMP-SMZ，40 ~ 200mg; TMP，50mg; 头孢氨苄，250mg。患者在服用这些药物期间每年发生尿路感染的次数将少于 1 次，隔夜用药的方案同样有效，大部分患者可能会采用这种方案。当发生感染时，不一定会伴有症状，因此，我们主张即使对无症状的患者也应该每 1 ~ 3 个月进行感染的监测。通常突发性感染对预防性药物的足量治疗有反应，当感染治愈后，可能要重新建立预防性用药方案。小剂量的预防性用药通常持续 6 个月后停止，然后检测患者有无再感染发生。大约 30% 的女性会有持续达 6 个月的缓解期。不幸的是多数患者在缓解之后会接着发生再感染，小剂量预防性用药又必须重新开始。

（4）治疗后的随访：因为复杂性膀胱炎含有耐药细菌的可能性较大，且泌尿系统解剖功能异常或潜在疾病不能得到纠正，则尿路感染必然复发。为此必须在治疗结束后 5 ~ 9 天以及 4 ~ 6 周进行尿培养。

第六节　肾感染

虽然肾感染没有膀胱感染那么常见，但对于患者和他的医生来说是一个更棘手的问题，因为它的表现和过程通常多种多样而且较严重，取得一个肯定的微生物学和病理学诊断也比较困难，而且它还有严重损害肾功能的潜在可能性。虽然典型的症状如急性的发热、寒战和腰痛通常提示存在肾感染。但一些严重的肾感染可以表现为隐匿出现的非特异性的局部或全身症状，或者完全无任何症状。因此，临床上要高度警惕，肾感染的诊断需要借助于适当的影像学和实验室检查。

然而，实验室检查结果和肾感染的相关性通常较差，尿路感染的标志性菌尿和脓尿并不能预示肾感染存在。相反，如果患侧肾的输尿管发生梗阻或者感染在集合系统以外，严重的肾感染患者还有可能出现无菌尿。

诊断肾感染的病理和放射学标准也可能会产生误导。曾经认为主要由细菌感染引起的间质性肾炎，现在认识到它是与各种免疫的、先天的，或化学的损伤有关的一种非特异性的组织病理改变，常无细菌感染。肾感染性肉芽肿性疾病通常具有与肾囊性疾病、肿瘤或其他肾炎症性疾病相似的放射学或病理学特点。

肾脏感染对肾功能的影响是不尽相同的。急性或慢性肾盂肾炎可能暂时或永久性的改变肾功能，但非梗阻性肾盂肾炎不再被认为是肾衰竭的主要原因。但是，当肾盂肾炎并发尿路梗阻或肉芽肿性肾感染时，有可能迅速导致严重的炎性并发症、肾衰竭甚至死亡。

间质性肾炎是一种肾间质的非特异性细胞应答也可能伴有或不伴纤维化和不同程度的肾小管或肾小球损伤。此前一般认为肾脏的细菌感染，例如肾盂肾炎，是引起间质性肾炎和随后出现的严重肾脏疾病的最常见原因。然而，最近间质性肾脏炎症组织的病理改变所具有的非特异性已经得到共识。对先前患有慢性间质性肾炎的患者进行泌尿外科评估结果认识到间质性肾炎症与免疫反应、先天性疾病或肾乳头损伤有关，而不存在细菌性感染，细菌性感染通常是继发性的。所以单纯组织学的证据通常用来证明细菌性肾炎的存在，但确定肾脏间质的改变是原发还是继发于细菌感染或是由非感染性原因引起的，只有组织学的证据是不够的。

病理证实急性细菌性肾炎的机会很少。肾有可能水肿。由细菌血源性播散至肾皮质引起的急性局灶化脓性细菌性肾炎以肾表面多发局灶性化脓为特征。肾皮质的组织学检查显示肾小球和肾小管具有局灶化脓性破坏。炎症反应没有波及邻近的肾皮质和髓质。急性上行性肾盂肾炎的特征表现为从髓质延伸至肾被膜的线形的炎症条带，组织检查通常可以显示尖端位于肾髓质的局灶的楔形急性间质性炎症区。可以见到多形核白细胞或者以淋巴细胞和浆细胞为主的细胞反应。也可能会看到细菌的存在。仔细对肾进行大体检查可以发现与所对应的肾乳头收缩有关的肾皮质瘢痕，这似乎是慢性肾盂肾炎最特异性的表现。多个慢性炎症病灶融合成的斑片主要局限在肾脏皮质，但同样也可以波及髓质。瘢痕可以被正常的肾实质隔开，形成非常不规则的肾外形。显微镜下的表现与大部分慢性间质性疾病一样，包括淋巴细胞和浆细胞的浸润，虽然瘢痕中的肾小球可能被纤维囊所包绕，部分或完全发生透明样变，但在这些严重瘢痕化区域以外的肾小球还是相对正常的。血管受累的情况是不同的，在高血压的患者中可能会出现肾小球硬化。肾乳头的异常包括变形和硬化，有时会出现坏死。动物研究明确地表明肾乳头在引发肾盂肾炎中起到的重要作用。但这些改变不是细菌感染的特异表现，其他疾病如止痛药滥用、糖尿病，镰状红细胞病虽无感染也可以发生上述改变。慢性肾盂肾炎典型病理表现就像 Weiss 和 Parker（1939）所描述的那样，但是他们的尸检研究包含了疾病的终末阶段，也就是所说的终末肾，通常并发于高血压和血管改变。患有这种形式肾疾病的患者不是全部都有足够的细菌性尿路感染的临床证据来解释肾组织的严重缺失。Stamey 和 Pfau （1963）报道了一个单纯症状性肾盂肾炎的病例，药物治疗无效且未并发高血压。该病例在显微镜下的表现加上 Heptinstall 的描述提供了研究这种疾病最纯粹形式病理学特征的一个难得的机会。

一、急性肾盂肾炎

（一）临床表现

表现为从革兰阴性菌败血症到伴有轻微腰痛的膀胱炎。典型的表现是突然发生的寒战、高热、单侧或双侧腰部或肋脊角痛，伴或不伴压痛。这些上尿路症状通常伴随着排尿困难、逐渐加重的尿频和尿急。

虽然一些作者认为腰痛、发热伴有显著的菌尿就可以诊断急性肾盂肾炎，但是通过输尿管导管或膀胱冲洗技术进行定位研究证实临床症状与感染部位的相关性较差。

（二）体格检查

肋脊角深触诊常伴有压痛。急性肾盂肾炎也可能会刺激胃肠道引起腹痛、恶心、呕吐和腹泻。从急性肾盂肾炎发展到慢性可能是一个无明显症状的过程，特别是在免疫力低下的宿主。在极个别病例中还可能发生急性肾衰竭。

（三）实验室诊断

尿液检查可见大量的白细胞，常呈簇状，还有细菌杆或球菌链。如果尿液是低渗的，还有可能看到白细胞胞质内出现布朗运动（闪光细胞），但仅凭这个不能诊断肾盂肾炎。在尿沉渣中可见大量的颗粒或白细胞管型则提示急性肾盂肾炎。有一种特殊的管型尿，其特点是在管型的基质中可见细菌，在急性肾盂肾炎患者的尿液中已证实存在有这种管型。如果未对沉渣进行特殊的染色，单纯使用亮视野显微镜是不容易识别管型中的细菌。用碱性染料稀释的甲苯胺蓝或 KOVA（I.C.L. Scientific. Fountain Valley,

CA）对沉渣进行染色可以清楚地显示管型中的细菌。血液检查可见以中性粒细胞为主的白细胞增多、血沉加快以及 C- 反应蛋白的升高，如果伴有肾衰竭还会出现肌酐水平升高。此外可能出现肌酐清除率的下降。血培养可能阳性。

（四）细菌培养

尿培养可呈阳性，但约 20% 的患者尿培养菌落数少于 10^5CFU/mL，因此导致尿液的革兰染色结果为阴性。大肠杆菌是具有特殊毒力因子的独特的细菌亚族，是 80% 病例的致病菌。如果不存在膀胱输尿管反流，P 血型表型的患者对具有可与 P 血型抗原受体结合的 P 菌毛的大肠杆菌引起的复发性肾盂肾炎具有特殊的易感性，细菌 K 抗原和内毒素也具有致病性。很多社区获得性肾盂肾炎是由数量有限的多重耐药的细菌克隆引起的。

对于住院或留置导管的患者以及近期接受过尿路操作的复发尿路感染的患者，其致病菌应该更多怀疑为耐药菌，如变形杆菌属、克雷白杆菌属、假单胞菌属、沙雷菌属、肠杆菌属或枸橼酸杆菌属等；除了粪肠球菌、表皮葡萄球菌和金黄色葡萄球菌，革兰阳性菌很少引起肾盂肾炎。

大约 25% 女性单纯性肾盂肾炎病例血培养为阳性，结果大部分与尿培养的结果重复，并且不会影响治疗策略。因此，血培养不应作为评价女性非复杂性肾盂肾炎的常规检查。但是，有严重中毒表现或存在危险因素（例如妊娠）的男性和女性患者，由于菌血症和败血症较常见，因此都应该考虑进行血培养。

（五）影像学检查

（1）排泄性尿路造影：通常在等待充分治疗的患者症状消退后进行，因此大部分肾盂肾炎患者的排泄性尿路造影出现正常的结果是不意外的。如果在急性肾盂肾炎期间检查，最常见的影像学异常就是肾增大，这种广泛的肾水肿是炎症过程的结果。肾总长度达到 15cm 或比健侧肾长出 1.5cm 是急性肾盂肾炎肾脏增大的诊断标准。肾局部增大要少于肾整体增大，可能表现类似于肾肿物。局灶细菌性肾炎或急性小叶性肾病导致的。肾肿物自 1978 年才开始被重视。这种肿物必须与肿瘤或肾内的脓肿区分开。虽然可能需要其他影像学方法来区分这种病变与肿瘤或肾内的脓肿，但时间和治疗可以使肿物消失，对诊断有一定的意义。

炎症反应也可以引起皮质血管收缩，这可引起肾图上灌注减少以及肾盂造影延迟显影，以及由于集合系统结构受到挤压导致肾盏显影减弱或蜘蛛样的形态。除了这些异常的改变，急性期肾盂肾炎期间还可能见到肾盏和输尿管扩张（不存在任何梗阻的因素），这可能是由细菌内毒素损害输尿管的蠕动引起的。虽然感染可发生输尿管扩张，但必须排除既往或现存梗阻后才能下此诊断。

（2）肾脏超声检查、CT：这些方法通常用于评价复杂性尿路感染和复杂性的因素，或用来对经过 72 小时治疗后仍无效的患者进行重新评估。超声和 CT 显示肾增大、实质低回声或低密度以及集合系统受压。它们也可以显示局灶性细菌性肾炎和梗阻。当肾实质破坏严重时，就可能出现与复杂性肾和肾周感染有关的更加紊乱的肾实质脓肿形成。

（六）病理检验

在急性肾盂肾炎中，肾可以显著地增大。肾被膜可以很容易地剥离，化脓可以使肾实质软化。通常会出现小的黄白色的肾皮质脓肿伴肾实质的充血。在组织学上，肾实质出现局灶性的、片状浸润的中性粒细胞。通常也可以观察到其中有细菌浸润。在炎症的早期，这种浸润局限在间质，但随后炎症带会从乳头一直扩展到皮质，病变呈楔形。脓肿可以破坏肾小管，但肾小球通常不会受累。

（七）鉴别诊断

急性阑尾炎、憩室炎症和胰腺炎可以引起程度相似的腹痛，但疼痛的部位通常有所不同。尿液检查结果一般正常。带状疱疹可以引起肾区浅表疼痛，但跟尿路感染的症状不相关：当带状疱疹出现时诊断就明确了。

（八）治疗

（1）初步治疗。急性肾盂肾炎患者的感染可以分为：①无须住院治疗的单纯性感染。②患者尿路正常的单纯性感染，但是需要住院采用静脉给药方式治疗。③与住院、导尿、泌尿外科手术或尿路畸形有关的复杂性感染。

明确患者是复杂性还是单纯性的尿路感染很关键，因为有 16% 的急性肾盂肾炎患者存在明显的畸形。对于将在门诊治疗的初步诊断为单纯性肾盂肾炎的患者，可以推迟进行初步的影像学评估。但是，如果有任何理由怀疑存在问题、患者不能使用合理的放射学检查方法或病情没有改善，我们更喜欢使用肾脏超声以排除凝结物或梗阻。已明确诊断或怀疑为复杂性肾盂肾炎的患者，CT 检查对尿路状况以及感染的严重程度和范围可以提供良好的评价。

有明显中毒表现的患者需要住院、早期绝对卧床休息、静脉输液和退热治疗。病情较轻的患者可以在门诊治疗。如果怀疑上尿路梗阻应该使用超声或 CT 以排除。

发生梗阻的肾脏难以浓缩和分泌抗生素。此外，梗阻实际上可以形成潜在的脓肿和肾盂积脓，它们可以迅速地破坏肾实质并威胁患者的生命。任何严重的梗阻都必须用最安全和最简单的方法予以解除。在培养和药敏结果出来之前，应使用广谱抗生素治疗，尿沉渣的革兰染色对选择早期经验性抗生素治疗是有帮助的。在所有病例中，抗生素治疗应该能够对抗可能的尿路病原菌并且在肾组织和尿液中能够达到杀菌浓度。

对于社区感染患者口服氟喹诺酮单药治疗要比 TMP-SMZ 有效得多。很多医生在开始口服治疗之前都会给予单次的静脉抗生素治疗（头孢曲松、庆大霉素或氟喹诺酮）。如果怀疑革兰阳性菌感染，推荐使用阿莫西林或阿莫西林 / 克拉维酸盐。

对单纯性尿路感染但病情较重患者，需要住院治疗（高热、WBC 计数高、呕吐、脱水、有败血症的表现），或复杂性肾盂肾炎，又或上述治疗无明显改善的患者，应该给予患者静脉抗生素治疗。推荐使用氟喹诺酮、单用一种氨基糖苷类药物或加用氨苄西林，单独使用广谱的头孢菌素或加用一种氨基糖苷类药物。如果病原菌是革兰阳性球菌，推荐单独使用氨苄西林 / 舒巴坦或加用一种氨基糖苷类药物。

（2）后续治疗：即使经过几个小时的抗生素治疗后尿液变为无菌，急性单纯性肾盂肾炎的患者在初期抗生素治疗后还是可能会连续几天出现发热、寒战和腰痛症状，应该对他们进行观察。

非卧床患者应该用氟喹诺酮治疗 7 天。氟喹诺酮治疗在细菌学和临床治愈率方面要优于 14 天的 TMP-SMZ 治疗。是否需要更换抗生素，取决于患者的临床反应和细菌培养及药敏试验的结果。药敏试验也应该用于将具有潜在毒性的药物（如氨基糖苷类药物）替换为毒性较低的药物，如氟喹诺酮、氨曲南和头孢菌素类药物。血培养阳性的复杂性肾盂肾炎患者应该静脉用药治疗 7 天。如果血培养阴性，2 ~ 3 天的静脉治疗就足够了。在这两种情况下都应该继续口服 14 天抗生素（氟喹诺酮、TMP、TMP-SMZ、阿莫西林或针对革兰阳性菌的阿莫西林 / 克拉维酸盐）。

当患者对治疗的反应缓慢或尿液持续提示感染时，必须立即进行重新评价。尿培养和血培养也应当重复检查，在药敏结果的基础上对抗生素进行适当的调整。在有指征的情况下应尝试使用放射学检查来判断有无尿路梗阻、尿石症，或潜在的解剖畸形，这些情况可以使患者更容易感染，阻碍治疗快速起效，或导致感染并发症，如肾或肾周脓肿。对于发热持续超过 72 小时的患者，这些检查对排除梗阻和确定有无肾和肾周感染都有帮助的。放射性核素成像对显示与急性肾盂肾炎相关的肾功能改变（肾血流量减少、峰值延迟和放射性核素排泄的延迟）和与膀胱输尿管反流有关的皮质病变有帮助。

（3）随访：应该在治疗的第 5 ~ 7 天和使用抗生素后 10 ~ 14 天及 4 ~ 6 周重复进行尿培养，以确定无尿路感染。10% ~ 30% 经过 14 天治疗后的急性肾盂肾炎患者会出现复发。复发的患者通常经过第二次 14 天治疗可以治愈，但偶尔也需要 6 周的疗程。

根据临床表现和反应以及最初的泌尿外科检查评估，部分患者需要进行附加的检查评估（例如排泄性膀胱尿道造影、膀胱镜检查和细菌定位技术）以及纠正潜在的尿路畸形。Raz 等人评估了女性急性肾盂肾炎的长期影响，在急性肾盂肾炎后 10 ~ 20 年通过 ^{99m}Tc- 二巯丁二钠（^{99m}Tc-DMSA）扫描可以发现大约 50% 的患者存在瘢痕，但肾功能的变化很小，且跟肾瘢痕无关。

二、急性局灶性或多灶性细菌性肾炎

急性局灶性或多灶性细菌性肾炎是肾脏感染的一种少见严重形式，大量的白细胞浸润局限于单个肾叶（局灶）或多个肾叶（多灶）。

（一）临床表现

急性细菌性肾炎患者的临床表现与急性肾盂肾炎相似，但通常更严重。大约一半的患者患有糖尿病，败血症也较常见。通常可以发现革兰阴性菌引起的白细胞增多和尿路感染，超过 50% 的患者有菌血症。

（二）影像学检查

诊断必须依靠影像学检查。尿路影像学检查常表现为肿块，一般边界不清，提示肾脓肿或肿瘤。肿块比周围正常的肾实质密度稍低。病变超声表现为典型的边界不清的相对透回声的改变，偶尔呈低回声改变并使皮髓质交界模糊不清。增强 CT 扫描可见呈楔形的低增强区。慢性脓肿也可以表现为病变周围的环状增强区域。镓扫描显示摄取镓的区域要大于之前确定的肿物的大小，多灶性的病例表现类似，提示有多个肾叶同时受累。

（三）治疗

急性细菌性肾炎很可能是一个相对较早的脓肿形成期。在 Lee 等（1980）报道的一系列病例中，急性局灶性细菌性肾炎的患者常会发展成脓肿。治疗包括水化和使用静脉抗生素治疗至少 7 天，接着再口服 7 天抗生素，细菌性肾炎的患者一般对药物治疗有良好的反应，之后的随访检查也将会显示楔形的低密度区逐步消退。如果对抗生素治疗无效提示需要进一步进行适当的检查以排除尿路梗阻、肾或肾周脓肿、肾癌或急性肾静脉血栓形成。在对一些多灶性细菌性肾炎患者的长期随访研究证实会出现肾脏体积缩小以及提示肾乳头坏死的局部肾盏变形。

三、气性肾盂肾炎

气性肾盂肾炎是由产气尿路病原体引起的急性肾实质坏死和肾周感染。发病机制目前尚不清楚。因为这种疾病经常发生在糖尿病患者身上，因此推测是由于组织的高葡萄糖水平为微生物如大肠杆菌提供了代谢底物，这些微生物可以通过发酵糖产生二氧化碳。尽管糖发酵可能是一个因素，但这个解释不能说明为什么在糖尿病患者中高发的革兰阴性尿路感染中仅有极少的气性肾盂肾炎发生，也不能说明为何在非糖尿病患者中也会有为数不多的气性肾盂肾炎发生。

除了糖尿病，很多患者还有与泌尿凝结物或乳头坏死相关的尿路梗阻及显著的肾功能损害。这种疾病推测是由局部因素（如梗阻）或系统性疾病（如糖尿病）引起的，这样具有产生二氧化碳能力的细菌就可以在体内以坏死组织为底物产生气体。因此，气性肾盂肾炎应该认为是严重肾盂肾炎的一个并发症而不是一种独立的疾病。

（一）临床表现

所有确诊的气性肾盂肾炎病例都发生于成人。青少年糖尿病患者不具有危险性。女性发病多于男性。临床表现一般是严重的急性肾盂肾炎，尽管有些病例是急性发作之前存在慢性感染。几乎所有的患者表现为发热、呕吐和腰痛三联征。除非感染涉及集合系统否则不会出现气尿。尿培养结果无一例外都是阴性。大肠杆菌是最常见病原菌，克雷白杆菌和变形杆菌较少见。

（二）影像学检查

影像学检查可以明确诊断。在腹部平片中可能出现分布于实质中的组织气体，表现为患肾上方的斑点状的气体影。这种表现常误认为是肠气。肾上极上方呈新月形的积气阴影是更明显的特征。随着感染的进展，气体扩展到肾周间隙和腹膜后间隙。这种气体分布不能和气性肾盂肾炎相混淆，气性肾盂肾炎的气体位于肾的集合系统。气性肾盂肾炎是继发于产气细菌导致的尿路感染，通常发生于非糖尿病患者，病情没那么严重而且通常抗生素治疗有效。

排泄性尿路造影在气性肾盂肾炎中诊断意义不大，因为患肾通常是没有功能或者功能很差。由于在病情严重的肾功能异常的脱水的糖尿病患者中引起造影剂肾病的风险很大，因此建议使用逆行性肾盂造影而不是排泄性尿路造影。大约 25% 的病例显示有梗阻。超声通常显示局部回声增强提示实质内气体的存在。CT 是明确气肿的范围和指导治疗的可选择的成像检查。在 CT 影像里无液体存在，或有条纹状、斑片状的气体，伴或不伴泡状或空腔状的气体，这些似乎与肾实质快速破坏和 50% ~ 60% 的病死率相关。肾或肾周液体的出现，泡状或空腔状的气体或集合系统中气体的出现，并且不存在条纹状或斑片状的气体，这些可能与低于 20% 的病死率有关。应该应用肾脏核素扫描来评估患肾功能的受损程度和对侧肾的功能状态。

（三）治疗

气性肾盂肾炎是一个外科急症。大部分患者有败血症，必须进行液体支持和广谱抗生素治疗。如果肾脏是有功能的，可以考虑药物治疗。治疗数天后无好转的患者建议实施肾切除术。如果患肾是无功能或无梗阻的，应该进行肾切除术，因为单独的药物治疗通常是致命的。如果肾脏存在梗阻，必须进行导管引流。如果患者情况有改善，在进行全面泌尿外科评估时可推迟肾切除术。虽然有单独的病例报道指出经过药物治疗联合解除梗阻治疗后肾功能得以保留，但大部分患者还是需要进行肾切除术。

四、肾脓肿

肾脓肿或痈是化脓性物质积聚局限于肾实质形成的。抗生素时代来临之前，80% 的肾脓肿是由葡萄球菌血行播散引起。虽然试验和临床数据证明了葡萄球菌血行播散后容易在正常肾形成脓肿，但大概从 1950 年开始广泛使用抗生素以来，革兰阳性菌形成的脓肿逐渐减少。大约在 1970 年后，大部分成人肾脓肿由革兰阴性菌引起。革兰阴性菌血行播散至肾可以引起肾脓肿，但这似乎不是革兰阴性菌肾脓肿形成的主要途径。临床上没有证据说明大多数肾脓肿形成之前出现革兰阴性菌败血症。而且，在动物体内引起血行性革兰阴性菌肾盂肾炎实际上是不可能的，除非肾有损伤或者完全梗阻。部分梗阻的肾和正常的肾都可以阻止血液中革兰阴性菌的入侵。这样，因前驱感染或凝结物形成的肾小管阻塞从而导致的上行性感染似乎是革兰阴性菌脓肿形成的主要途径。成人患者中 2/3 的革兰阴性菌脓肿与肾凝结物或肾损伤有关。虽然肾盂肾炎与膀胱输尿管反流的关系已经被证实，但肾脓肿与膀胱输尿管反流的关系的报道还是较少，但是，最近的研究提示反流与肾脓肿有着密切的联系，且在尿路灭菌后反流仍长期存在。

（一）临床表现

患者可以表现为发热、寒战、腹痛或腰痛，有时可有体重减轻和不适，也可以出现膀胱炎的症状，偶尔这些症状表现不明显，直到手术探查时才能明确诊断，有些严重病例可导致死亡。全面的病史采集可以发现出现泌尿道感染症状前 1 ～ 8 周，可有革兰阳性菌的感染。感染的起源可以是身体的任何部位。多发性皮肤痈和静脉药物滥用可以把革兰阳性菌带入血液。其他常见的部位有口腔、肺和膀胱。与阻塞、凝结物、妊娠、神经源性膀胱和糖尿病有关的复杂性尿路感染的患者容易形成肾脓肿。

（二）实验室诊断

患者血白细胞显著增多，血培养通常阳性。脓尿和细菌尿不是很明显，除非脓肿与集合系统相通。因为革兰阳性菌大部分是血源性的，所以这些病例的尿培养一般是无细菌生长，或生长出的细菌与脓肿中分离出来的不同。当脓肿含有革兰阴性菌时，尿培养通常培养出与脓肿中分离出来相同的细菌。

（三）影像学检查

尿路成像的结果取决于感染的性质和持续的时间。区分早期肾脓肿和急性肾盂肾炎是比较困难的，因为早期肾脓肿大部分较小。从急性细菌性肾炎发展至肾脓肿，或者肾已经被外部感染所波及的患者，影像学检查可以显示患侧肾增大伴肾轮廓变形；肾在吸气和呼气相固定不变以及同侧的腰大肌影明显消失，并可见脊柱向患侧侧弯。如果肾病变继续发展，肾图显示延迟甚至缺失。当脓肿较局限化时，检查所见可以和急性局灶性细菌性肾炎相似。

慢性脓肿通常表现为肾占位。肾盏边界不清或变形甚至截断。肾断层造影术经常可以看到低密度的病变区。有时，尽管存在肾脓肿，排泄性尿路造影可以正常，特别是当脓肿在肾前后部分而没有损伤到实质或集合系统时。

超声和 CT 对于区分脓肿和其他肾炎症性疾病很有帮助，超声是检查出肾脓肿最快速也最廉价的方法。在声波图上可以看见无回声或低回声的占位性病变伴声影增强。脓肿急性期边界不清，但组织中有一些回声并且周围的肾实质水肿。随后，可见边界清楚的肿块。但内部形态多样，包括实性透亮的光团和大量低回声区域，回声的高低取决于脓肿内细胞碎屑的量。气体会引起强回声影。很多病例不能区分脓肿与肿瘤。动脉造影极少被用来证实脓肿。肿块的中心或血管过多或无血管，在皮质边缘血管增多但无血管的移位及新生血管。

CT应该是肾脓肿首选的诊断性检查，因为它可以提供极好的组织图像。脓肿在CT对比剂增强前后都特征性地表现为边界清楚的病变区，这种表现一定程度上取决于脓肿形成的时间和严重程度早期，CT显示肾增大和局部圆形信号减低区。感染出现后几天脓肿周围形成厚纤维壁。可以看见由坏死碎片引起的无回声或低密度光团。慢性脓肿CT表现为邻近组织封闭、Gerota筋膜增厚、圆形或椭圆形的低信号光团和信号稍微增高的周围炎症壁，当使用对比剂增强扫描时形成指环征，指环征是由脓肿壁的血管增强后形成的。应用镓或铟放射性核素成像对于评估肾脓肿患者的肾功能也是有帮助的。

（四）治疗

虽然经典的肾脓肿治疗方法是经皮肾穿刺或手术切开引流，但如果在病程的早期就开始静脉使用抗生素以及密切观察直径小于3cm的脓肿，就有可能避免外科的处理，必要时在CT或超声的引导下穿刺针吸以区分脓肿与多血管的肿瘤。针吸出来后可以进行培养及根据培养结果使用恰当的抗生素。

经验性使用抗生素的选择取决于推测的病原体。当怀疑是血源性播散，病原菌最常见是青霉素耐药的葡萄球菌，因此选择含耐青霉素酶的青霉素类抗生素。如果患者有青霉素过敏史，推荐使用头孢菌素或万古霉素。由于尿路畸形引起的肾皮质脓肿与大部分典型的革兰阴性菌有关，应该经验性地使用第三代头孢菌素、抗假单胞菌青霉素或氨基糖苷类药物，直到明确细菌后行特异性治疗。患者应该连续进行超声或CT检查，直到脓肿消退。临床过程与此相反的病例应该怀疑是否误诊或感染不能控制并发展到肾周脓肿，又或者治疗中使用的抗生素病原菌耐药。

在免疫缺陷宿主中直径3 ~ 5cm及更小的脓肿或者对抗生素治疗无反应的脓肿应该进行经皮穿刺引流。但是，对于大部分直径大于5cm的脓肿，手术切开引流仍是目前首选治疗手段。

五、肾盂积水感染和肾盂积脓

肾盂积水感染就是肾盂积水的肾发生细菌感染。肾盂积脓指的是与肾实质化脓性破坏有关的肾盂积水感染，且出现全部或几乎全部肾功能丧失。临床上很难明确肾盂积水感染到什么时候中止，而肾盂积脓从什么时候开始肾盂积脓的快速诊断和治疗对于避免肾功能的永久性丧失和败血症是非常关键的。

（一）临床表现

患者病情通常比较严重，出现高热、寒战，腰痛和腹部压痛。偶尔，有的患者也可以仅表现为体温升高和定位不清的胃肠道不适。患者常有尿路凝结物、感染或手术史。如果输尿管完全梗阻，可以不出现细菌尿。

（二）影像学检查

肾盂积水感染的超声诊断取决于扩张的肾盂肾盏系统相关部分的内部回声，CT检查无特异性，但可见肾盏增厚，肾周脂肪紊乱和肾影呈条纹状。尿路成像可见尿路梗阻，其表现取决于梗阻的程度和持续时间，一般梗阻是长时间的，排泄性尿路造影显示肾盂积水的肾脏功能很差或无功能。超声显示肾盂积水和在扩张集合系统内的液性分离带，如果肾盂积水的肾实质内可见局部回声降低区，则提示肾盂积脓的诊断。

（三）治疗

一旦诊断为肾盂积脓，就应该开始使用合适的抗生素治疗并对感染的肾盂进行引流。插入输尿管导管可以引流，如果导管无法通过，则应该经皮肾造瘘进行引流。当患者全身情况稳定后，再进行其他检查以明确和治疗梗阻的原因。

六、肾周脓肿

肾周脓肿一般是由急性肾皮质脓肿溃破入肾周间隙或从其他部位的感染经血行性播散形成。肾盂积脓的患者，特别是伴有肾凝结物的患者较易并发肾周脓肿。肾周脓肿的患者有约1/3是糖尿病患者，约1/3的肾周脓肿病例是血源性播散引起的，通常来源于皮肤的感染。肾周血肿由于血源性途径或肾脏感染的直接扩散而继发感染也可引起肾周脓肿。当肾周感染通过Gerota筋膜破入肾旁间隙时，形成肾旁脓肿。

肾旁脓肿也可以由肠道、胰腺或胸膜腔的感染性疾病引起。相反，肾周或腰大肌脓肿可以是肠穿孔、克罗恩病或胸腰椎骨髓炎播散引起，大部分感染病原菌为大肠杆菌、变形杆菌和金黄色葡萄球菌。

（一）临床表现

症状的出现往往较隐匿。大部分肾周脓肿患者超过 5 天才出现症状，而肾盂肾炎患者只有 10%。临床表现与肾盂肾炎患者相似，但超过 1/3 的患者无发热。大约一半的病例可在腹部或腰部触及肿块。如果患者同侧髋关节屈曲外旋和跛行，应该怀疑腰大肌脓肿。超过 75% 病例的实验室检查特征包括白细胞增多、血肌酐升高和脓尿。Edelstcin 等（1988）研究发现只有 37% 病例尿培养能确定肾周脓肿的病原菌，血培养，特别是针对多种病原菌的培养，通常能确定肾周脓肿的病原菌，但只有 42% 的病例能确定所有致病菌。因此，根据尿培养和血培养的结果进行治疗是不够的。肾盂肾炎一般在恰当的抗生素治疗 4 ~ 5 天后有好转，肾周脓肿则不然。因而，如果患者合并有尿路感染和腹部或腰部肿块，或者抗生素治疗 4d 后仍持续发热，就应该怀疑肾周脓肿。

（二）影像学检查

排泄性尿路造影在 80% 病例中可见异常，但这些异常没有特异性。肾周脓肿典型的影像学特征表现为腰大肌影消失、肾周包块，并通常伴有肾轮廓模糊及膈升高或固定。脓肿较大时，影像学上可见低密度软组织影沿着肾筋膜向骨盆延伸。继发于产气菌感染的肾周脓肿，可见肾周围气泡聚集的气体影。CT 对于证实原发的脓肿有特殊的价值。在一些病例，脓肿局限在肾周间隙，但也可扩散到腰间隙或腰大肌。CT 能够清楚地显示感染扩散到周围组织的路径的解剖细节。这些信息对于设计手术引流方式有帮助。超声表现多种多样的声像图，有的表现为整个肾脏几乎被无回声的团块所替代，有的表现为与 Gerota 筋膜内正常脂肪的强回声与混合的强回声积聚。有时腹膜后或膈下感染可以扩散到 Gerota 筋膜外的肾旁脂肪。其隐匿发作的临床症状如发热、腰部包块和压痛与肾周脓肿的临床症状很难区分。但其无尿路感染表现，超声和 CT 通常能显示脓肿位于 Gerota 筋膜外。

（三）治疗

虽然抗生素治疗能有效地控制败血症和防止感染的扩散，但肾周脓肿的主要治疗是引流，单用抗生素治疗的成功病例报道很少。虽然对于无功能肾或感染严重的肾，手术切开引流或肾造瘘是肾周脓肿经典治疗方法，但肾超声和 CT 使经皮穿刺引流小的肾周积脓成为可能，然而，对于脓腔较大并充满浓稠脓液的脓肿经皮穿刺引流无法达到目的。

革兰染色可以辨别病原菌的类型，并指导抗生素治疗。应该立即使用一种氨基糖苷类药物加上一种抗葡萄球菌药物，如甲氧西林或苯唑西林。如果患者青霉素过敏，可以用头孢菌素或万古霉素。肾周脓肿引流后，一些潜在的问题必须处理。有些疾病如肾皮质脓肿或肠道瘘需要引起注意。如果患者情况良好，肾盂积脓行肾切除术可以和肾周脓肿的引流同时进行。在其他病例，最好首先引流肾周脓肿，当患者情况改善后在纠正潜在问题或进行肾切除术。

肾周脓肿与急性肾盂肾炎必须鉴别，肾周脓肿的最大障碍在于诊断的滞后。最常见的误诊是急性肾盂肾炎，区分肾周脓肿与急性肾盂肾炎的两个因素：①大部分单纯性肾盂肾炎患者入院之前症状持续少于 5 天，而大部分肾周脓肿患者则超过 5 天。②一旦使用上恰当的抗生素，急性肾盂肾炎的患者持续发热不会超过 4 天，而所有肾周脓肿患者都至少 5 天，平均 7 天。

七、慢性肾盂肾炎

在没有潜在性肾或尿路疾病的患者中，继发于尿路感染的慢性肾盂肾炎很少见，导致慢性肾衰竭更是罕见。但具有潜在的功能性或结构性尿路异常的患者，慢性肾盂感染可以导致显著的肾损害。因此，应用恰当的方法进行诊断，定位和治疗慢性肾脏感染是很重要的。

（一）临床表现

慢性肾盂肾炎一般无特殊症状，直至发展到肾功能不全时，才表现出类似于其他慢性肾衰竭的症状。如果考虑到患者慢性肾盂肾炎是多次急性肾盂肾炎发作的最后结果，就可以问出间断发热、腰痛和排尿困难的病史。同样，尿检查结果和肾感染的表现相关性较差，尿路感染的标志性菌尿和脓尿不能提示肾感染。相反，如果对应于患肾的输尿管有梗阻或感染发生在集合系统以外，严重肾感染的患者可以出现无菌尿。

（二）影像学检查

肾盂造影可以对慢性肾盂肾炎做出最可靠的诊断。慢性肾盂肾炎的主要特征是肾脏轮廓的不对称和不规则，一个或多个肾盏出现闭塞和扩张，在相应部位出现皮质瘢痕。排除凝结物、梗阻和结核，除了镇痛药性肾炎伴肾乳头坏死（病史可以很轻易地将其排除）。慢性肾盂肾炎是引起变形的肾盏产生局限性瘢痕的唯一一种疾病。晚期肾盂肾炎的检查中，肾盏扭曲变形，肾皮质瘢痕完全占据了整个肾。

（三）病理检验

在慢性肾盂肾炎中，整个肾通常缩小，表面布满瘢痕凹凸不平，瘢痕呈Y字形、扁平，基底广呈颗粒状，通常一端是闭塞的肾盏。肾实质变薄，皮质与髓质分界消失。组织的改变不规则。通常间质有淋巴细胞和浆细胞的浸润，有时还有多形核白细胞，部分实质被纤维化组织所代替，虽然肾小球可能保存下来，但肾小球周围一般也有纤维化改变。在一些受累部位，可以出现肾小球纤维化及肾小管萎缩。在小管内有时可见到白细胞管型和透明管型：后者与甲状腺胶质类似，因此，描述其为肾甲状腺化。一般而言，这个变化是非特异的，它们也可以在其他疾病中见到，如毒物接触、梗阻后肾萎缩、血液疾病、放射性肾炎、局部缺血性肾病和肾硬化。

（四）治疗

影像学检查证实肾盂肾炎的患者应该抗感染治疗，以及监测和保留肾功能。治疗现存的感染必须根据抗生素敏感性试验的结果，选择在尿液中能达到杀菌浓度且没有肾毒性的药物。要在慢性肾盂肾炎患者的尿液里达到杀菌的药物浓度比较困难，因为肾盂肾炎使肾浓缩功能降低，以致损害了抗生素的排泄和浓缩。一般要延长抗生素治疗的持续时间以尽可能地达到治疗效果。尿路感染患者的肾损害继续恶化，就应该怀疑患者存在潜在性的肾损害通常是肾乳头损害或潜在的泌尿系统疾病，如梗阻或凝结物，以致患者更容易出现肾损害。应该进行适当的肾内科和泌尿外科检查，以明确这些疾病，如果可能应该纠正这些异常。

八、感染性肉芽肿性肾炎

黄色肉芽肿性肾盂肾炎是一种罕见、严重的慢性肾感染，其特征是导致弥漫性的肾损害。大部分病例是单侧，并且肾丧失功能、肿大，这与继发于尿石症的尿路梗阻有关。黄色肉芽肿性肾盂肾炎的特点是充满脂质的泡沫状巨噬细胞的积聚。它开始于肾盂和肾盏，随后扩张到肾实质和邻近的组织并产生破坏。在影像学检查中，它与其他各种肾感染性疾病及肾细胞癌都有相似的地方。在显微镜下，冰冻切片的黄色肉芽肿性肾盂肾炎的表现会与肾透明细胞腺癌相混淆，而导致行根治性肾切除术，这种情况较少见，在经过了病理评估的肾脏炎症患者中只占0.6%～1.4%。

（一）发病机制

与黄色肉芽肿性肾盂肾炎发病有关的主要因素有尿石症、梗阻和感染。在不同的患者分类中，83%并发尿石症，大概一半的肾石是鹿角状凝结物。临床及实验室证实原发性梗阻并发大肠杆菌感染可以导致组织破坏和巨噬细胞引起的脂质物质积聚，这些巨噬细胞（黄瘤细胞）成片分布在实质脓肿和肾盏周围，与淋巴细胞、巨噬细胞和浆细胞混合在一起。细菌的毒性似乎较低，因为菌血症很少发生。其他可能的相关因素包括静脉闭塞和出血、脂质代谢异常、淋巴管阻塞、抗生素治疗尿路感染失败、免疫活性改变和肾缺血。黄色肉芽肿性肾盂肾炎与不完全的细菌降解和宿主反应的改变有关的观点得到了多方的支持。因此，在这个疾病的发病机制中，可能不止一个独立因素起作用。更确切地说，在梗阻、缺血或坏死的肾内存在不充分的宿主急性炎症反应。

（二）病理检验

肾脏通常明显增大，轮廓正常，大概在80%患者中，黄色肉芽肿性肾盂肾炎的病变是弥漫的，也可以是局灶的。在弥漫型病例里，整个肾受累，而在局灶性黄色肉芽肿性肾盂肾炎中只有一个或多个肾盏或者多个集合系统一端周围的实质受累。在病理切片中肾通常显示尿石症和肾盂周围纤维化，肾盏扩张充满化脓性物质，但肾盂周围的纤维化通常可以阻止扩张。肾乳头一般因乳头坏死而遭破坏，在疾病的早期，多发性实质脓肿内充满黏稠的脓液，脓肿之间有淡黄色组织相连。皮质通常变薄被黄色肉芽肿性物质替代。肾被膜一般变厚，炎症扩展至肾周和肾旁间隙较常见。

显微镜下发现，连接肾盏和包围实质脓肿的淡黄色结节里包含了细胞内充满脂质的巨噬细胞（泡沫状组织细胞，有小而深颜色的细胞核及透明的细胞质），与淋巴细胞、巨细胞和浆细胞相混合。黄色肉芽肿性细胞不是黄色肉芽肿性肾盂肾炎所特有，可以在任何炎症或梗阻部位出现。至于脂肪物质的来源还存在争议。组成脂质一部分的胆固醇酯可能是从出血后红细胞的溶解中获得。

（三）临床表现

尿路感染患者出现单侧增大的无功能或功能很差的肾，伴有凝结物或与恶性肿瘤难以鉴别的肿物就应该怀疑黄色肉芽肿性肾盂肾炎。大部分患者出现腰痛（69%）、发热和寒战（69%）、持续的细菌尿（46%）。还可出现一些不明确症状，如乏力不适。体格检查发现62%患者有腰部包块，35%先前患有凝结物。高血压、血尿或肝大是较少见的症状。既往史通常有尿路感染和尿路的器械检查。糖尿病似乎也是这种疾病的高危因素。虽然黄色肉芽肿性肾盂肾炎可以发生于任何年龄，最常见于 50 ~ 70 岁年龄段。女性较男性多见，两侧肾的受累机会均等。

（四）细菌学和实验室诊断

虽然文献综述指出变形杆菌是黄色肉芽肿性肾盂肾炎最常见的致病菌，但大肠杆菌同样常见。变形杆菌的患病率可以反映它们与凝结物形成和随后的慢性梗阻及刺激的联系。大约 1/3 的患者尿液培养里无菌生长，可能是因为很多患者在留取尿液时，已经服用过或正在服用抗生素。要明确感染菌只有在手术时得到组织培养才可证实。尿常规通常发现尿白细胞和尿蛋白，另外，血化验可发现贫血，高达 50% 的患者还可能有肝功能异常。

黄色肉芽肿性肾盂肾炎几乎都是单侧发病，因此，氮质血症或肾衰竭少见。

（五）影像学检查

50% ~ 60% 的患者可以出现典型的 3 种影像学改变，表现为单侧肾脏增大，该肾无功能或有少许功能，并且在肾盂内有一较大凝结物。有时候，增大是局灶性的，类似于肾脏包块，更少见的还有，排泄性尿路造影显示延迟和大量的肾盂积水。在肿块里较小的钙化也不少见，但特异性很小。虽然有大量细胞内脂肪，但剖面几乎不显示明显的透光性。逆行性肾盂造影可以显示梗阻部位和肾盂及肾盏的扩张。如果有广泛的肾实质损坏，对比剂检查可以在形成空洞的集合系统中显示多处的不规则充盈缺损。CT 通常可以显示一个肾形的巨大包块，肾盂紧密地包围着中心的凝结物但没有肾盂扩张。肾实质被多处水样密度的病变所替代，为扩张的肾盏和充满不同量脓液及碎片的脓腔。在强化扫描中，这些腔的壁由于肉芽组织内有大量血管供应而明显强化，但是，腔本身不被强化，而肿瘤和其他炎症损伤通常会出现强化。CT 扫描对于显示肾的受累范围很有帮助，而且可以提示邻近器官或腹壁是否被黄色肉芽肿性肾盂肾炎所破坏。

超声检查一般显示全肾增大，正常的肾结构被多发的低回声充满液态物质的团块所替代，这些团块为充满碎片，扩张的肾盏或肾实质破坏灶，局灶型病例，可以显示累及部分肾的实性团块，还有与之相关的集合系统或输尿管凝结物。必须与肾细胞癌和其他肾实性病变进行鉴别诊断，应用 ^{99m}Tc-DMSA 肾放射性核素扫描可以对患肾的功能下降进行证实和定量。MRI 还不能代替 CT 来评估肾炎症，但在显示炎症的肾外扩散方面有优势，黄色肉芽肿性肾盂肾炎的病变可以在 T_1 加权像显示中等强度的囊性病灶，在 T_2 加权像显示高强度。动脉造影显示血管增多区，但也可以有一些血管减少区。因此，虽然影像学检查有特征性，但通常也不能区分黄色肉芽肿性肾盂肾炎与肾细胞癌。

（六）鉴别诊断

没有凝结物的局灶性黄色肉芽肿性肾盂肾炎的诊断比较困难。与肾盂扩张明显相关的黄色肉芽肿性肾盂肾炎不能跟肾盂积脓区分开来。当黄色肉芽肿性肾盂肾炎发生在缩小肾脏时，影像学检查没有特异性及诊断性。肾实质软化斑可以显示肾脏增大和多发的炎症性团块替代正常肾实质，但通常没有凝结物。肾淋巴瘤可以有多发的低回声肿块包围收缩的非扩张肾盂，但淋巴瘤在临床上通常较易鉴别，肾一般是双侧受累且与凝结物无关。

（七）治疗

治疗黄色肉芽肿性肾盂肾炎主要障碍就是误诊。在过去，诊断是手术后才明确的。今天应用 CT 技术，黄色肉芽肿性肾盂肾炎的诊断将近 90% 的时候是在手术前明确的。手术前为了稳定患者，抗生素治疗是必需的，有时长期抗生素治疗可以清除感染和恢复肾功能。因为肾改变在术前可能被误诊为肿瘤扩散，通常实施肾切除术。如果局灶黄色肉芽肿性肾盂肾炎在手术前或术中诊断，就应该进行肾部分切除术。

但是，与黄色肉芽肿性肾盂肾炎相关的载脂巨噬细胞与肾透明细胞癌很相像，单独在冰冻切片上很难区分。另外，黄色肉芽肿性肾盂肾炎还要与肾细胞癌、肾盂和膀胱乳头状移行细胞癌以及肾盂的浸润性鳞状上皮细胞瘤进行鉴别。因此，恶性肾肿瘤不能排除时. 需要摘除患肾及肾周脂肪。在这种情况下，手术比较困难，可能要切除膈、大血管和肠内的肉芽肿组织。切除整个炎症团块很重要，因为将近 3/4 患者黄色肉芽肿性组织是被感染的。如果只是切开引流而没有切除肾，患者可能要继续受疾病的折磨并发展成为肾皮肤瘘，可能需要更为复杂的肾切除术。

第六章　尿路石症

第一节　尿路结石分类与病因

一、分类

（1）按照尿路结石（尿石）形成的原因，可以将结石分为原发性结石和继发性结石两大类。原发性结石一般找不到明确的原因；继发性结石则可以找到其形成的原因，如梗阻、感染、异物等。

（2）按照尿石所在的部位，可以将结石分为上尿路结石和下尿路结石两大类。

（3）按照尿石的成分，可以将结石分为含钙结石（约占75%。如草酸钙、磷酸钙结石等）、感染结石（主要成分为磷酸镁铵和羟磷灰石）、尿酸结石（有尿酸和尿酸铵）、胱氨酸结石等。

（4）按结石的纯度，可以将结石分为单纯结石和混合结石。前者只含有一种成分，但事实上真正的纯结石是很少的；后者含有多种成分。

（5）按照尿石的活动性，可将结石分为代谢活动性和代谢非活动性结石两大类。

二、病因

（一）高钙尿

高钙尿是含钙尿石形成的最重要因素。在无明显病因的含钙肾结石患者中，40% ~ 60%有原发性高钙尿。尿中钙离子含量升高可增加形成草酸钙、磷酸钙等结石的倾向。Randall 斑的数量与尿钙含量有直接的关系。

高钙尿的定义指标很多。一种定义为：在随机饮食情况下，24 小时尿钙含量男性 >8.4mmol（300mg）、女性 >6.25mmol（250mg）者称为高钙尿，或每日每千克体重尿钙排泄 >4mg。Pak 则将其定义为：在一周内限制 100mg 钠、400mg 钙饮食时，24 小时尿钙含量 >200mg 者。高钙尿最严格的标准是：在含 400mg 钙、100mg 钠饮食 1 周后，尿钙 >200mg/24h。

人体内钙的转运主要通过三个部位：肠、骨及肾。这三个部位中任何一个部位的调节故障都会造成高钙尿。

根据尿中钙的来源，可以将高钙尿大致分为三类：

（1）吸收性高钙尿（absorptive hypercalciuria）：它是由于肠道对饮食中的钙主动吸收增加而引起的，与维生素 D 受体（位于染色体 12q12–q14）有关。它见于 55% 的尿石症患者，是含钙结石患者中高钙尿最常见的原因。吸收性高钙尿又可以分为三型：Ⅰ型吸收性高钙尿，无论在高钙、正常钙及低钙饮食时都出现；Ⅱ型吸收性高钙尿，仅出现在高钙饮食时，而低钙的摄入（每天 <400mg）时尿钙正常；Ⅲ型吸收性高钙尿，由于肾脏对磷的重吸收减少导致维生素 D 增加，促进肠道对钙的吸收增加，又称为低血磷性吸收性高钙尿，见于 2% ~ 4% 的患者。

（2）肾性高钙尿（renal hypercalciuria）：基本的病理改变是肾钙排泄增加，使血钙减少并刺激甲状旁腺素的产生。肾性高钙尿的特征是空腹尿钙升高（>0.11mg/d 肾小球滤过）而血钙正常。这导致 25–（OH）–D

羟化为 1，25-（OH）$_2$-D$_3$，于是增加了肠道钙的吸收。因为肾损失的钙由促进肠道吸收钙及 PTH 分泌增加及促进合成 1，25-（OH）$_2$-D$_3$ 使骨吸收而代偿，血清钙水平依然正常。肾性高钙尿依据空腹尿钙及血清 PTH 升高而与吸收性高钙尿相鉴别。

几个证据证明原发性肾钙漏的存在：①空腹高钙尿及 PTH 升高者中，尽管通过摄入磷酸纤维素钠以减少肠道钙的吸收，尿钙水平仍无改善；②肾性高钙尿及继发性 PTH 升高者对双氢克尿噻有明显的反应，说明肾小管的重吸收障碍。

过度饮食钠的摄入也可产生如肾性高钙尿的表现，但仅限制钠的摄入不能纠正肾性高钙尿。尿中的前列腺素在肾性高钙尿的发病机制中也有作用，用前列腺素抑制剂可以缓解高钙尿。必须强调吸收性高钙尿症和肾性高钙尿症的鉴别：①在两者中，肠道内钙的吸收都是增加的；②在吸收性高尿钙症中，其甲状旁腺功能是抑制的；而在肾性高钙尿症中，其甲状旁腺功能是增强的。如果禁食的时间足够长，以排泄出吸收过多的钙，可使吸收性高尿钙症患者的尿钙水平恢复到正常。但在肾性高钙尿症患者，尿钙的浓度仍然保持高水平。

（3）重吸收性高钙尿（resorptive hypercalciuria）：原发性甲状旁腺功能亢进时甲状旁腺素分泌过多，使骨钙释放进入血中、血钙升高。虽然 PTH 可引起肾小管对钙的重吸收增加，但其促进肾小球对钙滤过量增加的功能超过其促进肾小管对钙重吸收量增加的功能，最终导致高钙尿。原发性甲状旁腺功能亢进引起的肾结石约占 5%。PTH 升高导致骨钙吸收增加、肾合成 1，25-（OH）$_2$-D$_3$ 增加，反过来促进肠道钙的吸收，使血、尿钙均升高及血磷降低。

重吸收性高钙尿的罕见原因包括恶性肿瘤所致的高钙血症、肉瘤样病、甲状腺功能亢进和维生素 D 中毒。很多肉芽肿病（包括结核、肉瘤样病、球孢子菌病组织、组织包浆菌病、麻风、硅沉着病），也可产生高钙血症而伴有尿石症。以肉瘤样病最常见。认真鉴别各种类型的高钙尿对确定高钙尿的原因及正确进行治疗是十分重要的。噻嗪类利尿剂可促进肾钙的重吸收、高钙血症，有利于诊断。

原发性甲状旁腺功能亢进伴肾结石约占 <5%。血清钙 >10.1mg/L 时应怀疑。需反复测定多次。必要时应测定离子钙。因为 PTH 促进肾释放 cAMP，导致尿中 cAMP 增加。PTH 也可使近曲小管排泄碳酸氢盐及磷，增加尿磷及轻度高氯性酸中毒。

（4）特发性高钙尿（idiopathic hypercalciuria）：见于 5% ~ 10% 的正常人及一半左右的含钙结石患者。它与家族因素有一定关系。特发性高钙尿是常染色体显性遗传的。

鉴别特发性高钙尿需进行钙负荷试验。连续 7 天低钙、低钠饮食后，患者于晚上 9 时开始禁食 12 小时。患者于晚上 9 时和午夜 12 时饮用蒸馏水。第二天早晨 7 时，患者完全排空膀胱，再饮用 600mL 蒸馏水。收集上午 7 时至上午 9 时的尿液，这便是禁食尿液标本。上午 9 时，口服含有 1g 钙的合成液体食物。收集上午 9 时至下午 1 时的尿液。这便是钙负荷后的尿液标本。检测两份尿标本中的钙、肌酐和 cAMP 浓度。通过尿液的 cAMP 浓度，可间接估计甲状旁腺的功能，因为大部分的 PTH 化验，对血清钙浓度的迅速改变是不敏感的。这些患者尿钙升高，无论饮食钙如何但血清没有异常。恶性肿瘤并发高钙血症：肺及乳腺癌占恶性肿瘤所致高钙血症的 60%。其机制是肿瘤细胞破坏了骨组织产生高钙血症。很多肿瘤分泌体液因素如 PTHrP，转移生长因子 -α 和细胞因子（如白细胞介素 -1 和肿瘤坏死因子），激活破骨细胞并导致骨松解（lysis）及高钙血症。恶性肿瘤，特别多发性骨髓瘤，分泌一些细胞因子，作用于局部骨髓，以促进破骨性骨质重吸收。这些细胞因子被称之为破骨细胞活化因子，包括前列腺素 E、肿瘤坏死因子 -α、肿瘤坏死因子 -β、白细胞介素 -1α、白细胞介素 -1β、转化生长因子 -α 和转化生长因子 -β。这些因子刺激破骨细胞释放必要的水解产物以溶解骨质。

在有广泛骨转移，而进行雌激素和抗雌激素（他莫昔芬）治疗的乳腺癌患者中，发现有高钙血症。这可能是因为治疗的细胞毒性作用对转移病灶作用的结果。当摄入大量的牛奶和可吸收碱以治疗消化性溃疡病的患者中，会出现罕见的乳碱综合征。这些患者通常摄入高达 10g 的钙和大量的碱。因此，他们会出现代谢性碱中毒和高钙血症，并可能发生高磷酸盐血症，肾钙盐沉着和肾功能不全，但一般来说，不会出现高钙尿症。大量摄入维生素 D 会引起严重的高钙血症。虽然这种情况可能发生在严重偏食患者，但最多见甲状旁腺功能减退患者的治疗过程中。维生素 A 中毒可引起骨质重吸收增加，罕见情况下会引起高钙血症。

噻嗪类利尿剂通过增加近端肾小管对钙的重吸收增加，减少血容量和增强靶组织对甲状旁腺激素（PTH）的敏感性而引起高钙血症。在有的患者，噻嗪类药物诱导的高钙血症会引起轻度的甲状旁腺功能亢进。同样，锂会引起类似于原发性甲状旁腺功能亢进的症状。Mallette 及其同事（1989）发现，经锂治疗的患者会出现血清离子钙浓度的升高，而甲状旁腺激素（PTH）水平没有改变。然而，当长期用锂进行治疗时，血循环中的甲状旁腺激素（PTH）浓度也会明显升高。

（二）高草酸尿

正常人尿中的草酸 80% 由肝内源性产生（40% 来自维生素 C，40% 来自甘氨酸），10% 来自饮食（80 ~ 100mg）。每天尿草酸排泄量为 228 ~ 456 μmol，高于 570 μmol（45mg）即为高草酸尿。它可以导致草酸钙的饱和度增加并促使草酸钙结石的形成。摄入的草酸大约有一半被细菌破坏，大约 25% 未经变化而排入粪便中。研究发现，人类肠道中有一种可分解草酸的细菌，称为食草酸杆菌（Oxalobacter formigenes）。它们含有一种可降解草酸的酶，能在生理 pH 范围内将食物中的草酸分解为甲酸和二氧化碳，从而减少肠道中的草酸。肾结石患者的肠道内可能缺少食草酸杆菌，有利于草酸钙结石的形成。如能调节尿石患者的肠道环境，促进食草酸杆菌生长，就能降低尿中草酸的浓度，从而控制结石的生长或防止其复发。

高草酸尿的病因很多。包括生物合成通道的疾病（原发性高草酸尿）、由炎性肠道疾病、腹泻，或肠切除引起的肠道的异常吸收（肠源性高草酸尿）、过度的食物摄入或底物含量高（维生素 C）（饮食性高草酸尿）。

（1）原发性高草酸尿：常见于儿童。是一种由正染色体隐性的乙醛酸代谢异常（由乙醛酸转化为乙醇酸及草酸）的严重的遗传性疾病。它是由一些特殊的酶的缺陷造成的。临床表现为难以治愈的复发性草酸钙结石、钙质沉着、尿路感染、肾功能衰竭等。可使尿草酸明显增加至 100mg 以上，血草酸也高，并引起肾钙化。未经治疗的患儿多在 20 岁以前死亡。

原发性高草酸尿又分为两种类型：Ⅰ型是由于肝脏内的丙氨酸 – 乙醛酸转氨酶（AGT）有缺陷引起的；Ⅱ型则是肝脏 D– 甘油酸脱氢酶和乙醛酸还原酶不足导致尿草酸和甘油酸排泄增多。

（2）肠源性高草酸尿：是高草酸尿最常见的原因。它是由消化系统疾病使肠道对草酸的吸收异常增加导致尿草酸排泄量异常增多（>50mg/d）的一种综合征。任何原因的吸收不良（如小肠切除、空回肠旁路等）使胆盐暴露于结肠上皮而增加草酸在结肠的通透性都能使草酸的吸收明显增加。由小肠异常吸收引起的高草酸尿超过 1mmol/d 时，即可引起复发性肾结石、肾钙化和肾草酸盐沉淀。

（3）摄入过多的草酸及其前体（如乙二醇）：如富含草酸的食物（如坚果、红茶、可可、菠菜、芥末、椰菜、草莓、巧克力、坚果及大黄等）和大剂量应用维生素 C 都可以导致高草酸尿。严格限制钙的摄入也可导致高草酸尿。

（4）维生素 B_6 缺乏：维生素 B_6 参与体内乙醛酸转化为甘氨酸的代谢过程，维生素 B_6 缺乏时，乙醛酸转变为乙醇酸，并转变为草酸，尿中草酸增加。

（5）服用磷酸纤维素钠：为治疗高钙尿而服用磷酸纤维素钠时，肠道内的二价离子与磷酸纤维素钠结合，使更多的草酸被吸收而发生高草酸尿。

（6）伴有特发性草酸钙结石的高草酸尿。

（7）红细胞膜的草酸转运增加：Baggio 等测定了草酸通过红细胞膜的比率，发现在 79% 的特发性草酸钙结石患者中，草酸通过红细胞细胞膜的自体交换增加。口服氢氯噻嗪（50mg/d）或阿米洛利（amiloride，5mg/d），或两者同时服用均可以恢复红细胞草酸的交换至正常或接近正常。

（8）轻度的代谢性高草酸尿：它在特发性草酸钙结石的形成中所起的作用与高钙尿一样重要。0.3% ~ 50% 的含钙结石患者中可以测到高草酸尿。

研究发现，芭蕉芯的提取物可明显降低体内代谢产生的草酸，抑制草酸钙结石形成。由于高草酸尿对草酸钙结石形成的影响比高钙尿大 15 倍，所以，降低尿中草酸的含量具有很重要的意义。有 70% ~ 80% 的尿石主要由草酸钙结晶构成。正常人尿中钙与草酸的比例为 5 ∶ 1，而在易形成草酸钙结晶的尿中钙与草酸的比例为 1 ∶ 1，尿草酸盐浓度增加对含钙结石形成的危险性比尿钙浓度的增加所造成的危险性大 10 ~ 15 倍，因此降低尿草酸含量是防治草酸钙结石形成最有效的方法。

（三）高尿酸尿

正常人 24 小时尿中尿酸的含量男性为 4.7mmol（800mg），女性为 4.4mmol（750mg）。超过这个数值就是高尿酸尿。高尿酸尿可引起尿酸钠过饱和而导致草酸钙或尿酸结石形成。人类尿中的尿酸有两种形式：游离的尿酸和尿酸盐（主要为尿酸钠）。尿酸钠的溶解度是尿酸的 20 倍以上，在正常情况下不会形成结晶。尿酸铵也是尿液中常见的一种尿酸盐。在 37℃尿中，尿酸的溶解度约为 100mg/L。尿酸在尿 pH 低于 6 时总是过饱和的。pH 低于 5 时 1L 尿可溶解 100mg 尿酸；而在 pH 为 6 时为 500mg。

高尿酸尿不仅可引起尿酸结石，15% ~ 20% 高尿酸尿患者中可形成草酸钙结石，当 pH<5.5 时，尿酸结晶会成为草酸钙结石的核心，导致草酸钙结晶的沉淀。另一方面，尿液中的尿酸和一水尿酸钠可与酸性黏多糖（GAGs）等抑制物质结合，降低这些物质抑制草酸钙结晶生长的作用。第三，尿酸与一水草酸钙晶体的品格非常接近，可以发生取向附生（一种晶体可以在另一种结构相似的晶体上面生长的现象），引起草酸钙结石的形成。当 pH>5.5 时，尿酸钠通过异质成核促使草酸钙结石形成。饮食中嘌呤过量及服用了增加尿酸排泄的药物是高尿酸尿的主要原因。获得性及遗传性疾病（如痛风、骨髓组织及淋巴组织的增殖性疾病、多发性骨髓瘤、继发性红细胞增多症、恶性贫血、溶血性疾病、血红蛋白病和地中海贫血、完全性或部分性次黄嘌呤—鸟嘌呤磷酸核糖核酸转移酶缺乏、磷酸核糖焦磷酸合成酶活性过高及遗传性低尿酸血症）也可引起高尿酸尿。尿酸盐在近曲小管转运、URAT1 阴离子交换都是高尿酸尿的新的证据。基因密码（URAT1、SLC22A12）的突变也成为高尿酸尿性低尿酸血症（hyperuricemia hypouricemia）或肾尿酸漏（renal uric acid leak）的原因。有些疾病如恶性肿瘤（如骨髓增生症、慢性粒细胞白血病、白血病、淋巴瘤、骨髓瘤）、白细胞增多症以及接受化疗和放疗的肿瘤患者也会引起高尿酸尿。

此外，某些患者中因嘌呤代谢障碍而产生大量内源性嘌呤，导致过量产生尿酸，这种患者即使在无嘌呤的饮食时也有高尿酸尿。

另一个可能增加尿酸结石的基因异常在染色体 10q21-q22 上，与尿酸结石的形成有强烈的关系。

（四）胱氨酸尿

胱氨酸是两价氨基酸，它可经肠道摄入，也可由蛋氨酸转化而来。在正常人，肾小球滤过的胱氨酸几乎全部在近曲小管被重吸收。24 小时尿胱氨酸的排泄 <20mg。

胱氨酸结石是一种表现为小肠与肾的胱氨酸经上皮转移的常染色体隐性疾病。杂合子胱氨酸尿见于儿童的概率为 1/（20 ~ 200）；而纯合子胱氨酸尿则见于儿童的概率为 1/20 000。只有纯合子胱氨酸尿可引起胱氨酸结石。遗传性疾病（正染色体显性遗传疾病），约占尿石症的 0.1%。在儿童中，约占 10% 以上。当肾小管对两价氨基酸胱氨酸、鸟氨酸、精氨酸、赖氨酸的重吸收有障碍时，由于后三种氨基酸在尿中的溶解度高，不会形成结石；而只有胱氨酸溶解度低，容易形成结石。当尿胱氨酸浓度为 250mg/L 时即可导致结晶形成。影响胱氨酸溶解度的因素为胱氨酸在尿中的浓度、pH、离子强度及尿中高分子物质。在 pH 为 5 时，胱氨酸的溶解度为 300mg/L；pH 为 7 时为 400mg/L；pH 为 9 时则大于 1 000mg/L。胱氨酸结石外观通常是黄色的、蜡样。平片上比较模糊。通常为铸型结石或多发结石。

（五）低枸橼酸尿

低枸橼酸尿是草酸钙肾结石的一个主要的、可纠正的原因。在 15% ~ 63% 的肾结石患者中，尿中枸橼酸的排泄减少。在大约 10% 的患者中，低枸橼酸尿是唯一的异常。通常将低枸橼酸尿定义为：24 小时尿枸橼酸 <115mg（男性）或 <200mg（女性）。

正常情况下，尿枸橼酸的含量女性高于男性、绝经期前高于绝经期后。不论什么成分的尿石患者，尿中枸橼酸的排泄量均明显低于正常人。酸中毒可能是低枸橼酸尿的最重要的原因。即使在代谢正常的结石患者中，也有 48% 的患者尿中枸橼酸偏低。尿镁排泄减少导致尿中枸橼酸复合物减少、增加枸橼酸在近曲小管的重吸收。噻嗪类药物引起的低钾血症及细胞内酸中毒也是尿中枸橼酸降低的一个原因。由噻嗪治疗引起的钾的丢失可引起低枸橼酸尿。能降解枸橼酸的细菌感染时也会降低尿枸橼酸的排泄。

（六）低镁尿

低镁尿（<80mg）是肾结石的罕见的原因，约占尿石症患者的 1% 以下。低镁尿可以合并枸橼酸水平的降低，与尿石症的发生有关。镁可预防由维生素 B_6 缺乏引起的结石。低镁尿的最常见的原因是合并吸收不良的炎性肠道疾病。许多低镁尿的患者同时有低枸橼酸尿。氧化镁和维生素 B_6 可用于治疗尿石症。枸橼酸镁可能是治疗低镁尿性肾结石的理想药物。镁被肠道通过主动或被动的方式吸收。在一般情况下，主要通过被动弥散来吸收。维生素 D 和甲状旁腺素能增加镁的吸收。镁能抑制甲状旁腺素的分泌。大约 95% 的滤过镁被肾脏（主要在亨利袢）重吸收，小部分被近曲小管和远曲小管重吸收。

（七）肾小管性酸中毒

肾小管性酸中毒（renal tubular acidosis，RTA）是由于肾小管氢离子分泌及尿液酸化功能障碍所致的代谢性酸中毒，它可分为三种类型：Ⅰ型、Ⅱ型和Ⅳ型。

（1）Ⅰ型（远曲小管性）RTA：最常见，其中 70% 以上患者罹患尿石症。更常见于妇女（约占 80%）。继发性肾小管性酸中毒可以由很多种泌尿外科疾病所致（包括梗阻性肾病、反复的肾盂肾炎、急性肾小管坏死、肾移植、止痛剂肾病、肉瘤样病、特发性高钙尿和原发性甲状旁腺功能亢进）。表现为低枸橼酸尿（<100mg/d）及尿 pH 升高（>6.5）。还有低钾血症及高氯血症，不能酸化尿液至 pH<5.5。2/3 以上的患者是成人，儿童偶见。婴儿常表现为腹泻及呕吐、生长延迟、代谢性骨病及肾结石。成人常表现为肾结石及肾钙化。

通过一个间接的机制，滤过的碳酸氢根几乎完全在近曲小管被重吸收。当 Na^+ 通过位于基底外侧膜的 Na^+/K^+–ATP 酶泵出近曲小管细胞，细胞内的钠减少，带动在顶端膜的 Na^+/H^+ 交换。肾小管细胞内的碳酸酐酶产生 H^+ 和 HCO_3^-，因此提供 H^+，分泌进小管腔。然后，经基底外侧 Na^+/HCO_3^- 转适体转换。近曲小管系统是容量大、梯度小的转换系统，它允许滤过的 HCO_3^- 重吸收而不引起纯 H^+ 分泌或明显的尿 pH 改变。

在远曲小管，10% ~ 20% 的 HCO_3^- 被重吸收。纯 H^+ 的排泄通过几个机制：H^+ 与尿中的缓冲剂结合（如磷酸根和氨），以 NH_4^+ 的形式排出氢离子。纯的 H^+ 排泄是通过 α－间细胞的主动分泌发生的。这些细胞应用 H^+ATP 酶和 H^+/K^+ATP 酶交换分泌 H^+。间细胞也有一个 Cl^-/HCO_3^- 阴离子交换器转移 HCO_3^- 进入血，及与红细胞的阴离子交换器相似“band 3”（eAE1）这些主动泵在细胞和小管腔之间产生 1000 ：1 的氢离子梯度，允许尿 pH 降低到 4.5。另一个相关的因素小管腔内缺乏碳酸酐酶，它阻止由酶催化的碳酸的快速分解。

Ⅰ型 RTA 可以是遗传性的、特发性的或获得性的。它的特点是在全身性酸中毒的情况下集合管功能异常导致不能酸化尿液。典型的表现为低钾血症、高氯血症、代谢性酸中毒伴有肾结石、肾钙化及尿 pH 升高（>6.0）。由于高钙尿、低枸橼酸尿及尿 pH 升高，常形成磷酸钙结石。

大多数Ⅰ型 RTA 是散发的，但显性常染色体（AD）和隐性常染色体（AR）的遗传缺陷可被鉴别。I 型 RTA 的突变发生在 Cl^-/HCO_3^- 阴离子交换器（SLC4A1 基因）或 H^+ATP 酶（基因 ATP6VOA4）。RTA 在南亚是地方病，表现为无法解释的突然的夜尿死亡、低血钾性周期性麻痹和肾结石。这些人群中的 RTA 被发现有 SLC4A1 AR 突变。

远曲小管 RTA 伴有的分子缺陷包括 H^+ATP 酶异常，与过量酸排入远曲小管有关。隐性远曲小管 RTA 的儿童早期特点包括严重的代谢性酸中毒并发不适当的碱性尿、生长迟缓、佝偻病及肾钙化。在散发的继发性的远曲小管型 RTA 病例常常伴有自家免疫性疾病，如 Sjogren 综合征和系统性狼疮，它最常见于女性。继发性 RTA 也可伴有梗阻性肾病、肾盂肾炎、急性肾小管坏死、甲状旁腺功能亢进和特发性高钙尿。

（2）Ⅱ型（近曲小管性）RTA：表现为 HCO_3^- 重吸收障碍使尿 pH 升高。常伴有糖原、蛋白质和磷的丢失。由于尿枸橼酸排泄相对正常，故肾结石不常见。临床表现为患儿因代谢性酸中毒而生长延迟。由于并发维生素 D 代谢的异常和低磷血症，常有代谢性骨病。大多数Ⅱ型 RTA 是散发的，但也伴有遗传性疾病。在人类及脊椎动物，肾脏控制全身的 pH，部分是经过 Na^+/HCO_3^- 共转运器（NBCe1/SLC4A4）通过在近曲小管吸收滤过的 HCO_3^-，在 NBCel 的纯合子的点突变（homozygous point mutations）引起近曲小管性酸中毒、青光眼和白内障。这个基因的其他突变已被鉴别，它引起电压及 Na^+ 依赖的转运异常，因此引起肾脏对 HCO_3^- 的重吸收不足（近曲小管性 RTA）和不适当的前室液体转运（青光眼）。

RTA 是不能将酸排入尿中（Ⅰ型）或碳酸氢根的重吸收障碍（Ⅱ型）。两者之间的鉴别将其分为近曲小管型及远曲小管型，虽然两者高氯性代谢性酸中毒伴有尿 PH 异常高。碳酸酐酶Ⅱ催化水合 / 去水合 CO_2 和 H_2CO_3 在肾近曲小管、Henle 袢、集合管的嵌入细胞及脑神经胶质细胞、骨破骨细胞，碳酸酐酶Ⅱ缺乏是胳石化症，近曲小管性酸中毒和脑钙化的主要的综合征，幸运的是这种疾病很罕见。

（3）Ⅳ型（远曲小管性）RTA：Ⅳ型（远曲小管性）RTA 伴有慢性肾损害，通常见于间质性肾病和糖尿病肾病。

肾小球滤过减少导致高钾、高氯性代谢性酸中毒，由于 HCO_3^- 丢失于尿中及氨的排泄减少。醛固酮抵抗伴有Ⅳ型 RTA。由于醛固酮能刺激远曲小管的酸化及 H^+/K^+ 交换，醛固酮抵抗导致氨的产生减少，加剧高钾血症。Ⅳ型 RTA 仍然产生酸性尿。Ⅳ型 RTA 很少形成肾结石。与其他人相比，Ⅳ型 RTA 的尿 PH 明显低、尿钙排泄也低。对这些患者预防肾结石是要减少由于肾功能损害产生的成石物质的排泄（如钙和尿酸）。

第二节　上尿路结石

一、临床表现

上尿路结石包括肾结石和输尿管结石，是尿石症的主要组成部分。绝大多数上尿路结石是在肾脏内形成的，当其下降到输尿管后即成为输尿管结石。只有一小部分上尿路结石是在输尿管内形成的。据统计，肾结石的发病率最高，达 47.4%；输尿管结石占 32.6%。绝大部分输尿管结石是在肾脏内形成后下降到输尿管的。输尿管的三个狭窄段（肾盂输尿管交界部、与髂血管交界处和输尿管壁段）是结石最常停留的部位。

上尿路结石常表现为腰部或腹部疼痛。轻则感腰部酸胀或不适，重则呈严重的绞痛症状。绞痛常突然发作，多数发生在夜间或早晨。疼痛可向下腹部、腹股沟、股内侧放射，女性则放射至阴唇部位。输尿管中段结石时疼痛常放射到侧腰部和腹部；接近膀胱时，则出现尿频、尿急症状。这种放射性疼痛可能与精素和睾丸血供或卵巢血供受影响有关。肾绞痛发作时可出现恶心、呕吐症状，肾绞痛发作时，患者常表情异常痛苦，双手紧压腹部和腰部，甚至在床上翻滚，呻吟不已，大汗淋漓。发作常持续数小时，但亦可数分钟即自行缓解。当结石向下移到输尿管中段时，疼痛常常可放射到外侧胁腹部和腹部。同时伴有血尿，有时为全程肉眼血尿，尿液呈鲜红色、茶叶水色或洗肉水色，也可为镜下血尿，还可并发感染。当输尿管结石接近膀胱时，由于自主神经系统传导内脏疼痛，患者常分不清疼痛来源的情况而主诉出现尿频和尿急症状。腹腔神经节负责肾脏和胃的神经传导；因此肾绞痛时，恶心、呕吐等症状比较常见。另外，因局部刺激作用引起的肠梗阻，肠蠕动停滞，或腹泻等症状也并不少见。这些由肾绞痛引起的，与胃肠道疾病症状相似的症状，使得肾绞痛容易与包括胃肠炎症、急性阑尾炎、结肠炎和输卵管炎在内的腹部疾病相混淆。如为双侧输尿管同时完全梗阻、独肾或对侧肾脏无功能时并发输尿管结石完全梗阻，可出现无尿。肾、输尿管结石可引起局部黏膜的机械性损害，使黏膜上皮细胞脱落、引起输尿管息肉、肾组织溃疡及纤维增生，甚至出现肾钙化。如结石长期（超过一个半月）停留在输尿管的某一部位，会使输尿管黏膜发生炎症、水肿，甚至形成息肉（包括炎症性息肉和纤维性息肉），导致尿路黏膜的恶性变（包括移行细胞癌、鳞状细胞癌等）。如与局部输尿管壁发生粘连，会阻碍结石的排出，造成上尿路不同程度的梗阻。长期使用利尿药物排石治疗可增加结石近段输尿管及肾脏内的压力，而导致肾积水并损害肾功能。有的结石可因无明显临床症状而被忽视，逐渐形成巨大肾积水，而使肾功能完全丧失。一旦并发感染又处理不及时，还会发展为肾积脓。

感染形成的结石大多数为铸型结石，可以占据整个肾集合系统。其成分多为磷酸镁铵结石。感染急性发作时可出现发热、腰痛、排尿困难、尿频、血尿，而被误诊为急腹症。偶尔可形成黄色肉芽肿性肾盂肾炎，出现发热、寒战、腰痛、排尿困难、尿频、尿急、脓尿等症状。严重者可致肾衰竭，个别患者可导致自发性瘘（通向体表或腹腔）。大多数感染结石是不透 X 线的。由于磷酸镁铵结石的晶体间隙内可停留细菌，抗菌药物并不能完全渗入结石内，故尿内可存在持续感染。Lingeman 等认为纯磷酸镁铵结石一般不并发有代谢性疾病，但在草酸钙与磷酸镁铵混合的结石中则可有代谢性疾病。女性更倾向于形成感染结石。异物及神经源性膀胱也可导致感染结石。磷酸镁铵结石可形成铸型结石。尿培养可检出致病菌，但培养阴性不能排除结石内部的细菌。

事实上，尿石症是一种多因素的疾病。例如，在高草酸尿的患者中，48% 有高钙尿；38% 有高尿酸尿；21% 有低枸橼酸尿。只有 12% 的患者高草酸尿是唯一的异常，3/4 的高草酸尿患者有并发的代谢异常。Pak 等分析了 3 473 例结石患者的尿标本，41% 有高钙尿，其中 23% 有高草酸尿、17% 有低枸橼酸尿。

二、诊断

对任何尿石患者的诊断都应包括：有没有结石、结石的数量、结石的部位、结石可能的成分、有无并发症及结石形成的原因。只有弄清了上述这些问题之后，才算得到了一个完整的诊断。

（一）病史

由于尿石症是多因素的疾病，故应详细询问病史。具体包括：

（1）饮食和水摄入情况：如肉类、奶制品的摄入等。

（2）药物服用史：主要了解服用可引起高钙尿：高草酸尿、高尿酸尿等代谢异常的药物。

（3）尿路感染史：尿路感染，特别是产生尿素酶的细菌的感染可导致磷酸镁铵结石的形成。

（4）活动情况：长期固定可导致骨质脱钙和高钙尿。

（5）全身性疾病：原发性甲状旁腺机能亢进、RTA、痛风、肉状瘤病等都可以引起尿石症。

（6）遗传史：如 RTA、胱氨酸尿、吸收性高钙尿等都有家族史。

（7）泌尿系统解剖结构情况：先天性（肾盂输尿管交界处梗阻、马蹄肾）和后天性（前列腺增生症、尿道狭窄）的尿路梗阻都可以引起尿石症。髓质海绵肾是含钙结石患者中最常见的肾结构畸形。

（8）既往的手术史：肠管的切除手术可引起腹泻，并引起高草酸尿和低枸橼酸尿。即便首次发生结石的患者，也应该进行代谢检查。而如复发发作，特别是患病理性骨折、骨质疏松症（osteoporosis）、尿路感染、痛风患者更应该做详细的代谢检查。对胱氨酸结石、尿酸结石及感染结石患者，必须做详细的代谢检查。

代谢检查的指征是：复发结石、家族史、肠道疾病（慢性腹泻）、病理性骨折、骨质疏松症、感染结石史、痛风病史、孤立肾、解剖畸形、肾功能不全、对胱氨酸结石、尿酸结石及感染结石患者。

（二）上尿路结石的体征

肾绞痛发作时，患者躯体屈曲，腹肌紧张，肋脊角有压痛或叩痛。肾绞痛缓解后，也可有患侧脊肋角叩击痛。肾积水明显者在腹肌放松时可触及增大的肾脏。输尿管结石的患者有时在患侧输尿管行程有压痛，直肠指诊可能触及输尿管下端结石。

（三）实验室检查

（1）尿化验：尿化验可分为一般检查和特殊检查。

①一般检查主要为尿常规，它包括 pH、比重、红细胞、脓细胞、蛋白、糖、晶体等。尿石患者的尿中可以发现血尿、晶体尿和脓细胞等。尿 pH 的高低常提示结石可能的成分：磷酸钙、碳酸磷灰石结石患者的尿 pH 常高于 7.0；而尿酸、胱氨酸和草酸钙结石患者的尿 pH 常小于 5.5。可见镜下血尿或肉眼血尿。但 15% 的患者没有血尿。在非感染性结石，可有轻度的脓尿。

②特殊检查。

A. 尿结晶检查：应留取新鲜尿液。如看见苯样胱氨酸结晶提示可能有胱氨酸结石；如尿中发现尿酸结晶，常提示尿酸结石可能；发现信封样的晶体就可能是二水草酸钙结石；棺材盖样晶体则为磷酸镁铵晶体；在疑有磺胺类药物结石的患者的尿中会发现磺胺结晶。

B. 尿细菌培养：对怀疑有感染结石或有尿路感染症状的患者，应做尿细菌培养。菌落 $>10^5$/mL 者为阳性。尿培养如为产生尿素的细菌，则有感染结石存在的可能。药敏试验则可了解最有效的抗生素。

C. 24 小时尿的化验：须正确收集 24 小时的尿液，尿量的记录要准确。化验的内容包括：24 小时尿钙、磷、镁、枸橼酸、尿酸、草酸、胱氨酸等。

（2）血生化检查。

①正常成人血清钙为 8.5 ～ 10.4mg/dL，无机磷为 2.7 ～ 4.5mg/dL。原发性甲状旁腺功能亢进的患者血清钙高于正常值，常在 11mg/dL 以上，且同时伴有血清无机磷降低。

②正常成人男性血清尿酸不超过 7mg/dL，女性则不超过 6.5mg/dL。当超过此值时为高尿酸血症。痛风的患者血尿酸增高。

③肾结石伴有肾功能障碍时常有酸中毒，此时血清电解质改变，血清钠和二氧化碳结合力降低，血钾不同程度地升高。肾小管酸中毒时可出现低钾和高氯血性酸中毒。

④尿素氮和肌酐的测定可了解患者的肾功能，当肾功能受到损害时血中的尿素氮、肌酐可有不同程度的增高。

总之，尿石患者的血液和尿液化验有助于了解尿石患者的肾功能、有无并发感染、结石可能的类型及结石成因、并对指导结石的治疗及预防起作用。

（四）影像学检查

影像学检查是诊断尿路结石最重要的方法，包括腹部平片、排泄性尿路造影、逆行肾盂造影，或做经皮肾穿刺造影、B 超、CT 等。

（1）腹部平片：腹部 X 线平片是诊断尿路结石最重要的方法。根据肾、输尿管、膀胱、尿道区的不透 X 线阴影，可以初步得出有无结石的诊断。结石中的含钙量不同，对 X 线的透过程度也不同。根据在 X 线平片上显示的致密影可以判断结石的成分，草酸钙结石最不透 X 线；磷酸镁铵次之；尿酸结石是最常见的可透 X 线结石；胱氨酸结石因含硫而略不透 X 线。肾钙化常见于髓质海绵肾（接近沉积在扩张的集合管）。也可与腰椎横突的密度进行比较，并做出诊断。还有 10% 的不含钙结石不易被 X 线平片所发现。

腹部的钙化阴影可与尿路结石相混淆。这些钙化的阴影主要有：①肠道内的污物及气体；②肠系膜淋巴结钙化阴影；③骨骼部分的骨岛形成（如骶髂关节区域）、第 11、12 肋软骨钙化；④骨盆区域的静脉钙化所形成的“静脉石”阴影；⑤体外的异物干扰（如纽扣、裤带上打的结等）；⑥消化道钡剂检查后没有排净的钡剂。

（2）排泄性尿路造影：排泄性尿路造影除了可以进一步确认在 X 线平片上不透 X 线阴影与尿路的关系，还可见患侧上尿路显影延迟；肾影增大；肾盂及梗阻上方的输尿管扩张、迂曲等改变，并据此了解肾脏的功能情况。必要时需延长造影的时间以求患侧尿路满意显影。对较小的输尿管壁段的结石，充盈的膀胱影可掩盖结石的影像，此时可嘱患者排尿后再摄片。可透 X 线的结石在 IVP 片上可表现为充盈缺损，通过 IVP 片还可以了解肾脏的形态、有无畸形等情况。

（3）急性肾绞痛时的排泄性尿路造影：对经常规检查还无法明确诊断的患者，如急诊肾图表现为梗阻型肾图，可立即进行排泄性尿路造影检查。只要做好必要的准备（如给患者缓解疼痛）并适当延长造影的时间，是完全可以得到明确的诊断的。其主要表现为：患侧肾脏显影时间延迟（一般于 120 ～ 240 分钟时可达到目的）、肾脏体积增大，造影剂在结石的部位排泄受阻。据此，可以明确结石的诊断。急诊泌尿系统造影能够明确诊断的机制为：①一侧上尿路急性梗阻时，健侧肾脏的代偿功能不能很快出现，使造影剂能在血液内滞留较长的时间；②输尿管急性梗阻后，患侧肾脏内有回流发生。一方面降低了患侧上尿路的压力，改善肾皮质的血液循环，较长时间地维持肾单位的功能；另一方面使梗阻部位以上滞留的尿液不断更新，并从血液中得到造影剂，经过一段时间后终于使梗阻以上部位清晰地显影。

（4）逆行造影：在下列情况下需要行逆行造影以协助诊断：①因种种原因所致排泄性尿路造影不满意时；②排泄性尿路造影发现肾、输尿管的病变，需要进一步明确病变的部位、范围和性质时；③怀疑肾、输尿管内有阴性结石、息肉时；④为明确平片上与输尿管导管重叠的可疑不透光阴影应摄双曝光片；⑤某些肾鹿角型结石手术前，逆行造影可帮助了解结石与肾盂、肾盏的关系。造影剂可为泛影葡胺，也可为空气。

（5）肾穿刺造影：在逆行造影失败时，可进行肾穿刺造影。因可能会引起一些并发症，故现已很少使用。

（6）肾图：肾图是诊断尿路梗阻的一种安全可靠、简便无痛苦的方法，可了解分肾功能和各侧上尿路通畅的情况，作为了解病情发展及观察疗效的指标。其灵敏度远较排泄性尿路造影高。利尿肾图则可以对功能性梗阻及机械性梗阻进行鉴别。急性肾绞痛时如经常规检查尚不能明确诊断，可行急诊肾图检查，以期及时做出诊断。

（7）超声检查：B超检查可对肾、输尿管、膀胱内有无结石及有无其他并发病变做出诊断，确定肾脏有无积水。尤其能发现可透X线的尿路结石，还能对结石造成的肾损害和某些结石的病因提供证据。它能发现肾脏、膀胱内较大的结石，对输尿管结石的检出率也可达87.8%。但B超也有一定的局限性，它不能鉴别肾脏的钙化与结石、不能区分输尿管结石与肠内容物，不能直观地了解结石与肾，输尿管之间的关系，也不能看出结石对肾、输尿管的具体影响，更重要的是B超不能对如何治疗结石提供足够的依据。因此，B超只能作为尿石症的一种辅助或筛选检查。在B超发现有结石或“结晶”后，还应做进一步检查，如排泄性尿路造影等。

（8）CT检查：对X线不显影的阴性结石以及一些通过常规检查无法确定诊断进而影响手术方法选择的尿石患者，可进行CT检查。CT检查可以显示肾脏大小、轮廓、肾结石、肾积水、肾实质病变及肾皮质的厚度，还能鉴别肾囊肿或肾积水；可以辨认因尿路以外病变（如腹膜后肿瘤、盆腔肿瘤等）造成的尿路梗阻病变；增强造影可了解肾脏的功能；对因结石引起的急性肾功能衰竭，CT能有助于诊断的确立。

CT诊断的准确率可达到100%，成为诊断的金标准。CT不仅是非侵入性的检查，可显示整个尿路且能快速的、准确的、客观的确定结石的大小、位置及性质，还能估计梗阻的存在、肾积水的程度及诊断的选择。

应用螺旋CT扫描对泌尿系统做三维重建能发现KUB不能明确诊断的急性肾绞痛患者，已成为对急诊肾绞痛患者的常规检查方法。它的另一个优点是能探测到非泌尿系统病变，如易与肾绞痛混淆的急性阑尾炎、卵巢囊肿、腹膜后肿瘤转移灶压迫输尿管等，并可鉴别输尿管结石及位于盆腔的静脉石等。CT作为尿石症的诊断方法，CT不仅能够确定结石的性质、大小、位置，而且能确定梗阻的存在，并对腰部及腹股沟区的疼痛明确诊断。有效的辐射剂量为2.5mSv，是很低的。对无症状的患者，尿石症的诊断率为7.8%，大部分为3.0mm。对有症状而怀疑有尿石症者，能快速、准确、无创地诊断，且能发现梗阻、肾积水、肾周改变及肾水肿。其他影像学检查对尿石症的诊断则缺乏敏感性及特异性。

CT平扫还可以意外发现泌尿系统外的疾患。可以了解到无症状的尿石症真正的发病率。

三、治疗

（一）急性肾绞痛的治疗

（1）对绞痛不严重的患者，可以给予吲哚美辛（消炎痛）100mg，肛门内给药。输尿管急性梗阻时肾盂内压力升高，刺激肾髓质合成前列腺素 E_2。前列腺素 E_2 可使肾血流量增加并抑制抗利尿激素，产生利尿作用，进一步增加肾盂内的压力，使输尿管结石在排出的过程中可引起剧烈的绞痛。吲哚美辛是一种非激素类抗炎药物。静脉注射吲哚美辛后，一方面通过改善结石附近输尿管的尿流而降低压力；另一方面，它又是前列腺素合成的强有力的抑制剂，能抑制前列腺素 E_2 的合成以及前列腺素 E_2 的作用，75%的患者在用药后约20分钟内肾绞痛完全缓解。吲哚美辛口服后经肝脏处理，其抑制前列腺素 E_2 合成的作用大大减弱。由于正常人直肠齿状线以下黏膜的静脉是直接回流进入下腔静脉的，而齿状线以上黏膜的静脉是通过肠系膜下静脉回流进入门静脉的。吲哚美辛在直肠内溶化并经黏膜吸收后直接进入体循环，即能发挥缓解肾绞痛的作用。

也可口服黄体酮、硝苯地平（心痛定）等药物。黄体酮具有显著的持久止痛作用，一般用药后30分钟大多数肾绞痛缓解，继续用药并能预防肾绞痛发作，或明显减轻疼痛。口服硝苯地平5～10mg，每日3次，可使肾绞痛得到缓解。舌下含服作用较口服迅速，绞痛发作时立即舌下含服，5分钟后即能够缓解疼痛。硝苯地平用后不良反应一般较轻，初服者常见面部潮红、心悸、窦性心动过速。孕妇忌用。还可直肠内应用双氯芬酸胶浆。

α－受体阻滞剂坦索罗辛能减少输尿管的收缩，缓解肾绞痛，对促进碎石术后结石碎片的排出也有作用。

（2）绞痛较重时，可给予肌内注射阿托品0.5mg和（或）哌替啶50mg。可用哌替啶（50～100mg）

或吗啡（10 ~ 15mg）肌内注射。然而，即便是静脉注射吗啡，在 30 分钟时也只有 36% 的患者有效。

（3）输液利尿：一般可给输 1 000 ~ 1 500mL 液体，必要时还可以加用利尿药物（肌内注射呋塞米 20mg 或静脉输入甘露醇 250mL）。

（4）还可采用针灸（肾俞、膀胱俞、足三里、阿是穴等）和局部封闭（肾囊或患侧腹股沟皮下环封闭）的方法。

（5）对绞痛严重、药物治疗没有明显好转而诊断明确的输尿管结石患者，可急诊行体外冲击波碎石或输尿管镜下的钬激光碎石术。

对口服药物后症状不能得到控制、结石引起无尿（一般见于独肾）或并发感染、直径大于 6mm 的结石自行排出的可能性极小，应采取积极的方法治疗。

（二）非手术治疗

尿石症的治疗方法很多，应根据患者的全身情况、结石部位、结石大小、结石成分、有无梗阻、感染、积水、肾实质损害程度以及结石复发趋势等来制定治疗方案。在结石比较小、没有肾积水及其他并发症、估计结石可以自行排出的情况下，常先进行中西医结合治疗。大部分患者经中西医结合治疗后，结石会自行排出。

影响结石自行排出的因素主要有：结石的大小、位置、结构、平滑肌痉挛、黏膜下水肿及解剖。α－受体阻滞剂、钙通道阻滞剂、前列腺素合成酶抑制剂等的应用对输尿管结石的排出有作用。对经过一段时间治疗，结石仍未排出的患者，应采取其他治疗（如体外冲击波碎石）或及时进行手术治疗，以保护肾功能。对各种原因引起的代谢性结石应当根据具体情况选择相应的药物治疗（如用药物降低血、尿中的钙、磷、尿酸、草酸、胱氨酸等）。

非手术治疗的主题是大量饮水，使 24 小时尿量超过 2L。一方面预防结石的形成，另一方面降低尿石成分的过饱和度。但患者往往难以承受。

（三）多发结石的治疗原则

（1）对双侧肾结石，先处理肾功能较好的一侧结石；如两侧肾功能相似，则先处理容易手术的一侧肾结石。

（2）当同时有肾结石和输尿管结石时（同侧或双侧），一般先处理输尿管结石，然后再处理肾结石。

（3）上尿路和下尿路结石同时存在时，如下尿路结石并未造成梗阻，则先处理上尿路结石；如上尿路结石还没有影响肾功能，则可先处理下尿路结石。

（四）总攻疗法

“总攻疗法”是指在短时间里采用一系列的中西医结合手段，增加尿流量、扩张输尿管、增强输尿管蠕动，促使肾、输尿管结石排出的方法。适用于直径小于 4mm 的肾结石或输尿管结石。“总攻疗法”的优点是便于推广，缺点是一般要花费比较多的时间，患者需耐受排石的痛苦，有的患者排石的时间会比较长。它主要包括以下内容：①每日口服排石药物。②快速饮水 2 000 ~ 3 000mL 或静脉内快速滴注 10% 葡萄糖液 1 000 ~ 2 000mL，以增加体内的水分。③饮水或补液后立即肌内注射呋塞米 20mg 或静脉注射甘露醇 250mL，以增加尿量。④同时肌内注射阿托品 0.5mg，以使输尿管平滑肌松弛、输尿管扩张。⑤针刺三阴交、肾俞、膀胱俞、曲骨、中极、关元、阿是等穴位，也可贴耳穴。通过穴位刺激，增强输尿管蠕动，促使结石排出。⑥输液结束后即嘱患者多活动，如跳绳、跑步、跳楼梯等，促使结石排出。⑦以上方法每 3 ~ 5 天为一个疗程。

（五）高钙尿的治疗

（1）多饮水，以增加尿量，降低形成结石成分的尿饱和度。

（2）调整饮食结构，主要是减少奶及奶制品、动物蛋白的摄入，多摄入富含植物纤维素多的食物。

（3）噻嗪类利尿剂：噻嗪类利尿剂直接刺激远曲小管对钙的重吸收，促进钠的排泄，可用于治疗高钙尿，被广泛地用于复发性草酸钙结石患者。可使结石的形成降低 90%。氢氯噻嗪的剂量为 25 ~ 50mg，每日 2 次。也可用三氯钾噻嗪（2mg，每日 2 次）或苄氟噻嗪（2.5mg，每日 2 ~ 3 次）。30% ~ 35% 的患者中有不良反应，其中大部分患者会因此而终止治疗。长期的噻嗪类利尿剂治疗可导致体液减少、细胞外液减少、近曲小管对钠和钙的重吸收。噻嗪类利尿剂也促进甲状旁腺素对增加肾钙重吸收的作用。噻嗪类利尿剂不减少肠道内钙的吸收，故对吸收性高钙尿无效，而在肾性高钙尿患者则减少。噻嗪类药可增加尿镁和锌的排泄，但这种反应不是持续性的。由于噻嗪类利尿剂治疗造成钾的丢失可以引起低钾血症及细胞内酸中毒。

治疗期间，尿钙明显减少而尿草酸没有改变。尿 pH 及枸橼酸明显增加，草酸钙的饱和度明显减少 46%。尿石形成率从 2.94%/ 年降至 0.05%/ 年。腰椎的骨密度增加 5.7%。因此认为限制饮食中的钙和草酸、应用噻嗪类药及枸橼酸钾可以满意地控制高钙尿、能阻止磷酸纤维素钠治疗的常见并发症。不良反应轻微，见于 30% ~ 35% 的病例。多见于治疗的初期，持续治疗后消失。疲乏和嗜睡是最常见的症状，发生在没有低钾血症时。特别是对明显缺钾者、洋地黄治疗者及低枸橼酸尿者，应考虑补钾。偶尔可引起原发性甲状旁腺功能亢进。部分患者中，可引起性欲降低及性功能障碍。噻嗪类药也可用于治疗肾性高钙尿。它能通过增加远曲小管钙的重吸收、减少细胞外容量及刺激近曲小管钙的重吸收纠正肾钙漏。物理化学方面，噻嗪类药治疗可使钙排泄减少，使尿的环境对草酸钙和磷酸钙不饱和。尿的抑制剂活性增加。可口服氢氯噻嗪（25mg，2 次 / 日），氯噻酮（25 ~ 50mg/d）和吲达帕胺（2.5mg/d）。应补充枸橼酸钾（40 ~ 60mmol/d）。三氯噻嗪也有用 4mg/d。阿米洛利联合噻嗪类药（Moduretic）可能比单独应用噻嗪类药能更有效降低尿钙排泄。但它不能增加枸橼酸的排泄。由于阿米洛利是保钾的，故不必要补钾。

（4）磷酸纤维素钠（sodium cellulose phosphate）：口服后能在肠道内与钙结合而降低肠钙的吸收。应该仅用于严重的、对噻嗪类药治疗无效的 I 型吸收性高钙尿。它能抑制吸收性高钙尿及复发性肾结石患者钙在肠道内的吸收（85%），减少尿钙排泄 50% ~ 70%，但它不能纠正钙转换的基本失衡。对于吸收性高尿钙症，可联合应用磷酸纤维素钠、补充镁及限制饮食中的草酸等方法，以减少尿钙、减少钙盐的结晶，又能保持骨密度及临床的疗效。口服磷酸纤维素钠 10 ~ 15g/d 可减少尿钙及钙盐的饱和度，结石的复发减少 78%。它可能有三个并发症：①在肠道钙正常吸收的患者或肾性高钙尿及重吸收性高钙尿患者中可以引起钙的负平衡；②可以引起镁的减少；③可以引起继发性高草酸尿。这些并发症可以通过来解决：①葡萄糖酸镁 1.0 ~ 1.5g，每日 2 次（仅限于 I 型吸收性高钙尿及补充镁）；②适当限制饮食中的草酸。还可以有明显的胃肠道不良反应。

但是，磷酸纤维素钠或噻嗪类药都不能解决吸收性高钙尿的基本病理改变。

（5）枸橼酸盐：尿枸橼酸盐升高可使草酸钙饱和度下降，减少钙盐结晶和结石的形成；如果噻嗪类药失去了其低钙尿作用（长期应用后），如初期服用噻嗪类药，降尿钙作用消失，可停药一段时间。此时，可推荐枸橼酸钾及饮食限制。

（6）正磷酸盐（orthophosphate）：正磷酸盐（含 0.5g 磷的钠或钾的中性或碱性的盐，3 ~ 4 次 / 日）能在肠道内与钙结合并减少其吸收。正磷酸盐能减少 1,25-（OH）$_2$ - D_3 的产生而不影响甲状旁腺的功能。在用正磷酸盐治疗的复发性结石患者中，缓解率为 75% ~ 91%。在用中性或碱性磷酸盐治疗时，尿磷的排泄明显增加，增加尿中抑制作用。从物理化学的角度看，正磷酸盐降低了尿中草酸钙的饱和度，但增加了磷酸氢钙，故它禁用于磷酸镁铵结石患者。正磷酸盐还可引起胃肠道功能失调和腹泻。磷酸钾（UroPhos-K）缓释的正磷酸盐能控制肠道内的钙释放。UroPhos -K 含有钾的磷盐而不含有钠。这个药用于 pH=7 的时候，避免了磷酸钙在尿中的结晶形成。UroPhos-K 没有明显的胃肠道不良反应，也不明显增加空腹血钾及血磷。它可以明显降低尿钙但不改变尿草酸排泄。草酸钙的饱和度降低但对磷酸氢钙没有影响。

（7）治疗高钙尿的原因，如对原发性甲状旁腺功能亢进进行手术治疗；对肾小管性酸中毒者的治疗原则是纠正酸中毒、及时补钾和对症处理以减少并发症；长期卧床的患者则需适当增加活动、保持尿液引流通畅、控制尿路感染。

（8）饮食钙的作用：新的观点认为，对含钙结石患者应给予适当的钙的摄入。以往限制饮食中钙的摄入导致肠道内可利用的草酸增加及草酸的吸收增加，使草酸钙的过饱和度上升。这样做可以减少一半尿石症患者。对绝经期妇女的研究发现，补充钙的摄入并没有对尿钙、尿草酸及尿枸橼酸水平造成有害的影响。在大多数绝经期骨质疏松的患者进食时补钙或补钙加雌激素都不会增加草酸钙结石形成的危险。

尿钙增加而尿草酸减少，使尿中钙 / 草酸的比例增加而不增加草酸钙的产生，理论上也就减少了尿石形成的危险。

饮食麸糠（dietary bran）：米糠可以与肠道内的钙结合并增加尿中的磷，减少结石的复发率。饭后口服麸糠 10g，每日 2 次，可用于预防结石的发生。每天 40g 未加工的米糠，夏天再加双氢克尿噻。随访 2 年后 75% 的患者无结石复发。但可引起软组织钙化及甲状旁腺刺激。特别适用于Ⅲ型吸收性高钙尿。但忌用于感染结石患者。

（六）草酸钙结石的治疗

除多饮水、低草酸低脂肪饮食等外，还可选择以下药物治疗。

（1）枸橼酸盐：枸橼酸盐是预防复发性草酸钙结石的一种新的、有希望的方法，能显著增加尿枸橼酸盐的排泄，从而降低复发性结石发生率。它主要有两种制剂：枸橼酸钠钾（多用于欧洲）和枸橼酸钾（多用于美国）。一般认为，口服枸橼酸钾的剂量为 20mmol，每日 3 次。近年的研究发现，枸橼酸钾能有效地治疗并发低枸橼酸尿的含钙结石，其作用明显优于枸橼酸合剂，并在临床中取代了枸橼酸合剂。大量饮水使尿酸浓度降低。应用枸橼酸钾（30 ~ 60mmol/d）可使尿草酸及尿尿酸都明显降低。枸橼酸钾在轻度 ~ 中度高草酸尿（<800mg/d）特别有效。特别是在低枸橼酸尿者。

（2）镁制剂：适用于低镁尿惟草酸钙肾结石，对缺镁的结石患者补充氧化镁或枸橼酸镁可以增加尿镁和枸橼酸盐的排泄，达到理想的镁钙比例，降低尿草酸钙的超饱和状态，降低复发结石的发生率。也可与磷酸纤维素钠合用治疗 I 型吸收性高钙尿。口服氧化镁 300mg 及维生素 B_6 可以完全阻止结石的形成。其他制剂有氢氧化镁（400 ~ 500mg），其主要的不良反应是胃肠道不适。

（3）磷酸盐：口服磷酸盐可增加尿磷酸盐的排出，通过降低维生素 D 而抑制肠道对钙的吸收，从而降低尿钙排出，并且增加草酸钙结晶抑制剂焦磷酸盐的排出，治疗含钙结石和高尿钙。

（4）磷酸纤维素钠：磷酸纤维素钠是一种离子交换剂。在大约 85% 的吸收性高钙尿和复发性肾结石患者中磷酸纤维素钠能降低钙在胃肠道内的吸收。磷酸纤维素钠在一些患者中可引起恶心和腹泻，也会减少镁的吸收。通过限制肠道内草酸钙的形成增加草酸盐的吸收，这也就增加了尿草酸的排泄。在肠道钙吸收正常的患者中，可引起钙的负平衡并刺激甲状旁腺。

（5）乙酰半胱氨酸：乙酰半胱氨酸能抑制 TH 黏蛋白的聚合、减少草酸钙晶体含量、预防肾结石的形成。口服乙酰半胱氨酸后最明显的变化是尿中的大晶体团块减少，降低了尿石形成的危险。剂量为每日 3g，分 4 次服用。乙酰半胱氨酸的不良反应很小。

（6）别嘌呤醇：用以治疗高尿酸性草酸钙肾结石，剂量为 300mg/d。可降低血尿酸及尿尿酸。由于亚稳区的升高，推迟了草酸钙的自发成核。

其他药物还有考来烯胺（消胆胺）、牛磺酸、胆绿醇、葡萄糖酸镁等。对饮食草酸盐及其前体过量的患者，应需避免摄入富含草酸及其前体的食物和药物。维生素 B_6 缺乏时，人体内的乙醛酸不能转变为甘氨酸，而经氧化转变成草酸，对由此引起的高草酸尿，可给予小剂量维生素 B_6（10mg/d）。

（7）肠源性高草酸尿的治疗：肠源性高草酸尿的治疗包括直接治疗以纠正异常的生理。口服大量的钙（0.25 ~ 1.0g，4 次 / 日）或镁控制肠道疾病引起的含钙肾结石，但会引起高钙尿。有机胶华可明显降低尿草酸，同时肠功能也有改善，结石复发也明显减少。考来烯胺（cholestyramine）也可用于治疗肠源性高草酸尿。它能结合肠道内的胆盐，减少对结肠黏膜的刺激及对草酸的高吸收。用中链三酰甘油替换饮食脂肪对吸收不良的患者有帮助。患者也可以显示由于肠道镁吸收障碍引起的低镁尿。低镁尿可增加尿中草酸钙的饱和度。口服镁可以纠正低镁尿，但可以引起腹泻。葡萄糖酸镁（0.5 ~ 1.0g，3 次 / 日）。用枸橼酸钾（60 ~ 120mmol/d）可以纠正低钾血症和代谢性酸中毒，也可以使尿枸橼酸正常。枸橼酸钾溶液可加快肠道的转运。

大量液体摄入可增加尿量。必要时要加服止泻药。枸橼酸钙在理论上可以治疗肠源性高草酸尿，它可以在肠道内与草酸结合。枸橼酸钙还可增加尿枸橼酸及升高尿 pH，它还可以纠正钙的异常吸收及对骨骼的不良反应。

（七）尿酸结石的治疗

尿酸结石占所有肾结石的 5% ~ 10%，75% ~ 80% 的尿酸结石是纯结石；其余的结石含草酸钙。男女发病率相等。

治疗的目的是降低尿中尿酸的浓度。主要的措施有：

（1）增加液体摄入：大量饮水以增加尿量，保证 24 小时尿量超过 1 500 ～ 2 000mL。

（2）控制饮食：限制饮食中的嘌呤。主要限制红色肉类、动物内脏、海产品、禽类和鱼的摄入。

（3）碱化尿液：服用碱性药物以碱化尿液致尿 pH 在 6.5 ～ 7.0，可增加尿酸的溶解度。首选枸橼酸钾，每日 3g（30 ～ 60mg/d），其次是枸橼酸合剂（每日 60mL）和碳酸氢钠（每日 6g）。也可用 5% 碳酸氢钠或 1.9% 乳酸钠溶液静脉滴住，后者应用较多，效果满意。可以每 6 ～ 8 小时应用碳酸氢钠 650mg 或每天 3 ～ 4 次平衡枸橼酸溶液 15 ～ 30mL。碳酸氢钠的不良反应有胃肠气胀。

（4）别嘌呤醇：别嘌呤醇能抑制黄嘌呤氧化酶，阻止次黄嘌呤和黄嘌呤转化为尿酸。如果患者有高尿酸血症或尿尿酸排泄大于 1 200mg/d，可给予别嘌呤醇 300 ～ 600mg/d。别嘌呤醇的不良反应有皮疹、药物热或肝功异常。经过碳酸氢钠或别嘌呤醇治疗可使尿酸结石部分或完全溶解。

（八）感染结石的治疗

感染结石占所有结石的 2% ～ 20%，它可分为两种：一种是由尿路感染而形成的结石，其成分主要是磷酸镁铵及尿酸铵，也可混合有碳酸钙。一种是因原有的结石继发感染而逐渐增大的结石，其核心的成分多为尿酸及草酸钙，结石的外层则为磷酸镁铵及尿酸铵。感染结石的治疗原则是彻底清除结石和根治尿路感染。对感染性结石的药物治疗主要包括以下几个方面。

（1）治疗感染：首先应根据细菌培养及药物敏感试验选择合适的抗生素。由于停留在晶体表面或晶体之间的细菌在停用抗菌药物后还有可能再感染。因感染结石而行手术治疗的患者中，40% 以上术后存在持续尿路感染，故应长期用药。应用抗菌药物治疗后，尿中细菌的菌落如从 10^7 降至 10^5，可使尿素酶的活性降低 99%。

（2）使用尿素酶的抑制剂：应用尿素酶的抑制剂可以阻止尿素的分解，从根本上防止感染结石的形成。乙酰氧肟酸（acetohydroxamic acid）是尿素酶的有力的不可逆的竞争性抑制剂，能预防磷酸镁铵和碳酸磷灰石结晶的形成。剂量为 0.5 ～ 1.5g/d。口服后能很快被胃肠道吸收，一小时后达到最高浓度。不良反应为深静脉血栓（15%）、震颤、头痛、心悸、水肿、恶心、呕吐、味觉丢失、幻觉、皮疹、脱发、腹痛和贫血。乙酰氧肟酸妊娠妇女禁用。对感染结石而禁忌手术的患者，Griffith 推荐同时应用乙酰氧肟酸与抗生素。尿素酶其他抑制剂包括羟基脲（hydroxyurea）、丙异羟肟酸（propiono hydroxamic acid）、chlorobenzamidoaceto hydroxamic acid、nicotino hydroxamic acid，氟法胺等。

（3）溶石治疗：溶石治疗是通过各种管道（如输尿管导管、经皮肾造瘘管、术后留置的肾造瘘管等）向肾盂、输尿管内注入溶石药物来达到溶石的目的。进行溶石治疗前应尽可能彻底清除结石碎片，以减少溶石的困难。

（4）酸化尿液：酸化尿液可以增加磷酸镁铵和碳酸磷灰石的溶解度，从而使磷酸镁铵结石部分或完全溶解，同时还能增加抗生素的作用。主要的药物有维生素 C 和氯化铵。对感染结石的手术治疗应该首选微创手术，即经皮肾镜治疗，特别是对复杂的铸型结石。必须完整地清除结石碎片以避免复发结石的形成。对有漏斗部狭窄或肾内解剖畸形的患者可行防萎缩的肾切开取石术。体外冲击波碎石（ESWL）比经皮肾取石术损伤小。据统计，对大的铸型结石，结合应用经皮肾取石和 ESWL 是最有效的方法。但 50% 以上的患者在随访 10 年以上时有复发。如用开放手术加药物溶石，则平均随访 7 年，仅个别患者复发。感染结石的治疗应着眼于预防复发，包括改善膀胱功能、尿液引流通畅和应用抗生素。在有残余结石时，上述措施难以奏效。因为在结石的裂隙有细菌及内毒素。应根据培养及药物敏感试验选择抗生素。

（九）胱氨酸结石的治疗

治疗的目的是使尿中胱氨酸的浓度低于 200mg/L。对胱氨酸结石的治疗可以采取下列措施。

（1）减少含胱氨酸食物的摄入：胱氨酸是由必需氨基酸蛋氨酸代谢而来的，应限制富含蛋氨酸的食物（如肉、家禽、鱼、奶制品），以减少胱氨酸的排泄。由于胱氨酸是一种必需氨基酸，对生长期的儿童不宜过于限制，以免对大脑以及生长造成一定的影响。严格限制钠的摄入也有利于降低胱氨酸的尿中浓度。

（2）增加液体的摄入：1L 尿大约能溶解 250mg 胱氨酸，应均匀地饮水以达到整天均匀地排尿（尤其夜间要有足够量的尿），并使 24 小时尿达到 3L。

（3）口服碱性的药物：碱化尿液至尿 pH 大于 8.4，是一个非常重要的措施。同时增加液体摄入，可以增加胱氨酸在尿中的溶解度，不仅能预防新的结石形成，而且能使已经形成的结石溶解。碳酸氢钠（15 ~ 25g/d）和枸橼酸钾（15 ~ 20mmol，每日 2 ~ 3 次）最常用于碱化尿液。乙酰唑胺（250mg，每日 3 次）能通过抑制碳酸酐酶而增加碳酸氢盐的排泄。

（4）口服降低胱氨酸排泄的药物：如 D- 青霉胺（每增加 D- 青霉胺剂量 250mg/d，可降低尿胱氨酸浓度 75 ~ 100mg/d）、N- 乙酰 -D-L- 青霉胺、乙酰半胱氨酸、α - 巯丙酰甘氨酸等，这些药物能与胱氨酸中的巯基（-SH）结合而增加其溶解度。也可口服谷酰胺（2g/d，分 3 次服用）降低胱氨酸的浓度。α - 巯丙酰甘氨酸（MPG）能与胱氨酸结合形成可溶性复合物，使尿胱氨酸浓度低于 200mg/L。但它的毒性比 D- 青霉胺低。卡托普利通过形成卡托普利 - 胱氨酸的二硫键复合物使溶解度增加 200 倍。应当指出的是，这些药物都有一定的不良反应，服用时如出现不良反应，应及时停药并做相应处理。

（5）大剂量维生素 C：其作用是使胱氨酸转变为溶解度较大的半胱氨酸，剂量为每天 5g，其不良反应是会增加草酸的形成而出现高草酸尿。

由于胱氨酸结石是一种遗传性疾病，必须坚持长期治疗。如上述措施无效而结石引起肾功能损害，应及时进行手术治疗。必要时可在手术的同时放置肾造瘘管以供今后溶石治疗时用。可用于溶石的药物有碳酸氢钠、N- 乙酰半胱氨酸、氨丁三醇、D- 青霉胺。

对胱氨酸结石用超声碎石和体外冲击波碎石治疗的效果不佳。这是因为胱氨酸是有机物质，晶体间结合牢固，对超声和体外冲击波都不敏感的缘故。另外，胱氨酸结石一般体积比较大，常为多发结石和铸型结石，勉强不仅碎石费时，排石也费时。碎石不彻底或排石不完全都有可能在肾脏内遗留结石碎片，并成为复发结石的核心。因此，对胱氨酸结石，应采用多种方法综合治疗。

四、手术治疗

（一）尿石症手术治疗的适应证

（1）较大的肾盂、肾盏结石（如直径大于 3cm 的结石或鹿角型结石）：这些结石现在多采用腔内泌尿外科手术（经皮肾镜碎石或取石）的方法，以前应用较多的开放手术取石已经留置输尿管内双 J 管后体外冲击波碎石的治疗方法现在已较少应用，但具体治疗方法的选择应根据当地的医疗水平决定。

（2）肾盂、肾盏内的多发结石：开放手术对一次性取尽结石比较有把握。

（3）已有梗阻并造成肾功能损害的肾盂、输尿管结石（如肾盏颈部有狭窄的肾盏结石、有肾盂输尿管交界处狭窄肾盂结石、有高位输尿管插入畸形的肾盂结石等）。对结石梗阻所致的无尿，应及时手术解除梗阻、挽救肾功能。

（4）直径大于 2cm 或表面粗糙的输尿管结石以及在某一部位停留时间过长估计已经形成粘连、嵌顿的结石。

（5）输尿管或膀胱憩室内的结石：必须在手术取出结石的同时切除憩室，否则结石会复发。

（6）对肾脏有严重并发症、全身情况不佳的患者，应选择手术治疗，以缩短治疗周期。

（7）一些多次体外冲击波碎石治疗未获成功或采用其他取石方法失败的患者。

（二）主要的手术方法

对有适应证的患者，应根据结石所在的部位；结石的大小、形态、数量；肾脏、输尿管的局部条件来决定手术治疗的方法。

（1）肾盂切开取石术：适用于较大的肾盂结石或肾盂内的多发结石。

（2）肾实质切开取石术：适用于鹿角形肾盂肾盏结石或肾盏内的多发结石、经肾盂无法取出或不易取净的结石。为了减少出血，一般选择在肾实质最薄的部位或离结石最近的部位切开肾实质。必要时还要采取暂时阻断肾脏血流、局部降温的方法来减少出血。

（3）肾部分切除术：对于局限于肾上盏或肾下盏的多发结石、特别是肾盏颈部有狭窄时，采用肾切开取石或肾盂切开取石都不能顺利取出结石时，可行肾部分切除术，将肾上极或肾下极连同结石一并切除。

（4）肾切除术：对一侧肾或输尿管结石梗阻引起的严重肾积水，肾皮质菲薄；并发感染并导致肾积脓，肾功能完全丧失者，如果对侧肾功能正常，可施行肾切除手术。

（5）输尿管切开取石术：直径大于 1cm 的输尿管结石、输尿管结石并发肾脏和输尿管积水或感染且非手术治疗效果不佳时，可施行输尿管切开取石术。应根据结石在输尿管的具体位置来选择切口的位置。输尿管结石手术的当天，患者进手术室前应摄一张腹部平片，最后核实结石的部位，以避免不必要的手术。

（6）甲状旁腺切除术：对原发性甲状旁腺功能亢进引起的结石，如是由腺瘤或腺癌引起的，就应行手术完整地切除；如果是由甲状旁腺增生引起的，就应切除 4 个甲状旁腺中的 3 个或 3.5 个腺体。

（三）腔内泌尿外科手术及体外冲击波碎石术

1. 经皮肾镜碎石术　经皮肾镜碎石术适用于体积较大的肾盂肾盏结石、铸形结石、肾下盏结石、有远段尿路梗阻的结石以及其他治疗方法（特别是体外冲击波碎石）失败后的结石。最适合经皮肾镜取石的是身体健康、较瘦、直径小于 1cm 的单发结石；位于轻度积水的肾盂中或扩张的肾盂内的结石。对大的鹿角型结石采用经皮肾镜取石和体外冲击波碎石联合治疗，效果也很满意。

患者需在全身麻醉、连续硬膜外麻醉或静脉麻醉下施行手术。先在腰部皮肤上做一个小切口，在 X 线或 B 超的引导下，通过切口将穿刺针插入肾盂，并通过穿刺针置放入导丝，再循导丝用扩张器扩大通道。随后，通过此通道放入肾镜及各种操作器械，在直视下进行各种检查和治疗。例如用取石钳直接取出一些较小的结石或体外冲击波碎石治疗后形成的碎石块；用碎石器（如液电碎石器或超声碎石器）先将体积较大的结石粉碎并同时将小的结石碎片吸出体外，再用取石钳取出较大的碎片。超声碎石是利用超声换能器的压电效应将电能转换成声能（机械能），再沿着硬性探条传导至顶端，引起顶端震动，当探条顶端接触到结石时，超声波的高频震动能把结石碾磨成粉末状小碎片，或将结石震裂。超声碎石的探头一般是中空的，在碎石过程中可以同时用负压将已粉碎的结石碎片吸出来，使操作更方便，效果更好。且对膀胱，输尿管及膀胱壁等软组织不会造成损害。通过进行超声碎石可以治疗相应部位的结石及体外冲击波碎石术后在输尿管内形成的“石街”。对超声碎石过程中形成的较大的结石碎片可用异物钳取出，以缩短手术的时间。液电碎石是通过放置在水中的电极将储存在电容器中的高压电能在瞬间释放出来，使电能转变为力能，直接将结石击碎。液电的冲击力很强，碎石效果好。进行液电碎石时必须通过内腔镜（经皮肾镜、输尿管镜、膀胱镜等）在窥视下将电极放入体内，直接对准结石。可用于治疗肾结石和输尿管结石，也可用于治疗膀胱结石。对于尿道结石，一般需先将结石推入膀胱内，然后再用电极进行碎石，以免损伤尿道。

如因尿道狭窄、前列腺增生而不能置入膀胱镜时，就不能进行液电碎石治疗。另外，如结石数量较多、结石的质地特别硬或结石较大，就会延长操作时间，出现并发症，也不宜进行液电碎石。此外，对有急性泌尿系统感染的患者，必须在感染控制后才能进行液电碎石治疗。液电碎石操作简便、并发症少，对患者的损伤小、术后恢复也很快。它的主要并发症是穿孔。由于碎石过程中液电对尿路黏膜的损伤，术后偶有轻度的血尿，一般不需要治疗，会自行消失的。如果术后出现尿路感染，可以进行抗生素治疗。

此外，还可以进行气压弹道碎石术等手术。腹腔镜手术是近年来发展起来的一种先进技术，目前还只是用来治疗输尿管结石。

经皮肾镜碎石成功率高，治疗肾结石可达 98.3%，输尿管结石可达 82%，并有痛苦小、创伤小、适应范围广、患者恢复快等优点。它的主要并发症有术中及术后出血、肾盂穿孔、邻近脏器损伤、感染、肾周积尿等。

经皮肾镜碎石术的禁忌证包括：全身出血性倾向、缺血性心脏疾患、呼吸机能严重不全的患者、过度肥胖、腰肾距离超过 20cm、不便建立经皮肾通道者，高位肾脏伴有脾大或肝大者，肾结核、未纠正的糖尿病、高血压、肾内或肾周急性感染者，小的肾内型或分枝型肾盂、严重脊柱后凸畸形等患者均不能做经皮肾镜取石，孤立肾患者不宜进行经皮肾镜碎石。另外，安装心脏起搏器的患者不能用液电碎石。

2. 经尿道输尿管肾镜碎石术　经尿道输尿管镜碎石也是一种经内腔镜治疗上尿路结石的非开放性手术方法。具体方法是先经尿道将膀胱镜插入膀胱，窥视下向输尿管内插入导丝，沿导丝用扩张器逐步扩张输尿管口，然后再沿导丝将输尿管镜经输尿管口向上插入输尿管，最后进入肾盂。可在窥视下进行各种治疗（如用套石篮套石、用超声或液电碎石、用异物钳直接取石等）。取石后，一般要留置输尿管导管（或双 J 导管）2 ~ 5 天，以预防术后输尿管黏膜水肿、血块堵塞而造成的梗阻或疼痛。

经尿道输尿管镜碎石术是治疗输尿管结石的一种重要手段，尤其是对输尿管中下段结石，成功率很高。此外，对于体外冲击波碎石定位困难或治疗失败者，以及冲击波碎石后形成“石街”者，也有很高的成功率。

下列情况不宜经尿道输尿管镜碎石，例如：有出血性疾病者、有前列腺增生症或尿道狭窄、各种原因造成的输尿管口狭窄及输尿管狭窄、输尿管扭曲等，因直接妨碍输尿管镜的置入而不能进行经尿道输尿管镜碎石。因此，术前要进行排泄性尿路造影（IVP）或 B 超检查，以确认没有上述异常情况。另外，有膀胱挛缩病变或急性泌尿系统感染时也不能做。有泌尿系统感染者，需待感染控制后再进行经尿道输尿管镜碎石术。

经尿道输尿管镜碎石术是一种安全、有效的方法，可以使患者免除开放手术所带来的痛苦，较开放性手术恢复快，住院时间短，并发症少。它的主要并发症是急性肾盂肾炎和输尿管损伤。对输尿管上段的结石，还可通过肾脏顺行置入输尿管镜，进行碎石及其他治疗。

（四）化学溶石疗法

化学溶石疗法包括两个方面，一是通过口服药物的方法来溶解结石；二是通过各种途径将导管放到结石近段的尿路（主要是肾盂和膀胱），经过导管注入溶解结石的药物，使药物与结石直接接触来达到溶石的目的。临床上主要用于治疗尿酸结石和胱氨酸结石。

经过导管注入溶解结石的药物主要有 Renacidin、碳酸氢钠、EDTA 等。应根据不同结石的理化性质来选择相应的药物，如 Renacidin 是酸性溶液（pH 为 3.9）可与结石中的钙结合形成枸橼酸钙复合物，主要用于治疗感染性结石；碳酸氢钠和 EDTA 均为碱性药物，用于治疗尿酸结石和胱氨酸结石。进行溶石治疗必须具备以下条件：①尿液应是无菌的，必须在尿路感染得到完全控制后才能应用灌洗溶液，以免在溶石过程中大量细菌释放出来而引起尿路感染；②溶石液体的流入及流出应当通畅；③肾盂内压力维持在 30cmH_2O；④没有液体外渗。如有液体漏出，则应停止灌洗；⑤要监测血清中镁的水平，避免发生高镁血症。等渗的枸橼酸液在 pH 为 4.0 时能溶解磷酸钙和磷酸镁铵，形成可溶性的枸橼酸钙复合物。Hemiacidrin 可供应用，但毒性大，甚至可引起死亡。肾盂首先用无菌生理盐水以 120mL/h 的速度，如灌洗 24 小时后，如无异常，才可开始进行溶石治疗。应仔细观察患者，如出现发热、腰痛、血肌酐、血镁、血磷升高等情况，即应停止灌洗。

（五）体外冲击波碎石

体外冲击波碎石（ESWL）是 20 世纪 80 年代的新技术，被誉为“肾结石治疗上的革命”。随着碎石机的更新换代和碎石经验的积累，肾、输尿管和膀胱结石均可进行体外冲击波碎石。

此外，体积特别大的肾结石由于形成的时间比较长，往往同时有各种并发症（特别是并发感染等），单独采用上述的任何一种治疗方法都不能解决问题。即使采用开放手术也不一定能将结石取净。有时还有可能因严重出血而不得不切除肾脏。最近，国外提出一种所谓的“三明治”治疗方法。即先采用经皮肾镜超声碎石术将结石的主体粉碎，尽可能把结石碎片冲洗干净，但仍保留手术时使用的隧道；接着用体外冲击波碎石将剩余的结石碎片击碎，待其自然排出；最后再通过隧道把不能排除的碎片用经皮肾镜取出。

坦索罗辛 0.2mg 可以有助于 ESWL 后结石碎片的排出、缩短结石碎片排出的时间、缓解排石时疼痛的症状。

五、其他结石

（一）妊娠时尿石症

一般说来，妊娠妇女患尿石症的并不多，发病率约为 1 ： 1 500，与非妊娠者相同。右侧似比左侧多。复发率则与一般人相同。多见于妊娠的中后期。虽然妊娠本身不会导致尿石症，但增大子宫压迫引起的输尿管生理性扩张、使结石容易移动而导致肾绞痛和血尿。妊娠期影响尿石症的危险的代谢因素是高钙尿、高尿酸尿和低枸橼酸尿。此外，机械因素和激素因素也是妊娠期结石形成的危险因素。

70% 以上的结石的主要成分是磷酸钙或混合的草酸钙，占育龄妇女中 30% 的育龄期非妊娠的妇女有轻度增加的尿 pH 及恒定的高钙尿，pH 增高有利于磷酸钙结石的形成。先前存在的结石的主要成分是草酸钙，在妊娠期则主要是磷酸钙。

值得注意的是妊娠期观察到的结石中草酸钙的比例明显减少。由于特殊的成石过程，从 Randall 斑发展为结石需要数月，而形成临床上有症状的结石则需要数年。因此，在妊娠后期形成的结石草酸钙结石的低发病率说明其另有机制。这些机制包括先前存在的特发性高钙尿、甲状旁腺功能亢进、过度补钙、尿 pH 偏高、呕吐及缺钾。

但是，妊娠期的一些生理改变影响了尿石症的发病率。在妊娠的头三个月，肾脏及输尿管开始扩张，可引起尿液的滞留，有利于结石的形成。妊娠期，肾血流量增加、肾小球滤过率增加 30% ~ 50%、增加钙、钠和尿酸的滤过。由于胃肠道钙的吸收增加，钙的排泄可增加一倍。大多数孕妇由于胎盘产生 1，25-（OH）$_2$- D_3 升高增加肠道钙的吸收、PTH 的分泌受抑制而容易产生高钙尿，饮食中补充钙更进一步增加了尿钙的排泄。尽管妊娠期间处于高钙尿的状态，尿石的发病率没有明显的升高，这主要是由于妊娠期尿中抑制剂（如枸橼酸、镁和糖蛋白）的排泄也增加，抵消了结石形成的危险因素。由于妊娠早期体内孕激素水平上升，使输尿管的平滑肌松弛以及蠕动减弱的缘故，到妊娠后期还与增大的子宫压迫输尿管有关。90% 的孕妇在妊娠第 6 ~ 10 周时会出现生理性的肾积水，一直到分娩后一个月内才得以恢复。这些都可导致肾盂、输尿管扩张并增加感染的危险，同时也就增加了结石形成的危险。妊娠期，随着子宫逐渐增大，腹腔内脏器的位置也随之发生变化，给尿石症的诊断带来一定的困难。例如，由于阑尾向上移位，使与胆囊炎、憩室炎、右侧肾盂肾炎、阑尾炎难以鉴别。妊娠掩盖了肾绞痛的症状和体征，而表现为含糊的腹痛。不可解释的发热、不缓解的细菌尿、镜下血尿也会导致误诊。在诊断方面，由于 X 线照射会对胎儿产生许多不利的影响（尤以妊娠的头三个月最重要），应力求避免进行 X 线检查，而尽量采用 B 超和超声多普勒检查。但 B 超不能区分是结石引起的肾积水还是妊娠引起的生理性肾积水，采用彩色多普勒超声检查可以提高诊断的准确率。对输尿管下段结石的诊断，还可以作经阴道的超声检查。但超声检查有可能对胎儿听觉器官的发育造成潜在的影响，应避免反复多次进行。但是，如上述检查不能确定诊断，而延误诊断会对孕妇及胎儿带来更为不利的影响时，还是应该做 X 线检查的。这时可以采取一些措施来减少 X 线对胎儿的影响，例如，可以只对患侧进行检查，对孕妇的骨盆进行屏蔽，减少摄片的数量等。磁共振（特别是应用快速成像技术）虽然可以得到准确的结果而对胎儿没有影响，但由于 MRI 对胎儿的潜在影响目前仍不清楚，故在胎儿高危期（特别是妊娠头三周）内最好不要做 MRI 检查。因此，该项检查仅限于解决疑难病例的诊断。

在治疗方面，对大多数孕妇来说，首选的是非手术治疗。可采用多饮水、卧床休息、服用止痛药等比较温和的方法，尽可能不用如总攻疗法等强有力的治疗。50% ~ 80% 的结石可以自行排出。但在妊娠的头三个月，应避免使用一些可能对胎儿有影响的止痛药，如可卡因、美沙酮、非甾体抗炎药物（如吲哚美辛栓）等。对于有严重腰痛或腹痛者，多数情况下麻醉止痛是安全的，既可口服，亦可胃肠外使用麻醉剂，常用的哌替啶和吗啡未发现引起胎儿致畸的报道。对严重腰痛或腹痛但不并发有恶心、呕吐者、还可使用连续硬膜外麻醉以缓解输尿管痉挛及绞痛，促使一些上尿路结石排入下尿路甚至体外。如果一定要进行体外冲击波碎石，最好使用 B 超定位的碎石机。如症状没有改善，则可选用经皮肾取石术。输尿管镜检查有一定的危险性。可在局部麻醉下行超声引导下的经皮肾造瘘术。只有在特殊情况下（如持续疼痛、败血症、反复梗阻），才在严密的监视下行经皮肾取石术。对明确由于梗阻引起的感染，必须及时处理，以免引起自发性流产。必要时可放置输尿管内支架，通过术中 B 超确定支架的位置。只有 20% ~ 30% 的患者需要在妊娠期间进行药物治疗。通常用来预防结石形成的药物，如噻嗪类药物（对含钙结石）、黄嘌呤氧化酶的抑制剂（对尿酸结石）、青霉胺（对胱氨酸结石），对胎儿都有一定的不利影响，也应避免使用。对于严重腰痛或腹痛并发泌尿系统感染或全身感染者，应选择安全、适当的抗生素予以抗感染治疗。对需要进行体外冲击波碎石者，最好使用 B 超定位的碎石机，以避免对孕妇和胎儿产生不利影响。

妇产科医生必须明白结石的预防，特别是既往有尿石症病史者，要做全面的血尿评价。对妊娠期形成的结石要进行成分分析以提供关于病理生理方面准确的信息，以提出详尽的预防措施。

（二）儿童尿石症

（1）未成熟婴儿的结石病：出生时体重小于 1 500g 的婴儿患肾钙化的概率较大。30% ~ 90% 的用呋塞米治疗的婴儿在超声检查时可发现肾钙化。早期，结石形成肯定与呋塞米引起的高钙尿有关；但也可发生在没有用过呋塞米的患者。其他于尿石形成有关的因素有：饮食钠、钙和维生素 D 的补充或应用肠道外营养液。应用激素或茶碱可引起高钙尿。很多未成熟婴儿有代谢性或呼吸性酸中毒而导致低枸橼酸尿。

在接受肠道外营养的这些婴儿中，尿草酸排泄增加。这可能与维生素 C 和甘氨酸转变为草酸有关。还包括异常的脂肪吸收、维生素 C 摄入增加、草酸代谢的其他旁路。对这些婴儿，应少用呋塞米或改用噻嗪类药物。

（2）儿童及青春期的肾结石：儿童肾结石的平均年龄为 8 ~ 10 岁。男女比例为 1.5 ∶ 1。随着经济的发展，人们的生活水平和生活质量发生了显著的改变，小儿泌尿系统结石的构成也发生了变化，膀胱结石已明显减少，而上尿路结石则相对增加。在发展中国家，儿童尿石症的发病率为 5% ~ 15%，膀胱结石约占 30% 以上；而在发达国家仅为 1% ~ 5%，男女比例约为 3 ∶ 1。肾结石的发病年龄主要在 10 ~ 14 岁，而膀胱结石则在 2 ~ 6 岁。

儿童肾结石相对少见，大多数儿童尿石症都是草酸钙结石。儿童肾结石少的原因：①儿童尿中草酸钙的亚稳区较高，导致结石核心形成的频率降低；②抑制剂（如枸橼酸和镁）的浓度在儿童比成人高；③儿童的 UMMs 抑制草酸钙晶体生长、聚集及黏附到肾小管上皮细胞的能力大于成人；④儿童的 UMMs 包括高浓度的 GAGs，它是草酸钙晶体聚集及晶体细胞黏附的强烈的抑制剂。

发生在儿童和青春期的肾结石中，10% ~ 40% 的患者有解剖畸形，其中最常见的畸形是肾盂输尿管交界处狭窄。其中 75% 并发有泌尿系统感染。有时很难确定究竟是感染引起结石（磷酸镁铵结石）还是结石引起感染（一般为草酸钙结石）。脊髓脊膜突出和神经性膀胱是磷酸镁铵结石的主要原因。在没有解剖畸形的儿童，结石的类型与成人一样。63% ~ 86% 的患者有代谢异常。与小儿泌尿系统结石形成有关的原因大致可归纳为：遗传、感染、地理、营养、代谢、解剖及特发性因素等七个方面。在无感染和无解剖畸形的肾结石患者中，高钙尿是最常见的代谢异常。在大多数情况下，高钙尿占代谢原因的 75% ~ 80%。肾性高钙尿比成人高。20% ~ 25% 的患者尿酸排泄增高。在进行代谢检查时，大约 90% 的无解剖畸形的患者有原发性代谢异常。

在儿童尿石症中，由遗传及解剖原因引起的居重要地位。如肾小管性酸中毒、胱氨酸结石、肾盂输尿管连接部梗阻、输尿管狭窄、巨输尿管畸形、重复肾盂输尿管畸形、直肠膀胱瘘、脊髓脊膜膨出及神经源性膀胱等；此外，脊髓灰质炎、骨折、截瘫等长期卧床、活动较少等情况也是引起尿液淤滞、产生泌尿系统结石的重要因素。

儿童尿石的成分都含有酸性尿酸胺，主要与尿 pH 低、饮水不够、尿酸的过饱和有关。它还会导致草酸钙的沉淀。在肾结石和膀胱结石中，70% 的结石同时含有这两种成分。因感染所致的泌尿系统结石占儿童肾结石的 30% ~ 40%。变形杆菌是最常见的致病微生物，它能分解尿素产生氨从而碱化尿液，并导致感染结石的形成。

儿童肾结石很少有典型的输尿管绞痛。大约 70% 的患者是因泌尿系统感染就诊时被诊断出来的。可有血尿、腹痛，仅不到 15% 的患者有典型的输尿管绞痛。有些患不可解释的血尿和高钙尿的患者在随访时发现有肾结石。代谢性尿石症的分布与成年人相似。草酸钙和磷酸钙最常见，尿酸结石占 5% ~ 10%，胱氨酸尿和原发性高草酸尿见于 1% ~ 2% 的患者。远曲小管性酸中毒常并发 I 型糖原储存病是儿童肾结石的罕见原因。

儿童的 X 线检查有一定的特殊性，即在 IVP 时，肾影密度不增加。因为 80% 的患儿有泌尿系统感染，输尿管扩张、肾盏积水及其他结石梗阻引起的典型 X 线改变较常见。3% ~ 10% 的结石是可透 X 线的。有些医师建议对儿童不要进行 IVP 检查，以减少 X 线的暴露。可行 B 超检查。

由于儿童的尿石症比成人的危险性更大，且复发的可能性也大。因此，对儿童尿石症应进行详细的代谢检查。2/3 的患者需要正规的治疗亦取出结石。手术治疗后，复发率一般较低。一般应劝告患者多饮水。原发性高草酸尿或高钙尿可限制饮食中的草酸和钙，而不一定用中性正磷酸盐。高钙尿的儿童可用噻嗪类药治疗。治疗后 2 周，尿钙可以达到最低水平，3 个月后可保持较低的水平。

六、预防

尿路结石（尿石）治疗后，形成结石的因素并未得到解决，如仍有代谢异常，则会有结石复发。有 25% ～ 75% 的尿石症患者在随访 10 ～ 20 年的过程中有结石复发，复发率为每年 5% ～ 7%，并有 50% 的患者在 10 年内有复发。因此，应当十分注意尿石症的预防工作。任何治疗如不能使结石的治愈率大于 70%（在三年内），就应该认为是无效的。

预防尿石症复发的措施主要有：

（1）预防：根据尿石成分分析的结果及平片上结石的形态来判断结石的成分，有的放矢地制定预防的措施。

结石标本应做分析以确定其成分。尿酸或胱氨酸说明痛风素质或胱氨酸尿。磷酸镁铵、碳酸磷灰石说明感染结石。羟磷灰石为主说明肾小管性酸中毒或原发性甲状旁腺功能亢进。纯草酸钙或草酸钙及羟磷灰石则有好几种情况，包括吸收性及肾性高钙尿、高尿酸的含钙结石、肠源性高草酸尿、低枸橼酸性含钙结石及低尿量。

结石成分有助于指导代谢研究。对混合结石，其主要成分有指导价值。Pak 等对 1 400 例有结石成分分析及完整代谢评价的患者进行分析，发现钙磷灰石和混合草酸钙及钙磷灰石结石都有肾小管性酸中毒及原发性甲状旁腺功能亢进的诊断，但没有慢性腹泻综合征。当磷的含量在草酸钙结石—草酸钙及钙磷灰石混合结石—钙磷灰石结石肾小管性酸中毒患者从 5% 增加到 39%，原发性甲状旁腺素甲状旁腺功能亢进从 2% 增加到 10%。纯的或混合性的尿酸结石强烈并发痛风体质，磷酸氢钙结石则并发肾小管性酸中毒，感染与感染结石之间及胱氨酸尿与胱氨酸结石之间都有密切的关系。

（2）小儿膀胱结石：主要的问题是增加营养（奶制品）。这里我们特别强调母乳喂养的重要性。

（3）大量饮水：饮水对预防尿石复发是十分有效的。多饮水可以增加尿量（应保持每日尿量在 2 000 ～ 3 000mL），显著降低尿石成分（特别是草酸钙）的饱和度。据统计，增加 50% 的尿量可以使尿石的发病率下降 86%。餐后 3 小时是排泄的高峰，更要保持足够的尿量。临睡前饮水，使夜间尿比重低于 1.015。多饮水可在结石的近段尿路产生一定的压力，促使小结石排出；可以稀释排泄物以及一些与结石形成有关的物质（如 TH 蛋白）。但有人认为，大量饮水同时也稀释了尿液中抑制剂的浓度，对预防结石形成不利。实际上，在尿石形成的影响中，尿液的过饱和居于十分重要的地位；相比之下，大量饮水对抑制剂浓度降低的影响要小得多。一般的推荐是大量饮水、低钠及低动物蛋白饮食、减肥，以获得最佳的 24 小时尿指标。碳酸饮料能增加尿枸橼酸水平，有助于增加对抵抗结石复发的保护作用。安全的策略的采用改良的 DASH（Dietary Approaches to Stop Hypertension）饮食，即推荐新鲜的蔬菜及水果、低脂奶制品。这些食品是低钠、低能量、低草酸。

（4）推荐饮食：饮食习惯对尿石症的发生有重要的作用。饮食改变及体力活动能明显减少复发性肾结石的发病率。

流行病学研究证明肾结石患者消耗大量的动物蛋白。动物蛋白摄入会增加肾结石的发病率。富人的蛋白摄入多，肾结石也多。蛋白摄入增加尿钙、草酸和尿酸，即便是正常人也增加尿石形成的可能性。限制蛋白摄入导致尿尿酸减少和尿枸橼酸增加。

钠的限制是预防复发性肾结石的重要内容。钠摄入增加可导致肾结石的发生。研究证明高钠饮食（250mmol/d 氯化钠）明显增加尿钠（从 34 ～ 267mmol/d）、尿钙（2.73 ～ 3.93mmol/d）及尿 pH（5.79 ～ 6.15），明显减少尿枸橼酸（2.52 ～ 3.14mmol/d）。最终结果是增加了钙盐在尿中的结晶形成。Borghi 等认为应限制钠的摄入至 50mmol/d 氯化钠，加上限制动物蛋白及适度的钙摄入限制钠的摄入可加上尿石症患者大约 50%。

结石患者应根据热量的需要限制超额的营养，保持每日摄入蛋白的量为 75 ～ 90g，以保持能量的平衡，降低尿石发生的危险。对有家族性高尿酸尿或有痛风的患者，应限制蛋白的摄入量为 1g/kg。控制精制糖的摄入。忌食菠菜、动物内脏等食物。

（5）磁化水：有一定的防石作用。一般的水通过一个磁场强度很大的磁场后即成为磁化水。1973 年曾有人发现将结石置于盛有磁化水的容器中会出现溶解现象。通过研究，发现水经过磁化后，水中的各种离子所带的电荷会发生变化，形成晶体的倾向明显降低，可以对尿石形成起预防作用。

（6）治疗造成结石形成的疾病：如原发性甲状旁腺功能亢进、尿路梗阻、尿路感染等。

（7）药物：可以根据体内代谢异常的情况，适当口服一些药物，如噻嗪类药物、别嘌呤醇、正磷酸盐等。对复发性草酸钙结石患者应避免摄入过量的维生素 C。

（8）定期复查：尿石患者在结石排出后必须定期进行复查。这主要是因为：①对绝大多数结石患者来说，排出结石后，造成结石形成的因素并未解决，结石还可能复发。②除了在手术时明确结石已经取净，无论采用什么方法碎石，体内都可能残留一些大小不等的结石碎片，这些结石碎片就可能成为以后结石复发的核心。

第三节　下尿路结石

下尿路结石包括膀胱结石和尿道结石。绝大多数膀胱结石是在膀胱内形成的，也有一部分在是从上尿路形成后再排到膀胱的。膀胱结石下降到尿道即成为尿道结石。只有一小部分尿道结石是在尿道内形成的。膀胱结石仅占所有结石的 16.2%；尿道结石占 3.8%。

一、膀胱结石

（一）膀胱结石的形成原因

膀胱结石可以是在膀胱内原发形成的，也可以是从上尿路下降到膀胱的。前列腺增生症、尿道狭窄、膀胱颈部梗阻等可以引起尿路梗阻的疾病都可以成为膀胱结石形成的原因。

（二）膀胱结石的成分和结构

膀胱结石的成分主要是尿酸或磷酸镁铵（感染结石）。这主要与患者饮水少、膀胱内产生酸性尿有关。从上尿路排入膀胱内的结石则常常是草酸钙和胱氨酸。绝大部分膀胱结石都具有鲕状结构或复合结构。

（三）膀胱结石的临床表现

膀胱结石的典型症状是间歇性、有疼痛的排尿、终末血尿；耻骨上区不适，可以是钝痛、胀痛，这些症状可在排尿的终末加剧。因为排尿时膀胱内的结石会随尿液的流动而移至膀胱颈口，堵住尿流通道，可引起排尿中断，患者必须改变体位后才能继续排尿。此时会出现剧痛，并放射至阴茎、阴茎头和会阴部，甚至发生急性尿潴留。小儿膀胱结石患者，当结石嵌顿时，常疼痛难忍，大汗淋漓，大声哭叫，用手牵拉或搓揉阴茎或用手抓会阴部，并变换各种体位以减轻痛苦。但在前列腺增生症并发膀胱结石的患者，不一定出现排尿中断的症状，结石常常是意外发现的。膀胱结石通常是单发的，但有尿路梗阻时，可形成多发结石。

由于排尿时结石对膀胱颈口的反复撞击，会导致局部黏膜损伤、炎症和恶变。结石和感染的长期刺激还可能使膀胱上皮增生而形成囊性或腺性膀胱炎，部分增生上皮向黏膜下结缔组织延伸而成 Brum 细胞巢，可能在此基础上演变为腺癌。有资料表明，膀胱结石与尿路鳞状上皮细胞癌之间的关系密切。

（四）膀胱结石的诊断

较大的膀胱结石可经下腹部和经直肠（男性）、经阴道（女性）的双合诊摸到。对尿道结石，男性的前尿道结石在阴茎或会阴部可摸到，后尿道结石则可经直肠摸到。女性患者经阴道可摸到结石及憩室。

X 线检查及 B 超检查在膀胱结石的诊断中十分重要。在腹部平片上，可见结石的阴影。亦可用 B 超检查。膀胱镜检查是检查膀胱结石最有效的方法。对 50 岁以上并伴有膀胱出口梗阻的男性患者的膀胱结石，还应考虑其他与引起尿滞留有关的因素，如尿道狭窄、前列腺增生症、膀胱憩室、神经性膀胱等。

（五）膀胱结石的治疗

膀胱结石的治疗主要为手术治疗，药物治疗一般无效。手术的方法主要为：

（1）膀胱切开取石术：对膀胱内的多发结石、大结石；围绕异物形成的膀胱结石；并发有前列腺增生症、膀胱肿瘤、神经源性膀胱及尿道狭窄的结石等，都应该进行手术治疗，并在取出结石的同时治疗并发的疾病。

（2）经膀胱镜机械碎石：一般适用于直径小于 2cm 的膀胱结石。如结石体积较大（直径大于碎石钳最大钳叶间距 2.6cm）、质地过硬、膀胱内有严重出血、膀胱容量过小、前列腺增生症并发膀胱结石、有尿道狭窄而无法插入膀胱镜时就不宜采用这种方法。另外，急性膀胱炎及儿童也不宜进行碎石术。经膀胱镜用碎石钳碎石的优点是操作简便、费用低、损伤小，但因为与碎石钳相匹配的膀胱镜的直径比较大，对尿道相对比较狭窄的患者来说，会对尿道造成一定的损伤。还可通过膀胱镜采用液电碎石、超声碎石、气压弹道碎石等方法。

（3）溶石治疗：Renacidin 可用于溶解磷酸镁铵或磷酸盐结石。冲洗耻骨上膀胱造瘘管或导尿管以预防结石形成。0.25% ~ 0.5% 的醋酸溶液灌洗每日两次或三次对长期留置导管的患者可防止磷酸镁铵结石复发。尿酸结石可用碱性溶液灌洗来溶解。

二、尿道结石

尿道结石仅占所有尿路结石的 1% 以下。大多数男性尿道结石是从膀胱下移到尿道的。故其成分与膀胱结石或上尿路结石相同。并发感染时原发的尿道结石含磷酸镁铵。因尿道狭窄等疾病时引起的原发的尿道结石罕见，尿道憩室内也可形成结石。在发展中国家，由于膀胱结石多见，故尿道结石也多见，通常为单发结石。女性尿道结石更少，这可能与女性尿道短且膀胱结石少有关，女性尿道结石常见于尿道憩室。

（一）症状

尿道结石常表现为排尿困难，常有排尿滴沥和排尿中断的症状，因不能排空膀胱而出现尿潴留。排尿时有明显的疼痛，疼痛可相当剧烈并放射到阴茎头。前尿道结石时，疼痛可局限于局部。可在阴茎表面触及一个疼痛性的肿块，并逐渐增大、变硬。后尿道结石有会阴和阴囊部疼痛，疼痛可放射到会阴或直肠。阴茎部结石可在疼痛部位摸到肿块，用力排尿有时可将结石排出。并发感染者尿道有脓性分泌物。男性尿道中结石除尿道有分泌物及尿痛外，在阴茎的下方可出现一逐渐增大且较硬的肿块，有明显压痛但无排尿梗阻症状。女性尿道结石的症状主要为下尿路感染，还可有性交痛。尿道憩室内的结石可以没有症状。在憩室并发感染时，可有尿道溢液。通常对尿流无明显影响。女性尿道憩室结石，常有尿频、尿急、尿痛、脓尿和血尿；在阴道壁可触及质硬的肿块。性交痛为突出的症状。偶尔可有尿道溢液或溢脓，随后症状可得到缓解。

（二）治疗

应根据结石的大小、形态、位置以及尿道的情况来决定治疗的方式。前尿道的结石可用器械将其取出，也可经尿道镜进行碎石后再取出结石。有尿道狭窄者可先行尿道内切开术。在尿道内停留较长时间的大结石，可行尿道切开取石。停留在舟状窝的结石可行尿道外口切开并取出结石。对近期停留在后尿道的结石一般可先将其推回膀胱，然后按膀胱结石处理。对于体积较大的尿道结石无法将结石推回膀胱或造成排尿困难时，可行尿道切开取石术或经会阴部切口或耻骨上切口取出结石。憩室（包括女性尿道憩室）内的结石，可行憩室切开术取出结石，然后进行憩室修补术。

三、前列腺和精囊结石

前列腺结石是由在前列腺腺体或腺泡内的淀粉样小体钙化而形成的。淀粉样小体由层状结构、含有卵磷脂及白蛋白的含氮物质围绕脱落的上皮细胞而形成。无机盐（磷酸钙和碳酸钙）浸透淀粉样小体并使之转变为结石。因此，它的主要成分是磷酸钙和碳酸钙，其余 20% 为有机物（其中蛋白占 8% 左右、胆固醇占 3.7% ~ 10.6%、枸橼酸）。前列腺结石的体积很小，一般为 2 ~ 5mm、圆形或卵圆形的小体，但数量可以很多（有时可多达几百个）。感染也可能与某些前列腺结石的形成有关。

前列腺结石常见于 50 岁以上的男性，并随年龄增高而 增加。常常伴随有前列腺炎和前列腺增生症。

前列腺结石一般不产生尿路的梗阻，也没有明显的临床症状。并发感染时可出现会阴部不适、阴茎部疼痛、性功能紊乱等与前列腺炎相类似的表现。可有终末血尿。感染严重时，可形成现前列腺脓肿，出现会阴深部及阴囊部疼痛、并伴有发热及全身症状。体格检查一般无阳性发现。

前列腺结石常在行 X 线检查或经直肠 B 超检查时偶尔发现。在 X 线片上可以看到前列腺的区域内有弥漫分布的致密阴影或呈马蹄形或环形的阴影。阴影围绕一个透亮的中心，也可为单发的大结石。B 超检查也可以诊断前列腺结石，很多前列腺结石就是在因前列腺增生症或前列腺炎进行 B 超检查时被发现的。膀胱镜检查可发现前列腺增大，偶可看到前列腺表面有小的深褐色的结石颗粒。明显的前列腺结石在膀胱镜通过时可有摩擦的感觉，有时会突出并梗阻尿道。无症状的前列腺结石无须治疗。并发前列腺炎时应治疗炎症。有明显症状者，可行经尿道前列腺电切汽化术或经耻骨上前列腺切除术。对多发结石和并发难治的感染者可行前列腺全切术和双侧精囊切除术。

精囊内的结石极其罕见。其核心常由上皮细胞和黏液样物质组成，沉淀一些含钙物质。结石表面光滑，质硬，直径为 1 ~ 10mm。

精囊结石也可无明显症状。有些患者可有血精、勃起时有疼痛、射精时会阴部不适。

四、其他结石

（一）黄嘌呤结石

黄嘌呤尿是一种遗传性疾病而造成黄嘌呤氧化酶缺乏，阻断了次黄嘌呤氧化为黄嘌呤，再氧化为尿酸的过程。尿中次黄嘌呤和黄嘌呤的水平均高，而尿酸水平低。由于黄嘌呤的溶解度比次黄嘌呤低，故形成黄嘌呤结石。偶尔因服用别嘌呤醇治疗尿酸结石而抑制了黄嘌呤氧化酶，也可引起黄嘌呤结石。治疗主要是大量饮水。

（二）硅酸盐结石

硅酸盐结石在人类极其罕见。仅见于服用大量含硅的抗酸药物（三硅酸镁）时。正常人 24 小时尿中硅的含量小于 10mg/d，而服用三硅酸镁者可高达 500mg/d。三硅酸盐经胃酸处理后转化为二氧化硅。硅酸盐结石可透 X 线，治疗为停止硅酸盐治疗。

（三）基质结石

基质结石主要见于由能产生尿素酶的细菌感染的患者中。变形杆菌感染最可能形成基质结石。由于可透 X 线，故可与尿酸结石相混淆。基质结石主要见于碱性环境，而尿酸结石则在酸性环境。由于基质结石不能被溶解，故只能用手术治疗。

（四）尿酸铵结石

有三种情况可以引起尿酸铵结石：①分解尿素的细菌感染时；②尿磷不足时；③发展中国家的儿童中饮水量低。治疗目的为根治尿路感染、取出感染结石、恢复正常的磷代谢。

第七章　尿路梗阻

第一节　肾积水

一、概述

肾积水（hydronephrosis）是由于肾内尿液的正常排出受阻，肾脏和肾盂内尿液积聚，使肾内压力升高，肾盂肾盏扩张、肾实质萎缩。肾积水多见于儿童，小儿发病率为0.1%，男性约占2/3，左侧多于右侧，双侧占1/5。肾积水因梗阻原因不同可分为多种类型：①管腔内梗阻：如结石、肿瘤、瓣膜病、瘢痕狭窄等。②管腔外压迫：邻近病变侵犯或压迫造成输尿管梗阻。③神经机能失调：如先天性巨输尿管、脊髓脊膜膨出、脊髓外伤等。④反流性肾积水：主要有输尿管口病变或膀胱、尿道梗阻引起输尿管反流所致。不同原因的梗阻造成肾内压力持续性升高，使安全阀开放（肾盂静脉反流、肾小管反流、肾间质反流及淋巴反流），肾盂压自行下降；当压力继续存在，代偿性回流仍不能维持平衡时，肾盂逐渐扩大，若肾盂内压不断升高，最后将导致泌尿功能减退，肾实质萎缩、破坏而变薄。

二、诊断

肾积水诊断时，首先应明确肾积水的存在，而后查明肾积水的原因、病变部位、梗阻程度、有无感染以及肾功能损害情况。

1. 临床表现　主要为原发病的症状和体征，很少显出肾积水的病象，往往在完全性梗阻而发病急骤时，例如，肾和输尿管结石嵌顿时出现肾绞痛而被发现。继发性肾积水并发感染时，常表现为原发病症状的加重。近年来，肾积水常由超声波检查发现，临床并无症状。肾积水有时呈间歇性发作，称为间歇性肾积水。发作时患侧腹部有剧烈绞痛、恶心呕吐、尿量减少；经数小时或更长时间，疼痛消失后，随后排出大量尿液，多见于肾盂输尿管连接处或输尿管梗阻。肾积水的一般症状：恶心、呕吐、纳差、便秘和腹胀等，也可表现为腹痛和腰酸及腹部包块。肾积水的并发症常有感染、结石、高血压，外伤后易破裂。

2. 实验室检查　具体检查如下。

（1）尿常规检查：在肾盏扩大后常出现红细胞和蛋白。

（2）肾功能检查：包括尿素氮、肌酐测定以及廓清试验等。双侧肾积水肾功能严重受损时，血肌酐、尿素氮升高。

3. 影像学检查　具体检查如下。

（1）静脉尿路造影：用于观察肾脏功能和肾盂肾盏的形态、输尿管的情况。一般情况下静脉尿路造影可明确诊断，必要时可行膀胱镜检查了解输尿管开口情况并行逆行造影，注意避免逆行感染。

（2）肾穿刺造影和肾血管造影术：在上述造影检查无结果时可酌情采用。

（3）B超：表现为无回声区，一般90%肾积水可获满意的结果，也可帮助穿刺定位。

（4）同位素肾图检查：可出现排泄迟缓。

（5）CT：可了解积水及肾功能情况，但确定梗阻部位较静脉尿路造影无明显优势。

（6）MRU：影像清晰，费用较贵，在静脉尿路造影及逆行造影不能明确诊断时，MRU 地位是不可替代的。

4. 巨大肾积水标准　成人超过 1 000mL，儿童超过 24 小时尿量。

三、鉴别诊断

1. 妊娠期泌尿系统正常生理　正常妊娠期间常有轻度肾、输尿管积水。除了妊娠子宫压迫输尿管，是由于妊娠期间黄体酮的分泌引起肾输尿管肌肉松弛所致。这是一种生理性改变，由于解剖关系，几乎都发生在右侧。

2. 单纯性肾囊肿　IVU 示肾盂、肾盏受压、变形或移位，B 超见肾区出现边缘光滑的圆形的透声暗区。

3. 多囊肾　一侧或两侧上腹可触及囊性包块，IVU 示肾盂、肾盏受压变形，伸长而无扩张，呈蜘蛛足样。CT 示肾增大，肾实质有圆形、多发大小不等的囊肿。

四、治疗

（一）保守治疗

（1）肾积水较轻，病情进展缓慢，肾功能已达平衡和稳定状态可观察，但应定期检查了解积水进展情况。

（2）可自行解除的梗阻，如孕妇生理性肾积水。

（二）手术治疗

1. 手术指征　肾积水进行性加重，临床症状明显，肾功能不断下降，梗阻病因明确，有并发症存在，应手术治疗。

2. 手术治疗的原则　如下所述。

（1）解除造成肾积水的梗阻性疾病：如结石应去除，解除纤维素带或迷走血管的压迫，前列腺增生可行电切或摘除等。

（2）严重的肾积水致患侧肾功能全部丧失或有严重感染积脓，但对侧肾功能良好，可行患肾切除术。

（3）肾积水致患侧肾功能极差，对侧肾由于其他疾病功能不佳，甚至尿毒症，积水肾宜先行肾造瘘术，待肾功能恢复，再进一步处理梗阻。

（4）双侧肾积水，注意排除下尿路梗阻原因。一般先治疗情况好的一侧，待情况好转后，再处理严重的一侧。通常先做一侧肾造瘘术。

（5）肾小盏积水，漏斗部梗阻多由结石引起，如无临床症状，一般无须手术。

（6）整形手术原则，注意正常的肾输尿管解剖关系，保持肾输尿管的畅通引流，吻合处应在肾盂的最低处。吻合时防止内翻，力争缝合后成漏斗状。修复时尽量将纤维组织粘连瘢痕切除干净，勿伤及血供，适当保留周围脂肪组织，以覆盖手术野。

第二节　梗阻性肾病

一、概述

因尿路任何部位发生机械性或功能性排尿障碍而导致肾功能损伤称梗阻性肾病（obstructive nephropathy）。

（一）引起梗阻性肾病的病变

梗阻发生可能是完全性或部分性，暂时性或永久性，间歇性或持续性，急性或持续性，有上尿路或下尿路之分，对肾的影响也有程度不同。引起梗阻性肾病的病变如表 7-1 所示。

表 7-1　泌尿系统内和外的梗阻性病变

泌尿系统内梗阻性病变		泌尿系统外梗阻性病变
尿路腔内病变	尿路壁间病变	
尿结石	先天性	前列腺梗阻
输尿管膀胱肿瘤	肾盂输尿管连接部病变（狭窄、功能紊乱）	肾盂输尿管外血管、纤维束带
肾乳头坏死	输尿管、膀胱反流，腔静脉后输尿管、膀胱颈梗阻	主动脉瘤
尿酸盐肾病		输尿管周围纤维化
炎症	尿道针尖样开口	输尿管邻近器官肿瘤
脓肿		医源性（结扎）
	后天性	放射治疗
	尿道狭窄	子宫内膜异位
	输尿管狭窄（结核）	
	神经性膀胱功能紊乱	

（二）梗阻性肾病的病理生理变化

（1）梗阻初期：肾水肿增加，可持续 4 ~ 6 周，以后被萎缩代替。肾近、远曲管及集合管先扩张后萎缩。4 周后受累的肾皮质、髓质均变薄，同时有成纤维细胞及单核细胞浸润。

（2）肾血流及肾小球过滤的变化：早期血流量增加 25% 以上，梗阻后数小时恢复正常，此后肾血流量下降，梗阻 18 小时为正常流量的 40% ~ 50%，8 周时只有正常的 12%。肾小球滤过率随肾血流改变而改变，关键是人球小动脉阻力增加，肾小球滤过率下降，肾功能受损。

（3）在梗阻发生时：随着肾小球滤过、肾小管重吸收和分泌受到影响，尿路肌肉活动，引流排出尿液也受影响。梗阻近端尿路固有层和肌肉因管腔阻力增加而肥大增生，开始于第 3 天，最大在梗阻后 10 天。这也是一种代偿，随着梗阻时间延长，则出现失代偿，终至肌肉萎缩和纤维组织增生。

（4）血管活性物质代谢异常，包括：①肾内花生四烯酸（arachidonic acid）代谢异常，使前列腺素、血栓素分泌改变，影响肾血流量和肾小球滤过率。②血管紧张素分泌增加，是由于刺激肾素分泌增加和致密斑部钠浓度降低所致。③心钠素分泌增加，是由于肾功能受损，钠潴留刺激心房释放增加，因此心钠素也可以作为肾功能恢复的监测指标。

（5）梗阻后肾盂压力上升 5.88 ~ 8.82kPa（60 ~ 90cmH_2O），就发生了液体物质在肾内的逆流：①肾盂静脉逆流。②肾盂肾小管逆流。③肾盂淋巴逆流。④肾盂间质逆流，可引起肾周尿外渗，甚至发生尿性腹腔积液。这些逆流的发生在梗阻时是机体的一种保护性机制或是缓冲作用。肾内型肾盂此种保护机制差，肾功能损害发展快且严重。

（6）一侧发生梗阻性肾病后，对侧肾可以发生代偿性生长，可见肾的体积增大，肾功能提高及一系列内分泌改变、促肾生长因子的升高等。

二、诊断

1. 临床表现　肾盂积水本身无典型症状，常随梗阻的原因、部位及发展的快慢不同出现不同的症状。由结石、肿瘤、炎症引起者可出现绞痛、血尿、尿路刺激症状和肿瘤转移的症状。若是先天性因素则发展缓慢，可出现无症状的腹部包块，或是间歇性发作。若肾积水并发感染者则可出现全身中毒症状，如寒战、发热、腰痛、膀胱刺激症状、消化道症状。少数因肾积水损伤破裂后形成的假性囊肿。若肾功能损害严重，则可出现尿毒症的表现，如贫血、乏力等。肾积水超过 1 000mL 或小儿 24 小时尿量 [1 岁以下 >（400 ~ 500）mL/24h，1 ~ 5 岁 >（500 ~ 700）mL/24h，5 ~ 8 岁 >（650 ~ 1 000）mL/24h] 称为巨大肾积水。

2. X 线检查　尿路平片和静脉尿路造影（IVU）可观察肾影大小、形态、结石、肾功能，在电视下可观察肾盂收缩和输尿管蠕动。肾功能差则要行大剂量 IVU、逆行肾盂造影（RGP）或肾盂穿刺造影（同时可行 Whitaker 试验行上尿路动力学观察）。

3. 超声检查　可确定肾积水的大小和性质。

4. 同位素　可出现梗阻性肾图曲线，并进行分侧肾功能观察。^{99m}Tc-DTPA 闪烁扫描，可显示肾脏大小、功能状态、肾血流量及肾小球滤过率。

5. CT 与 MRI　可以清楚显示肾脏大小及某些疾病以及梗阻部位的确定。对肾功能差或无功能肾可行 CTU 或 MRU。

三、治疗

引起梗阻性肾病的原因很多，也很复杂，要综合判断，对一些慢性不完全梗阻引起的肾病，长期处于平衡状态，肾功能保持不变，为避免手术对肾单位的额外创伤，可观察与定期复查。如需手术要考虑如下的相关因素。

1. 手术时机的掌握　急性完全性梗阻及时手术，解除梗阻，效果较好。梗阻在 24h 后解除，肾单位损坏 25%，血流量下降 41%；梗阻在 10 天后解除，肾功能下降 30%；梗阻 30 天后解除，肾功能下降 70%；梗阻 30 ~ 40 天，肾功能损害则难以恢复。慢性梗阻性肾病的手术需充分准备，等待有利时机，如控制感染，全身情况的纠正等。

2. 术前方案的设计　手术时要尽量保留残余肾组织，凡能保持全肾 1/5 以上者均应保留，而不轻易做肾切除。但是要充分估计有无感染或术后感染能否控制的因素。

3. 双侧肾梗阻积水的先后处理问题　此问题较复杂，要遵守“对抗平衡”原则，一般而言：①双侧积水并且功能相似，哪侧先手术问题不大。②若两侧梗阻程度有差别但不太大时，可先处理梗阻重的一侧，这样有利于该侧梗阻肾功能不至于急剧下降，保护残存肾组织。③若两侧梗阻程度悬殊，则轻一侧先手术，成功率高。当然还要考虑到病变手术的难易程度。

4. 梗阻肾功能恢复问题　双侧肾梗阻时，积聚在体内的代谢产物在梗阻解除后，可刺激患肾恢复功能。但一侧梗阻，如果健侧已发生代偿性增大，功能也能代偿。虽然一侧梗阻解除，病肾功能恢复的机会也相应小得多。

5. 肾脏整形修复　保留肾脏做整形修复要考虑患者的年龄、肾损伤的程度、对侧有无代偿及患者的年龄情况。首先要综合评价患者对手术的承受能力，再要考虑手术能否改善肾功能。对整形手术是否用支架引流，用何种支架，是内引流还是外引流，引流多少时间，支架引流可能发生的并发症等要使患者对这些问题充分知情，以取得支持和合作。

6. 手术方法　需在手术时将所有结构暴露清楚时才能正确选择手术方法，因此术者应熟练掌握并具有很好处理各种情况的能力，因为有些病例在术前的评估与手术的发现是有差异的。常用的手术方法有粘连、束带和血管压迫的解除，输尿管狭窄的单纯切开和整形修复，病肾切除等。根据条件可采取开放手术或腔内微创方法。

第八章　前列腺疾病

第一节　前列腺炎

一、概述

（一）流行病学

前列腺炎是泌尿外科门诊常见与多发疾病，病情反复且治疗效果不尽如人意，有的医生戏称此疾病为："不是癌症的癌症疾病"。部分前列腺炎可以严重地影响患者的生活质量与心身健康。由于对前列腺炎的发病机制，病理生理到目前为止仍没有研究得十分清楚和前列腺炎患者临床表现的多样性、复杂性，使得前列腺炎的流行病学研究增加很多困难，而研究的结果受地域、饮食习惯、文化背景、季节、医生惯性思维以及研究设计方案、年龄群组选择、诊断标准的差异而影响结论的一致性。因此各国家均缺乏系统而详细的流行病学资料调查与研究，难以制订前列腺炎治疗与预防的相关医疗计划，从而对公共健康卫生事业造成巨大的经济负担。

（二）发病率

应用不同的流行病学调查方法和选择不同的人群结构以及地域的不同造成在文献报道中前列腺炎患病率有较大的差异，国际健康中心的健康统计表明，35% ~ 50% 的成年男性在一生的某个阶段会受到前列腺炎困扰，1977–1978 年前列腺炎发病率约为 25%。在美国前列腺炎与前列腺癌和良性前列腺增生症的发病率和就诊率接近，据 1990 年统计每年有 200 万前列腺炎患者，估计发病率为 5% ~ 8%，Pavone 等报道意大利泌尿科门诊有近 18.9% 的患者因反复出现前列腺炎临床症状而就诊。在我国，前列腺炎约占泌尿男科门诊患者总数的 1/3。根据尸检报告，国外前列腺炎发生率为 6.3% ~ 73.0%。Schatteman 等研究一组 238 例 PSA 增高或直肠指诊异常患者，前列腺均存有不同程度的炎症。夏同礼等研究 447 例急性猝死成人尸检前列腺标本，诊断前列腺炎 116 例，占 24.3%。Robertson 等对美国明尼苏达州的 Olmsted 社区前列腺炎发病情况调查，显示 40 ~ 79 岁的中老年男性前列腺炎发病率为 9%。Collins 等对 31 681 例成年男性自我报告病史的调查结果显示前列腺炎发生率为 16%。Nickel 等应用美国国立卫生研究院前列腺炎症状评分 NIH–CPSI 对加拿大渥太华地区调查发现 2987 名社区成年男性居民中回访率为 29%，具有前列腺炎样症状 9.7%。其中 50 岁以下前列腺发病率在 11.5%，50 岁以上男性前列腺发病率为 8.5%。Mehik 等在芬兰对 2 500 例 20 ~ 59 岁男性的随机问卷研究表明前列腺炎发病率 14.2%。Ku 等对韩国 ChoongchungSuth 省社区以及 Taejeon 省参军体检的 29 017 例，如年轻人的 6 940 份随机问卷调查结果表明，6% 出现过下腹部及会阴部疼痛不适，5.0% ~ 10.5% 出现过排尿异常，并对生活质量产生一定影响。值得注意的是，并不是所有前列腺炎样症状者都发展成或可以诊断为前列腺炎，前列腺炎的症状严重程度差异亦较大。Mettik 等对 261 例前列腺炎患者调查显示，只有 27% 的患者每年出现 1 次以上的症状，16% 持续出现症状。Turner 等对 357 例诊断为前列腺炎患者中的 304 例进行调查，结果只有 14.2% 的患者就诊于泌尿科，0.6% 的患者就诊于急诊，这些患者与就诊于基层综合门诊者相比，临床症状较多、较重，持续时间较长，NIH–CPSI 评分也较高，尤其是疼痛不适症状更明显。尽管前列腺炎的发病率很高，也是临床上诊断最多的疾病之一，但报道的发病率往往低于实际情况，原因可能包括：①该病不威胁生命，大部分慢性前列腺炎患者对自身的疾病情况不清楚，也不一定寻求医疗帮助。②前列腺炎患者的症状不典型且多样化造成误诊。③对该病的分类和诊断缺乏统一的标准。④存在无症状的前列腺炎患者。⑤医生的素质和对前列腺疾病认识的差异也可影响对前列腺炎的准确诊断。⑥有些文献资料也不十分可靠。目前国内尚缺乏这样大样本的调查研究。

（三）各种类型前列腺炎的发生情况

根据 1995 年 NIH 标准，前列腺炎分为急性细菌性前列腺炎（Ⅰ型）、慢性细菌性前列腺炎（Ⅱ型）、炎症性慢性骨盆疼痛综合征（ⅢA 型）、非炎症性慢性骨盆疼痛综合征（ⅢB 型）和无症状的炎性前列腺炎（Ⅳ型）。Ⅰ型前列腺炎比较少见，前列腺炎的 3 个主要类型为Ⅱ型、ⅢA 型和ⅢB 型。德国学者 Brunner 1983 年统计 600 例因前列腺炎就诊的患者，发现其中 5% 为细菌性前列腺炎、64% 为非细菌性前列腺炎、31% 为前列腺痛。Ⅳ型前列腺炎由于缺乏明显的症状而不为临床重视，只有因前列腺指诊异常和（或）PSA 增高而怀疑前列腺增生和前列腺癌进行前列腺活检时或因男性不育症进行精液分析时才偶然发现和诊断。Nickel 等对 80 例无症状的 BPH 患者进行组织活检，均存在组织学的炎症反应证据。Potts 等研究 122 例无症状的血清 PSA 增高男性，41.8% 存在前列腺炎。Carver 等在 227 例前列腺癌普查检出Ⅳ型前列腺炎 73 例，占 32.2%，并且血清的 PSA 明显高于无炎症的被普查者。国内李宏军调查 534 例患者，其中诊断前列腺炎 209 例，占 39.1%，Ⅳ型前列腺炎 135 例，占 25.3%。研究表明，Ⅳ型前列腺炎在老年男性和男性不育症中发病率较高，占不育男性中前列腺炎的半数以上。

（四）前列腺炎的年龄分布

前列腺感染可以发生在各个年龄段，以成年男性最多，是 50 岁以下男性就诊于泌尿外科最常见者。以前认为前列腺炎多发于有性活动的青壮年人，高发年龄 25 ~ 35 岁，但流行病学调查显示 36 ~ 65 岁者发病率高于 18 ~ 35 岁者，并与老年前列腺增生症患者具有很大的重叠性。夏同礼等进行尸检发现 50~59 岁前列腺炎发病率 25.4%，60 ~ 69 岁有一个发病高峰，达 36.4%，70 岁以上者为 13.8%。芬兰男性 40 ~ 49 岁组前列腺炎发病率最高，分别是 20 ~ 39 岁与 50 ~ 59 岁组的发病率的 1.7 倍和 3.1 倍，而且退休人员的发生率高达 35.6%。Collins 等估计美国每年 200 万前列腺炎患者发生于 18 ~ 50 岁占 50%，发生于 50 岁以上者占 50%。美国明尼苏达州一个社区调查显示，既往诊断为前列腺炎的患者，在随后进行的统一检查中诊断为前列腺炎的概率随着年龄的增加而明显增高，40、60 和 80 岁组患者分别为 20%、38% 和 50%。这些研究均提示，中老年男性前列腺炎的发病率也可以很高。

（五）发病的季节性

慢性前列腺炎的发病明显存在季节性。芬兰的调查显示 ,63% 的前列腺炎患者冬季症状明显加重。国内也有这种情况。而 Cllins 调查美国南部居民比北部居民的慢性前列腺炎发生率高 1.7 倍，说明过冷过热是慢性前列腺炎发病的诱因。

（六）与其他疾病的相关性

目前无明显证据表明前列腺炎与前列腺癌有关，但有部分症状重叠，由于慢性前列腺炎的难治性，部分患者可能会得抑郁症。Mehik 等调查显示，17% 的前列腺炎患者担心前列腺癌的发生明显高于健康男性。一项回顾性分析显示前列腺炎病史与前列腺癌的发生有一定相关性，但这个资料分析的数据还不完善。老年良性前列腺增生者易患尿路感染并感染前列腺，可能与前列腺炎的发生有一定关系。有报道 BPH 患者手术后的组织学检查，前列腺发现炎症者高达 84% ~ 98%，BPH 患者既往诊断为前列腺炎比率更高；而无症状的 BPH 患者中，前列腺炎症组织学证据也十分常见。泌尿生殖道的炎症性疾病与前列腺炎发病也有十分重要的相关性。资料显示，性传播疾病与前列腺炎的发生具有高度相关性：慢性前列腺炎患者合并精索静脉曲张的机会往往较高，有报道达 50% 左右。Pavone 等发现精索静脉曲张在慢性前列腺炎患者中的发生率高达 14.69%，明显高于对照组的 5.02%；因精索静脉曲张、痔、前列腺静脉丛扩张具有解剖学上的相关性。输精管结扎术与前列腺炎的发生无相关性。Rizzo 等发现，慢性前列腺炎最常见的并发疾病是糖尿病（7.2%）、抑郁症（6.8%）。前列腺炎患者自我感觉过敏性疾病也明显高于一般人群，这也说明了感染或其他因素引起了慢性前列腺炎患者的自身免疫性介导的炎症性反应。

（七）生活习惯和职业的影响

性生活不节制者，手淫过频及酗酒者前列腺炎的发病率较高。而规律的性生活对前列腺功能正常发挥具有重要的作用。芬兰的调查结果显示，离婚或独身的男性前列腺炎发病率明显低于已婚男性，可能与其性刺激及感染机会较少有关。Berger 等研究发现过度的性生活并不会引起前列腺炎，可能与研究对象病史、年龄构成不同有关。Mehik 等调查显示，43% 的前列腺炎患者有勃起功能障碍，24% 有性欲降低。来自性伴的精神心理压力也与前列腺炎的发生有相关性。生活质量问卷显示，多数前列腺炎患者的精神和体能受到明显影响。Ku 等发现部分前列腺炎患者有精神心理问题，尤其是患者抑郁和感觉体能虚弱，且常在前列腺炎样症状出现的早期阶段。某些特殊职业与前列腺炎的发生有明显相关性。赵广明等统计318 例慢性前列腺炎患者，汽车司机占 28.9%，占工人的 46.9%。病因可能是久坐，冷热刺激，会阴部长期在湿热的条件下容易使前列腺的充血加重，经常在外留宿，增加了酗酒、嫖宿的机会，而性病后前列腺炎的发病率明显增高。

二、NIH 分类

1995 年，美国国立卫生研究院（National Institutes of Health，NIH）在过去综合分类的基础上对前列腺炎进行了重新分类，并在流行病学、病原学、病理发生学和治疗方法上都有了重大的突破，重新燃起了人们对该病的极大热情。1998 年“国际前列腺炎合作网络（IPCN）”调查并确定了这个分类方法在 3 年临床和研究应用中的作用，并建议推广使用。新的分类（NIH 分类）法及其基本特点如下。

（1）Ⅰ型（category Ⅰ）急性细菌性前列腺炎：急性细菌性前列腺炎是一种急性尿路感染。细菌存在于中段尿液，与引起尿路感染（urinary tract infections，UTIs）的微生物相同，主要为革兰阴性细菌。患者可表现为突发的发热性疾病，并伴有持续和明显的尿路感染症状。

（2）Ⅱ型（category Ⅱ）慢性细菌性前列腺炎：近几十年来，对于Ⅱ型前列腺炎的定义经历许多改变，主要是由于单纯根据临床定义而缺乏客观的循证医学证据及诊断方法的混乱。早在 20 世纪，人们就认为慢性前列腺炎是继发于细菌感染，尤其是革兰阳性菌；随着资料和经验的积累，一些学者对普遍存在的“慢性细菌性前列腺炎”提出质疑，认为只有在定位的前列腺内发现病原菌（主要是革兰阴性菌）才能诊断，并设计实验来区分尿道和前列腺的病原菌；1978 年以后认为，慢性细菌性前列腺炎是指在前列腺液内存在相当大数量的病原菌，同时没有尿道感染或没有类似急性前列腺炎那样的全身症状。目前认为，Ⅱ型前列腺炎患者的前列腺存在反复复发性的感染特征，具有前列腺炎样症状，前列腺内定位分析存在病原菌。多数研究者坚持认为这一类型的前列腺炎是由已经确立的泌尿系统病原微生物引起的前列腺炎症，并伴有反复发作的下尿路感染，具有复发性 UTIa 的特征，但这一限定只适合约 5% 的慢性前列腺炎患者。在诊断Ⅱ型前列腺炎时还存在许多疑问，例如现代诊断技术在区别细菌性和非细菌性前列腺炎的能力有限；使用敏感特异的诊断技术培养所谓的特殊泌尿道病原体结果与Ⅱ型前列腺炎的相关性难以确定；前列腺内定位分析的病原体与 UTIs 的关系不清；许多慢性前列腺炎患者前列腺液培养可以发现革兰阳性细菌，但却不一定是存在于前列腺内的，对其致病性也存在广泛的争议；彻底消除细菌与临床症状的改善情况之间缺乏相关性。

目前，对于下列前列腺炎患者的分类和治疗情况还难以有一致性意见：

①没有反复发作的 UTIs 病史，但是在前列腺内有定位病原菌存在的证据。②有反复发作的 UTIs 病史，但是病原菌却不定位于前列腺内。③定位分析前列腺内具有在其他情况下的非致病性的病原菌。因此需要加强相关研究，尤其是对那些还没有接受过抗生素治疗的初诊患者前列腺内定位病原菌的诊断和分析。

（3）Ⅲ型（category Ⅲ）慢性非细菌性前列腺炎 / 慢性骨盆疼痛综合征：Ⅲ型前列腺炎，慢性非细菌性前列腺炎 / 慢性骨盆疼痛综合征（chronic pelvic pain syndromes,CPPS），是前列腺炎中最常见的类型，也就是过去分类的慢性细菌性前列腺炎和前列腺痛，又可进一步分为Ⅲ A 型（category Ⅲ A）和（category Ⅲ B）。患者的主要临床表现为盆腔区域的疼痛或不适至少持续 3 个月以上，可伴随各种排尿和性生活方面症状，但无 UTIs 病史，实验室检查不能证实感染的存在。其中Ⅲ A 型为炎症性骨盆疼痛综合征，也称无菌性前列腺炎，在患者的精液、前列腺按摩液（expressed prostatic secretions,EPS）或前列腺按摩后尿液标本中存在有诊断意义的白细胞，是前列腺炎各种类型中最多见的一种。ⅢB型为非炎症性慢性骨盆疼痛综合征，在患者的精液、前列腺液或前列腺按摩后尿液中不存在有诊断意义的白细胞。患者的主要临床表现为盆腔区域的疼痛或不适至少持续3个月以上，可伴随各种排尿和性生活方面症状，但无UTIS病史，实验室检查不能证实感染的存在。对于如何命名Ⅲ型前列腺炎一直存在争议，目前认为非细菌性前列腺炎和前列腺痛的诊断给医师和研究者都带来了很大的困惑，给患者的情绪造成了很大的负担，因此建议不再采用。而统一使用CPPS的诊断，这样就拓宽了该病的范围，囊括了泌尿生殖系统和肛周疼痛为主诉的非前列腺因素造成的疾病，因为学者们普遍认为慢性骨盆疼痛是这一类型前列腺炎患者中确定不变的因素。国外有些学者认为没有必要把ⅢA和ⅢB型前列腺炎区分开来，这是因为ⅢB型前列腺炎患者的前列腺液中有时也可含有过多的白细胞，而且这两种状态的治疗原则基本相同。

（4）Ⅳ型（category Ⅳ）无症状的炎症性前列腺炎（asymptomatic inflammatory prostatitis，AIP）：患者没有主观症状，因在其前列腺的活检组织、精液、前列腺液或前列腺按摩后尿液标本中偶然发现存在炎症反应的证据才得以诊断，患者前列腺液中前列腺特异性抗原（prostate specific antIgen，PSA）水平也可增高。多数患者是因为血清PSA水平升高，在进行前列腺组织的活检时没有发现癌变，却偶然发现了炎症的存在；有一些男性不育症患者在进行不育原因检查时发现精液内存在大量炎症细胞，并因此发现了前列腺内也存在炎症反应。临床上Ⅰ、Ⅱ型前列腺炎占5% ~ 10%，Ⅲ型前列腺炎占90% ~ 95%，Ⅳ型前列腺炎的确切发病情况还不清楚。

三、临床表现

（一）急性细菌性前列腺炎

突然发热、寒战、乏力、厌食、恶心、呕吐、后背及会阴或耻骨上区域痛、伴有尿频、尿急、尿道灼痛及排尿困难、夜尿多、全身不适并有关节痛和肌肉痛、排便痛、排便时尿道流白、性欲减退、性交痛、阳痿、血精。上述症状并非全都出现，有的早期只有发热、尿道灼感被误为感冒。直肠指诊：前列腺肿胀、触痛明显，整个或部分腺体坚韧不规则。前列腺液有大量白细胞或脓细胞以及含脂肪的巨噬细胞，培养有大量细菌生长。但急性期不应做按摩，以免引起菌血症。急性细菌性前列腺炎通常伴有不同程度的膀胱炎，尿培养可了解致病菌及药敏。可并发急性尿潴留、急性精囊腺或附睾炎。

（二）慢性细菌性前列腺炎

临床表现各有不同，其可由急性细菌性前列腺炎迁延而来，然而多数患者先前无急性前列腺炎病史，有些患者仅因偶尔发现无症状菌尿而诊断。大多数有不同程度的排尿刺激症状：尿痛、尿急、尿频、夜尿多，有些患者尿末流出白色黏液，会阴、肛周、耻骨上、下腹部、腰骶部、腹股沟、阴囊、大腿内侧及睾丸、尿道内有不适感或疼痛，可有全身不适、疲乏、失眠等精神症状，偶有射精后疼痛、血精、早泄和阳痿。约有1/3的患者无临床症状，仅靠前列腺液检查诊断，偶有急性发作。膀胱镜检查和泌尿系统造影皆无异常发现。CBP患者PSA可升高。

（三）慢性非细菌性前列腺炎

患者数为细菌性前列腺炎的8倍。临床表现有时同细菌性前列腺炎，主诉有尿频、尿急、夜尿多、尿痛，感觉骨盆区、耻骨上或会阴生殖区疼痛或不适。可伴有头痛、乏力、失眠多梦、食欲不振、焦虑，随着病情时间延长，患者的精神症状愈加重，甚至怀疑自己得了不治之症，有时射精后痛和不适是突出特征。病理学检查无特殊发现。虽然慢性细菌性和非细菌性前列腺炎临床特征有很多相似之处，但非细菌性前列腺炎患者前列腺液细菌培养阴性，也无尿路感染史。非细菌性前列腺炎的前列腺按摩液中白细胞和含有脂肪的巨噬细胞同样较正常多。慢性细菌性和非细菌性前列腺炎均可并发性功能减退和不孕，亦可并有免疫反应性疾病如虹膜炎、关节炎、心内膜炎、肌炎等。

（四）前列腺痛

前列腺痛是非细菌性前列腺炎的特殊类型。典型前列腺痛患者可能有前列腺炎的症状但无尿路感染的病史，前列腺液培养无细菌生长，前列腺液中大量炎症细胞，主要见于20 ~ 45岁的男性。主要症状是与排尿无关的“盆腔”痛，如会阴坠胀、阴茎、阴茎头、尿道痛、耻骨上下腹坠胀、腹股沟、阴囊、睾丸抽痛、下腰背痛、大腿内侧痛，个别甚至脚或肩痛，轻重不一，有的只有 2 ~ 3 个症状，精神痛苦很大，以致失眠。有些患者主诉间歇性尿急、尿频、夜尿多和排尿困难。刺激性排尿困难不是主要症状。许多患者意识到有不同的梗阻性排尿障碍症状，即排尿踌躇、尿流无力、尿线中断、所谓“脉冲”式排尿（pulsating voiding）。

泌尿生殖系统和神经系统检查无特殊异常，有些患者指检时肛门括约肌有些紧，前列腺和其周围组织有触痛。前列腺液细菌培养阴性，前列腺液镜检正常，膀胱镜检查有轻中度梗阻和不同程度的膀胱小梁。前列腺痛的患者 PSA 可升高。

四、诊断

1. 临床症状　诊断前列腺炎时，应详细询问病史，了解发病原因或诱因；询问疼痛性质、特点、部位、程度和排尿异常等症状；了解治疗经过和复发情况；评价疾病对生活质量的影响；了解既往史、个人史和性生活情况。

（1）Ⅰ型：常突然发病，表现为寒战、发热、疲乏无力等全身症状，伴有会阴部和耻骨上疼痛，尿路刺激症状和排尿困难，甚至急性尿潴留。

（2）Ⅱ和Ⅲ型：临床症状类似，多有疼痛和排尿异常等。Ⅱ型可表现为反复发作的下尿路感染。Ⅲ型主要表现为骨盆区域疼痛，可见于会阴、阴茎、肛周部、尿道、耻骨部或腰骶部等部位。排尿异常可表现为尿急、尿频、尿痛和夜尿增多等。由于慢性疼痛久治不愈，患者生活质量下降，并可能有性功能障碍、焦虑、抑郁、失眠、记忆力下降等。

（3）Ⅳ型：无临床症状。

慢性前列腺炎症状评分：由于诊断慢性前列腺炎的客观指标相对缺乏并存在诸多争议，因此推荐应用 NIH-CPSI 进行症状评估。NIH-CPSI 主要包括 3 部分内容，有 9 个问题（0 ~ 43 分）。第一部分评估疼痛部位、频率和严重程度，由问题 1 ~ 4 组成（0 ~ 21 分）；第二部分为排尿症状，评估排尿不尽感和尿频的严重程度，由问题 5 ~ 6 组成（0 ~ 10 分）；第三部分评估对生活质量的影响，由问题 7 ~ 9 组成（0 ~ 12 分）。目前已被翻译成多种语言，广泛应用于慢性前列腺炎的症状和疗效评估。

2. 体检　诊断前列腺炎，应进行全面体格检查，重点是泌尿生殖系统。检查患者下腹部、腰骶部、会阴部、阴茎、尿道外口、睾丸、附睾和精索等有无异常，有助于进行诊断和鉴别诊断。直肠指检对前列腺炎的诊断非常重要，且有助于鉴别会阴、直肠、神经病变或前列腺其他疾病，同时通过前列腺按摩获得 EPS。

（1）Ⅰ型：体检时可发现耻骨上压痛、不适感，有尿潴留者可触及耻骨上膨隆的膀胱。直肠指检可发现前列腺肿大、触痛、局部温度升高和外形不规则等。禁忌进行前列腺按摩。

（2）Ⅱ型和Ⅲ型：直肠指检可了解前列腺大小、质地、有无结节、有无压痛及其范围与程度，盆底肌肉的紧张度、盆壁有无压痛，按摩前列腺获得 EPS。直肠指检前，建议留取尿液进行常规分析和尿液细菌培养。

3. 实验室检查

（1）EPS 常规检查：EPS 常规检查通常采用湿涂片法和血细胞计数板法镜检，后者具有更好的精确度。正常的 EPS 中白细胞 <10 个 /HP，卵磷脂小体均匀分布于整个视野，红细胞和上皮细胞不存在或偶见。当白细胞 >10 个 /HP，卵磷脂小体数量减少即有诊断意义。胞质内含有吞噬的卵磷脂小体或细胞碎片等成分的巨噬细胞，也是前列腺炎的特有表现。当前列腺有细菌、真菌及滴虫等病原体感染时，可在 EPS 中检测出这些病原体。此外，为了明确区分 EPS 中白细胞等成分，可对 EPS 采用革兰染色等方法进行鉴别。如前列腺按摩后收集不到 EPS，不宜多次重复按摩，可让患者留取前列腺按摩后尿液进行分析。

（2）EPS-pH 测定：正常人 EPS 的 pH 介于 6.4 ~ 6.7，随年龄增长有升高趋势，逐渐变为碱性。在慢性细菌性前列腺炎时。EPS 的 pH 明显变为碱性，其碱性程度约比正常高 10 倍，大大影响前列腺内的抗生素浓度，影响治疗效果。前列腺炎所致的 EPS 的 pH 改变可能早于临床症状的出现，当出现临床症状时，前列腺上皮细胞的分泌功能和通透性已经改变，EPS 的 pH 已升高，在随后的病程中不会再有明显变化。

故不论症状轻重，EPS 的 pH 升高提示前列腺炎症相对较重。另外，CBP 的 EPS 的 WBC 计数与 EPS 的 pH 升高的关系呈正相关，前列腺液中的白细胞参与炎症反应，白细胞越多，前列腺的细菌炎症反应越明显，上皮细胞水肿、坏死，导致前列腺上皮细胞分泌功能损害，枸橼酸分泌减少，pH 升高；同时细菌使前列腺上皮通透性增加，更多的组织液渗透到前列腺腔内，进一步稀释其中的枸橼酸，EPS 的 pH 更接近于组织液或血浆 pH。文献报道证实慢性前列腺炎治疗后 EPS 的 pH 可明显下降，但不能恢复正常，这可能因为治疗后前列腺细菌所致的前列腺上皮通透性稍有好转，但分泌功能很难恢复正常，此结果对 CBP 的诊断和治疗有指导意义。

（3）锌的含量：精浆中的锌主要来源于前列腺，是前列腺的特征性产物，可以间接反映前列腺的功能。有人测定慢性前列腺炎患者的精浆锌含量也降低，因此，有学者提出将精浆中锌含量减低作为慢性前列腺炎的诊断指标。慢性前列腺炎患者前列腺锌及精浆锌测定结果假阳性率分别为 10% 及 17%，故前列腺液中锌减低作为慢性前列腺炎的诊断指标，比精浆中锌减低更为直接、准确和可靠。因为精液除前列腺液以外还包括精囊液等其他成分。精液的采集可直接影响检查结果的准确性和可靠性，国外也有类似报道，当前列腺液中锌含量低于 493.74 μg/mL 时，就应考虑有慢性前列腺炎的可能，此时结合前列腺液常规镜检白细胞数增高 / 高倍视野或细菌培养结果，即可确立诊断。此外，临床观察到有些慢性前列腺炎患者虽然临床治愈，前列腺液细菌检查阴性 1 年以上，可是前列腺液锌含量仍持续偏低，这些患者以后易发生前列腺炎复发，这说明前列腺液锌减低时会降低对炎症的防御功能，抗菌能力降低，容易导致前列腺炎复发。因此也可以通过测定前列腺液中锌来评价慢性前列腺炎的治疗效果及预后。

五、治疗

（一）Ⅰ型

主要是广谱抗生素、对症治疗和支持治疗。开始时可经静脉应用抗生素，如广谱青霉素、三代头孢菌素、氨基糖苷类或氟喹诺酮等。发热与疼痛严重时，必要时给予退热药和止痛药，待患者的发热等症状改善后，可改用口服药物（如氟喹诺酮），疗程至少 4 周。症状较轻的患者也应使用抗生素 2 ~ 4 周。伴尿潴留者可采用细管导尿，但留置导尿时间不宜超过 12h 或耻骨上膀胱穿刺造瘘引流尿液，伴前列腺囊肿者可采取外科引流，伴脓肿形成者可采取经直肠超声引导下细针穿刺引流、经尿道切开前列腺脓肿引流或经会阴穿刺引流。

（二）Ⅱ型

慢性前列腺炎的临床进展性不明确，健康教育、心理和行为辅导有积极作用。患者应戒酒，忌辛辣刺激食物；避免憋尿、久坐，注意保暖，加强体育锻炼。慢性前列腺炎的治疗目标主要是缓解疼痛、改善排尿症状和提高生活质量，疗效评价应以症状改善为主，治疗以口服抗生素为主，选择敏感药物，疗程为 4 ~ 6 周，其间应对患者进行阶段性的疗效评价。疗效不满意者，可改用其他敏感抗生素。目前在治疗前列腺炎的临床实践中，最常用的一线药物是抗生素，但是只有约 5% 的慢性前列腺炎患者有明确的细菌感染，可根据细菌培养结果和药物穿透前列腺的能力选择抗生素。药物穿透前列腺的能力取决于其离子化程度、脂溶性、蛋白结合率、相对分子质量及分子结构等。可选择的抗生素有氟喹诺酮类（如环丙沙星、左氧氟沙星、洛美沙星和莫西沙星等）、四环素类（如米诺环素等）和磺胺类（如复方新诺明）等药物。前列腺炎确诊后，抗生素治疗的疗程为 4 ~ 6 周，其间应对患者进行阶段性的疗效评价。疗效不满意者，可改用其他敏感抗生素。不推荐前列腺内注射抗生素的治疗方法。症状严重时也可加用植物制剂和 α 受体阻滞剂。

（三）Ⅲ A 型

抗生素治疗大多为经验性治疗，理论基础是推测某些常规培养阴性的病原体导致了该型炎症的发生。因此，推荐先口服氟喹诺酮等抗生素 2 ~ 4 周，然后根据疗效反馈决定是否继续抗生素治疗。只在患者的临床症状确有减轻时，才建议继续应用抗生素。推荐的总疗程为 4 ~ 6 周。部分此型患者可能存在沙眼衣原体、溶脲脲原体或人型支原体等细胞内病原体感染，可以口服四环素类或大环内酯类抗生素治疗。

（四）ⅢB型

不推荐使用抗生素治疗。可选用 α 受体阻滞剂改善排尿症状和疼痛。植物制剂、非甾体抗炎镇痛药和 M 受体阻滞剂等也能改善相关的症状，α 受体阻滞剂能松弛前列腺和膀胱等部位的平滑肌而改善下尿路症状和疼痛，因而成为治疗Ⅱ型/Ⅲ型前列腺炎的基本药物。α 受体阻滞剂主要有：多沙唑嗪（doxazosin）、萘哌地尔（naftopidil）、坦索罗辛（tamsulosin）和特拉唑嗪（terazosin）等。治疗中应注意该类药物导致的眩晕、直立性低血压和腹泻等不良反应，α 受体阻滞剂可能对未治疗过或新诊断的前列腺炎患者疗效优于慢性、难治性患者，较长程（12 ~ 24 周）治疗效果可能优于较短程治疗，低选择性药物的效果可能优于高选择性药物：α 受体阻滞剂的疗程至少应在 12 周以上。α 受体阻滞剂可与抗生素合用治疗Ⅲ B 型前列腺炎，合用疗程应在 6 周以上。非甾体抗炎镇痛药是治疗Ⅲ型前列腺炎相关症状的经验性用药。其主要目的是缓解疼痛和不适。临床对照研究证实赛来昔布对改善Ⅲ B 型前列腺炎患者的疼痛等症状有效，植物制剂在Ⅱ型和Ⅲ型前列腺炎中的治疗作用日益受到重视，植物制剂主要指花粉类制剂与植物提取物，其药理作用较为广泛，如非特异性抗炎、抗水肿、促进膀胱逼尿肌收缩与尿道平滑肌松弛等作用。常用的植物制剂有普适泰、沙巴棕及其浸膏等。由于品种较多，其用法用量需依据患者的具体病情而定，通常疗程以月为单位。不良反应较小。一项多中心对照研究结果显示，普适泰与左氧氟沙星合用治疗Ⅲ B 型前列腺炎效果显著优于左氧氟沙星单一治疗。另一项随机、双盲、安慰剂对照研究结果显示，与安慰剂比较，普适泰长期（6 个月）治疗可以显著减轻Ⅲ型前列腺炎患者的疼痛和排尿症状。M 受体阻滞剂：对伴有膀胱过度活动症（overactive bladder，OAB）表现如尿急、尿频和夜尿但无尿路梗阻的前列腺炎患者，可以使用 M 受体阻滞剂（如托特罗定等）治疗；抗抑郁药及抗焦虑药：对合并抑郁、焦虑等心理障碍的慢性前列腺炎患者，在治疗前列腺炎的同时，可选择使用抗抑郁药及抗焦虑药治疗。这些药物既可以改善患者精神症状，还可以缓解排尿异常与疼痛等躯体症状。应用时必须注意这些药物的处方规定和药物不良反应。可选择的抗抑郁药及抗焦虑药主要有三环类抗抑郁剂、选择性 5- 羟色胺再摄取抑制剂和苯二氮䓬类药物。

（五）Ⅳ型

一般不需治疗。如患者合并血清 PSA 值升高或不育症等，应注意鉴别诊断并进行相应治疗，可取得较好的临床效果。

（六）其他治疗

（1）前列腺按摩：前列腺按摩是传统的治疗方法之一，研究显示适当的前列腺按摩可促进前列腺腺管排空并增加局部的药物浓度，进而缓解慢性前列腺炎患者的症状，故可为治疗难治性Ⅲ型前列腺炎的辅助疗法。Ⅰ型前列腺炎患者禁用。

（2）生物反馈治疗：研究表明慢性前列腺炎患者存在盆底肌的协同失调或尿道外括约肌的紧张。生物反馈合并电刺激治疗可使盆底肌松弛，并使之趋于协调，同时松弛外括约肌，从而缓解慢性前列腺炎的会阴部不适及排尿症状。该治疗无创伤，为可选择性治疗方法。

（3）热疗：主要利用多种物理手段所产生的热效应，增加前列腺组织血液循环，加速新陈代谢，有利于消炎和消除组织水肿，缓解盆底肌肉痉挛等。有经尿道、直肠及会阴途径，应用微波、射频、激光等物理手段进行热疗的报道。短期内虽有一定的缓解症状作用，但无长期的随访资料。对于未婚及未生育者不推荐使用，以免损伤睾丸，影响生育功能。

（4）前列腺注射治疗 / 经尿道前列腺灌注：治疗尚缺乏循证医学证据，其疗效与安全性尚不确切，不建议使用。

（5）手术治疗：经尿道膀胱颈切开术、经尿道前列腺切开术等手术对于慢性前列腺炎很难起到治疗作用，仅在合用前列腺相关疾病有手术适应证时选择上述手术。如硬化性前列腺合并有前列腺炎症状时可选择前列腺颈部电切，能取得良好的效果。

第二节 前列腺增生症

前列腺增生症是男性老年的常见病，其发病率随年龄增加而逐渐递增。随着我国人民生活和卫生健康不断提高，平均寿命显著增长，因此发病率数字相应增高。大多数发病的年龄在50岁以上，在50岁以前虽可发生，但较少见（40 ~ 49岁仅占10%，60 ~ 69岁可达75%，亦有报告高达85%），80岁以上男性前列腺增生发生率几乎升高至90%。实际上的发病率较报告的为高，因有一部分人虽前列腺发生增生而未就医。1990年法国进行一项调查，55岁以上男性中有180万患者出现泌尿压迫症状，而其中仅20%在接受治疗。

一、概述

（一）病理解剖

前列腺由围绕在尿道的尿道腺体和在尿道腺体外层的前列腺腺体所组成。可分为三组：①尿道腺组。②尿道下腺组。③前列腺组。在正常的前列腺中，前列腺占据前列腺外环的大部分，其他两组则处于极小的中心部位，因此可把前列腺分为内外两层，内层为尿道腺组和尿道下腺组，外层为前列腺组，在这两层之间为纤维膜（图8-1）。前列腺增生主要是发生在内层，围绕尿道（从膀胱颈部至精阜一段的后尿道）的尿道腺和尿道下腺组以及结缔组织。平滑肌组织逐渐增生肥大，向外压迫和包围外层的前列腺组而形成“外科性包膜”（图8-2）。前列腺增生的“外科性包膜”厚2 ~ 5mm，包膜与增生腺体之间有明显界限，亦易于钝性剥离。临床上将前列腺分成左、右、前、中、后，五叶。前列腺的增生可局限于前列腺的一部分，亦可全部，大多发生于紧接尿道的两侧叶和中叶，很少发生于前叶，从不发生于后叶。一般可将病变分为三类：①单叶增生。②两侧叶增生。③三叶增生（两侧叶和中叶）。而Randall将增生分成八种类型：①侧叶型：腺体向尿道周围及膀胱内增大，但不向膀胱内突出，亦不向膀胱颈屈曲。②中叶型：腺体向膀胱内突出，使膀胱三角底部抬高。③侧叶及中叶型：向尿道周围增大，亦向膀胱内突出。④颈下叶型：常向膀胱内突出，且有蒂。⑤侧叶及颈下叶型：尿道周围增大且明显向膀胱内突出。⑥侧叶、中叶及颈下叶型。⑦前叶型。⑧三角下叶型。Fanks根据增生组织的不同，分为五类：①间质（纤维或肌纤维）型，②纤维肌型。③平滑肌型。④纤维腺样瘤。⑤纤维肌腺样瘤。

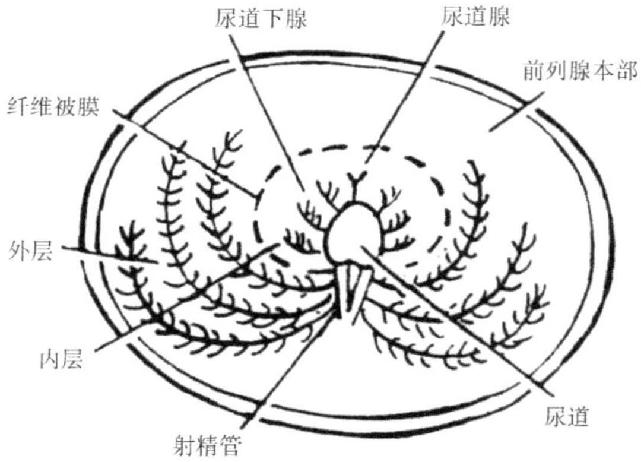

图8-1 正常前列腺的解剖切面图

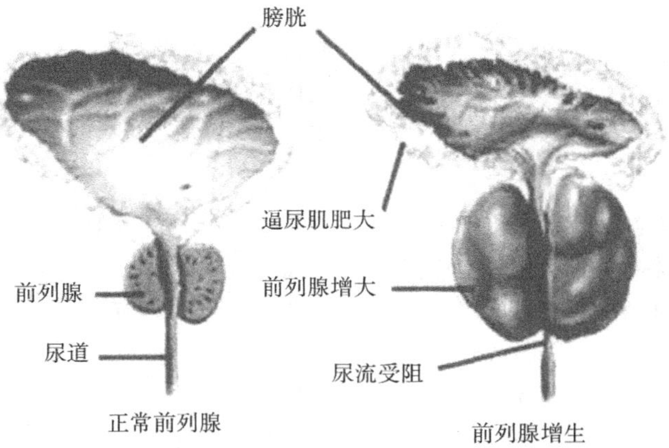

图 8-2　肥大的前列腺切面图

（二）病理生理

前列腺增生引起的病理生理变化主要是由于增生的腺体压迫膀胱颈部和后尿道而造式前列腺部尿道变长、受压，而导致膀胱颈和尿道梗阻。在梗阻后可使尿道、膀胱及肾脏产生一系列功能上的紊乱和病理改变。前列腺增生程度与产生的尿路梗阻程度并不一定成正比，主要取决于增生部分对后尿道的压迫程度。有时增生部分仅 10g 左右，却引起严重的梗阻。如中叶增生时，膀胱底部抬高，向膀胱内突出，排尿时呈活瓣作用，阻塞尿道内口，使膀胱内尿液不能排空。常见的两侧叶增生时，可使后尿道受压延长，前列腺部尿道弯曲，造成排尿时的梗阻。

当梗阻的早期，膀胱逼尿肌处于正常，排尿并无影响。随着梗阻的发展，膀胱逼尿肌产生增生肥厚以增加膀胱的张力，克服尿道的梗阻，以致膀胱壁肌束增生形成小梁，小梁与小梁之间形成小室或憩室。当逼尿肌增生肥厚至一定程度仍不能克服尿道梗阻时，则逐步在膀胱内产生尿液潴留及逼尿肌张力减弱，由于反压而影响输尿管及肾盂，使之扩张积水造成肾功能减退。尿液在泌尿道的潴留常可继发泌尿系统感染及结石的形成。在少数病例，中叶增生可使膀胱逼尿肌功能受损而产生假性或真性尿失禁。

（三）发病机制

关于前列腺增生的发病机制，到目前为止尚未完全研究清楚，但年龄是一个决定性因素，从青春期结束至 40 岁这一阶段前列腺大小几乎不变（约 20g）。此后，前列腺体积开始逐渐增加。曾提出有性生活过度、后尿道炎症未加彻底治愈、睾丸功能异常、前列腺动脉硬化、盆腔充血和肿瘤等 10 余种学说。由于各学者的学术观点不同，研究方法各异，故至今未能完全统一看法。目前，以性激素平衡失调的内分泌学说得到公认。

1. 肿瘤学说　Virchow 曾提出前列腺与子宫在胚胎发生是同一来源，因此前列腺增生与子宫肌瘤相似，为“肌瘤”或“腺瘤”。而在以后 Deming、Moore 等指出这一同源学说的错误。新生物与增生（肥大）的定义有所不同。新生物是组织的异常肿块，细胞不一致的过度生长，而增生则是组织细胞的肥大，以代偿同类组织的功能不足，或由于内分泌对于组织正常控制的扰乱而发生，因此前列腺增生不属于新生物。

2. 动脉硬化学说　Guyon 所提出，根据前列腺解剖学的研究发现，前列腺中心（内层）2/3 与周围 1/3 的动脉血供是分开的。由于前列腺的周围部分血供因患者年龄关系受到限制而萎缩，但腺体中心部分血供正常，因而产生代偿性增生。Flocks 应用动脉注射方法进行检查，发现增生腺体的周围血管并无明显损害。Moore 进行组织学方面的检查，并未发现腺体中有血管硬化和缺血改变的差别，亦未发现前列腺增生或萎缩与血管病变的程度相符合。

3. 炎症学说　Ciechanowki 首先提出前列腺慢性炎症有引起前列腺增生的作用。以后的 Pomeroy、Hirsch 等亦确认前列腺增生患者常有前列腺炎、后尿道炎、膀胱炎等存在。但 Cabox、Smith 等认为慢性炎症可使腺体发生纤维化，并可限制前列腺的增大，而不应发生前列腺增生。而 Ducreux 证实前列腺增生患者中确有慢性炎症存在，但仅占 10%。因此，慢性炎症并不是前列腺增生的真正原因。

4. 胆固醇积聚学说 Carl P. Shaffner在动物实验中发现大鼠的前列腺合成胆固醇的速度与肝脏相似，但无肝脏的调节合成反馈现象，因此可导致前列腺中含有大量的胆固醇，并可随年龄的增高胆固醇在前列腺中的积聚更多，因其性生活逐步减弱，从前列腺排出胆固醇减少而发生潴留。前列腺和血液内的高胆固醇可使前列腺增生，反之可使其缩小。有研究证实口服多烯大环内酯类药物，可使肠道内与外源性胆固醇结合，从而抑制胆固醇在肠壁的吸收。在动物实验中发现应用此药后，前列腺出现缩小现象，且前列腺分泌减少，血清睾酮浓度亦降低。

5. 内分泌学说 前列腺的发育与正常生理功能需要有足够的雄激素来维持，在青春后期开始发育完全，并具有分泌功能。若在幼年时期切除睾丸，或者睾丸发育不良而引起雄激素不足，则前列腺就不能正常发育。若前列腺发育已属正常，而在以后发生雄激素不足（如睾丸切除、垂体切除、肾上腺切除等），则可使前列腺萎缩，分泌功能减少，前列腺细胞的生长和分化被阻止。在动物身上观察到切除睾丸可使其前列腺萎缩；而萎缩的前列腺用睾酮可使其再增大，分泌功能也可恢复。Topchan（1951）认为雄激素分泌过多是产生前列腺增生的原因，老年人睾丸萎缩而间质细胞（Leydig细胞）增生，雄激素水平反而增高。现已证明雄激素在前列腺内主要作用是通过双氢睾酮（dihydrotestosterone，DHT）来实现。双氢睾酮是由睾酮经5α-还原酶转化，特异地与前列腺细胞受体相结合而形成的。正常与增生的前列腺内双氢睾酮的含量有显著差别，后者是前者的5倍，前列腺腺体的内层是外层的3～4倍，并集中于细胞核，较细胞液增高3～4倍。1986年Treter用核素 ^3H 标记的雄激素摄入研究，发现雄激素在前列腺中的摄入量较股直肌的含量高20倍。这就更进一步用定量的方法肯定雄激素对前列腺增生的作用。各种实验研究已都证实前列腺增生的发病必须要有发育成熟而有功能的睾丸存在。Moore用动物证实，睾丸如不具有正常的功能，则前列腺增生就不可能发生。在临床观察中并没有发现前列腺增生在青年人中发生，也没有发现在青年时期已去除睾丸（太监）或类似去除睾丸（睾丸萎缩）的患者身上发生前列腺增生症。在内分泌学说中除了雄性激素的理论，也有认为雌激素对前列腺有影响。Lacassagne（1933）认为雌激素可能为前列腺增生的病因。Fingerhut（1966）报道应用己烯雌酚长期治疗雄性实验鼠，结果是前列腺和尿道周围腺体均出现类似前列腺增生的临床特征。亦有许多学者在动物体上观察到用大量雌激素后，前列腺的腺组织、结缔组织和平滑肌显著增生。在胚胎上Lowsley发现前列腺后叶是独立的，和两侧叶分开。解剖上前列腺的前面几叶为“髓质部”，后叶为“皮质部”。在生理上这两部分的前列腺对雌激素的作用也不一致。在人体上应用雌激素后可使前列腺的前面几叶（髓质部）退化，而后叶（皮质部）并无影响。Huggins认为这是在雌激素的影响下，体内雄激素的作用降低所致。综合上述情况，结合临床上前列腺增生多发生于两侧叶和中叶，而不发生于后叶等现象，说明性激素对前列腺的影响很大，前列腺增生与性激素的紊乱有密切关系。

6. 生长因子学说 近期研究表明，雄激素并不直接影响前列腺的生长，而双氢睾酮与前列腺上的受体结合促进分泌诱导因子，该因子就能调节前列腺组织的分化和生长。这些生长因子为多肽类（氨基链），它们通过自分泌或旁分泌机制而发挥作用。现已发现有4大类生长因子：①转化生长因子β（TGF-β）。②表皮生长因子（EGF）。③碱性成纤维细胞生长因子（b-FGF）。④角化细胞生长因子（KGF）。这4类生长因子与前列腺的发育有关。生长因子，特别是b-FGF，也可能是TGF-β可再活化胚胎组织生长机制。前列腺纤维肌肉性机制对TGF-β的抑制作用变得不敏感。而后，b-FGF对基质细胞产生刺激作用，导致尿道周围纤维性结节形成。许多研究已证实，在前列腺增生内生长因子失去平衡，b-FGF、TGF-β及EGF水平较正常前列腺组织中为高，KGF和EGF的表达超过TGF-β，可能使前列腺内腺性上皮细胞出现增生。家兔实验已证实，尿道梗阻后，b-FGF的表达增加并诱发成纤维细胞增生。

纵观以上学说，激素与生长因子特别是包括b-FGF在内的刺激因子之间失去平衡被广泛认为是前列腺增生的归因因素。但其具体的发病机制还不明确。

二、临床表现

前列腺增生症的症状是由于增生的腺体压迫膀胱颈和后尿道而逐步产生的梗阻和一系列并发症的症状。疾病的初期症状不明显，以后逐渐出现。主要症状有以下几种：

1. 尿频、尿急　为早期症状，排尿频率增加，每次尿量减少，尤其在夜间，部分患者甚至超过白天，文献报道有 85. 2% ~ 98.4% 的患者有尿频、夜尿。尿频原因为膀胱颈部充血所致。由于腺体逐渐增生，对膀胱颈和后尿道的压迫日益加重，致使膀胱内的尿液不易排空而出现残余尿，造成膀胱的有效容量减小，使尿频症状更为明显。另外膀胱颈部梗阻后，若有膀胱炎、膀胱结石等并发症时，均可增加尿频的症状。同时还可出现尿急现象，这是由于膀胱不稳定所致，患者迫不及待要排尿而不能自控。

2. 排尿困难　前列腺逐渐增大，梗阻程度亦逐步增加。尿液的排出受到影响。开始时尿液不能立即排出，需要等待一些时候才能排出。以后患者需要增加腹压才能排尿，同时可出现尿线无力，尿流变细，进而尿液不能成线而呈淋漓点滴并有中断。排尿后仍有排尿不尽感，膀胱内有残余尿存在。文献统计 69.2% ~ 87% 患者有这类症状。

3. 急性尿潴留　其发生率约占 30%。在排尿困难的基础上，可由于气候冷暖变化、劳累或饮酒等因素，使前列腺局部和膀胱颈部发生充血、水肿，引起急性的完全性梗阻。膀胱内尿液不能排出，产生急性尿潴留。患者膀胱膨胀，下腹疼痛。

4. 尿失禁　前列腺增生后梗阻症状逐步加重，膀胱内的残余尿量亦随之增加，当残余尿量达到膀胱容量时即为尿潴留状态。在夜间熟睡时，盆底骨骼肌松弛，尿液可自行流出，发生遗尿现象。当膀胱内尿液的压力超过尿道内的阻力时，尿液从尿道外口溢出，引起充盈性尿失禁，为假性尿失禁。少数病例因增生的腺体而影响膀胱及括约肌功能，可产生真性尿失禁。尿失禁发病率为 1.8%。

5. 血尿　由于膀胱颈部的充血或并发炎症、结石时，可以出现不同程度的镜下血尿或肉眼血尿，发病率为 6.6% ~ 29.2%。若腺体表面扩张的血管发生破裂，则可产生大量出血，并有血块充满膀胱，在膀胱区产生剧痛。

6. 后期症状　梗阻的程度严重，病程延长可造成肾积水、肾功能衰竭、酸中毒，而引起一系列胃肠道、心血管和精神等症状。

7. 并发症　为了克服膀胱颈部增生腺体的阻力而增加腹压协助排尿，可引起痔疮、脱肛、血便、疝和下肢静脉曲张等并发症。文献报告还有并发活动性肺结核、肺气肿、糖尿病、动脉硬化等疾病。

三、诊断

凡 50 岁以上的老年男性，有排尿踌躇、夜尿增加等现象时均应怀疑有前列腺增生的可能，需要进行一系列的检查，以明确诊断。为了评价前列腺增生的进展和治疗的效果，国际评委会得到世界卫生组织的支持，已经同意采用美国泌尿协会测定委员会所制定的症状评估法，并作为世界性的官方评估方法，用以对前列腺疾病患者的病情作评估。国际前列腺症状评分（I–PSS）方式是由患者根据有关泌尿系统症状的七个调查问题做出的回答而给予评分。每个问题，患者都有五个答案来表示症状的严重程度，以 0 ~ 5 的计分法来计算，所以总得分在 0 ~ 35 分，可将患者分为下列几类：

0 ~ 7 分：几乎没有症状或轻微症状；

8 ~ 19 分：有中度症状；

20 ~ 35 分：严重症状。

生活质量评分 0 ~ 6 分为患者自我评分，来反映病情的进展程度。

1. 直肠指检　直肠指检是诊断前列腺增生的最简单而极为重要的检查步骤。检查时，要侧卧位、站立弯腰位、胸膝位或妇科检查位。要排空膀胱尿液。若膀胱膨大，可使前列腺的上界摸不清楚。在直肠的前方可以摸到前列腺长度和宽度、表面是否光滑、质地和中央沟的深浅等情况。前列腺的正常大小如栗子。

前列腺增生时，在直肠内可摸到两侧叶或中叶有增大（前后径或横径增大）。表面光滑，可向直肠内膨出，质地中等，韧度有弹性感，两侧叶之间的中央沟变浅或消失。

有时前列腺中叶或颈下叶突向膀胱，同样可以产生严重的阻塞，引起典型的前列腺增生的症状，但在直肠内不能摸到增生的腺体。因此，患者有明显的膀胱颈梗阻现象，而直肠指检前列腺不大时，还不能否定前列腺增生的诊断，尚需进行其他检查才能明确。

在进行直肠指检时，还应注意肛门括约肌的张力，对除外神经源性膀胱引起的排尿困难有所帮助。

2. 残余尿测定　残余尿量的多少可估计膀胱颈部梗阻的程度，是决定是否需要手术治疗的重要指标之一。检查时令患者尽量排空膀胱中的尿液，以后立即测定膀胱内是否存在尿液。测定的方法有下列几种：

（1）超声波测定法：在下腹部耻骨上用超声波探测膀胱的三个方向，前后径、纵径及横径的平段长度（cm），将三个数据相乘。若在 100mL 以内，为实数毫升数；若在 100mL 以上，则需乘常数“0.7”后为残余尿量。此法简便，患者无痛苦，所得结果虽有时不够准确，但有参考价值。

（2）导尿法：排尿后立刻在严密无菌条件下进行导尿，放出的尿液量即为残余尿量。此法最为准确可靠，但可能引起黏膜损伤出血、感染等，应谨慎进行，严密预防。若导出残余尿量甚多，则导尿管应予保留作引流，以利感染的控制和肾功能的恢复。

（3）分泌排泄法：若做静脉肾盂造影，则在造影剂分泌至膀胱后摄片，排空后再摄片比较，留在膀胱内的造影剂则为残余尿量。一般认为残余尿量在 60mL 以上，则为手术摘除前列腺的指征之一。

3. 膀胱镜检查　膀胱镜检查可以直接看到膀胱颈部前列腺增生的部位和程度，从而决定治疗的方针以及手术的方法。因为最多是两侧叶增生，故颈部的变化大都为两侧受到压迫，使膀胱颈部变形呈倒“V”型。还可以看到膀胱内的其他病变，如小梁小室、憩室、结石、肿瘤等，对决定手术也有参考作用。由于前列腺增生可使尿道延长、弯曲、膀胱颈抬高，因此在进行膀胱镜操作时应特别注意，容易引起损伤出血（放入时要随尿道弯曲而进入，不能使劲硬推，不能过早转弯）。

4. 膀胱造影　对直肠指检不能明确诊断，或在膀胱内疑有其他病变时，此项检查有其必要。其检查方法有两种：

（1）逆行插导尿管法：在无菌操作下，插入尿道导尿管，放空膀胱内残余尿后，注入造影剂 12.5% 碘化钠或醋碘苯酸钠或泛影葡胺 200mL 充盈膀胱，摄取 X 线片。为预防感染，亦可在造影剂内加入少量抗菌药物，如 1% 新霉素或庆大霉素等。

（2）分泌排泄法：做静脉肾盂造影，当造影剂从肾脏分泌排泄至膀胱而有一定数量后，摄取膀胱造影 X 线片。若肾功能减退，非蛋白氮在 70mg/dL 以上，尿素氮在 35mg/dL 以上则不能进行。

膀胱造影的 X 线摄片必须按常规进行，需摄取膀胱区正位、左斜、右斜及排尿后膀胱区正位四个方位。

前列腺增生膀胱造影 X 线表现：

（1）膀胱底部抬高，呈弧形向上凸出。膀胱被推向上移位，膀胱出口处的边缘与耻骨联合距离增宽，似有充盈缺损现象。

（2）前列腺部尿道延长，如病变在中叶，则前列腺部尿道上部向前移位，下部向后弯曲。

（3）膀胱内可见小梁、小室或憩室存在。

5. 超声波断层显像（ultrasonography）　超声诊断仪器有 A 型、B 型、P 型（PPI 型）和 BP 型（是 B 型和 PPI 型的联合）。前列腺疾病的超声诊断，以用 P 型超声诊断最为适宜，可描绘腺体的形态和性质。而 A 型仅能探测其厚度及内部回声；B 型及 BP 型则需经腹部探查。前列腺的超声探测有两个途径。

（1）经腹壁法：在耻骨上经前腹壁探测前列腺。

（2）经直肠法：用附有水囊的直肠用超声探头插入肛门，注水排气后探测前列腺。直肠用超声探头有两种：一为可作 360° 圆周扫描的单探头，可探得前列腺横切面图；另一种为线阵探头，探测时只需略微转动探测方向，即可全面探测到前列腺，得到前列腺的纵切面图。前列腺增生症超声图：超声图上前列腺腺体明显增大，在横切面图上前列腺的厚径和横径各达到或超过 3cm 和 4cm，边界整齐，内部光点均匀。外层腺体被压缩，内外腺体的厚度比例为 2 ∶ 1、3 ∶ 1 或 4 ∶ 1。腺体往往向膀胱突出。在纵切图上更容易看到其向膀胱突出的程度。前列腺中叶增生，从直肠指检常常不能摸到其增大部分，但在纵切面超声图上容易发现其向膀胱突出。膀胱壁有明显小梁小室形成者，在纵切面超声图上能见到膀胱壁高低不平，若在膀胱内并发膀胱结石或膀胱憩室时，则超声图有相应的表现。

6. 尿流率检查（uroflowmetry）　在排尿过程中，尿液排出的速率有一定的规律性，可构成一条尿流曲线。现在临床应用的尿流率就是将排尿过程的尿流曲线客观地记录下来。尿流率主要是检查下尿路有无梗阻。据统计，下尿路梗阻中，71% 属前列腺增生。尿流率的各项参数，包括最大尿流率、平均尿流率、2 秒钟尿流率、最大尿流率时间、尿流时间和尿总量等，一般认为最大尿流率是与梗阻最相关的指标，每秒在 25mL 以上者可以排除下尿路膀胱颈的梗阻，每秒在 10 ~ 25mL 之间有梗阻可疑，每秒 10mL 以下者提示有梗阻存在。尿流率的正常曲线：开始排尿后尿流率快速增加，在 1/3 尿流时间以内达到最大尿流率。梗阻曲线，为达到最大尿流率时间延迟，到达顶峰后下降十分缓慢。若有严重梗阻，则呈低平曲线。前列腺增生症引起的下尿路膀胱颈梗阻，尿流率检查呈现最大尿流率、尿流时间和尿总量有明显下降。

7. CT 检查　CT 用于泌尿男性生殖系疾病的诊断较其他影像诊断方法有一定优越性。正常前列腺位于耻骨联合的后下方，在 CT 的表现为圆形或椭圆形，边界光整。增生的表现为前列腺的横径及前后径增大，两侧叶增生时显示前列腺前部丰满、宽大；中叶增生时，可向上突入膀胱颈下部，显示为充液的低密度膀胱后部有一密度较高的圆形结节影。前列腺增生常显示前列腺边缘仍光整，一般无小结节突起。

8. 前列腺造影　Sugiura 及 Oka 等在 1969、1972 年先后报告应用经直肠做前列腺造影诊断前列腺增生，对某些特殊病例有诊断价值。检查方法为低位腰麻后取截石位，穿刺针直接从直肠进入前列腺，快速注入稀肾上腺素溶液（2μg/mL），再经同一针头缓慢注入 70% 造影剂加四环素溶液（20mL ：250mg）4 ~ 10mL 后摄片。

9. 血浆锌测定　正常前列腺内含有高组织浓度的锌，在前列腺增生时，锌的含量明显增高。虽然血浆锌水平的高低与前列腺大小之间没有关系，但它可作为诊断前列腺增生的临床指标之一。

10. 其他检查　包括尿常规、肾功能测定以及必要时某些特殊检查，如静脉肾盂造影。

四、鉴别诊断

在老年人患有前列腺方面或排尿困难疾病的病例，均需要考虑与前列腺增生相鉴别。

1. 前列腺方面　癌、结核、结石、囊肿、纤维化和血吸虫病。
2. 膀胱方面　肿瘤、结石、膀胱三角区肥厚、神经源性膀胱和输尿管囊肿。
3. 膀胱颈部方面　颈部挛缩。
4. 尿道方面　精阜肥大、尿道狭窄（炎症性或外伤性）、肿瘤、结石。

以上疾病可以通过各种疾病的特有症状、既往史、体格检查，尤其是前列腺局部的发现，以及特殊的化检，如尿液中寻找肿瘤细胞、前列腺特异抗原（PSA）、酸性磷酸酶测定、膀胱镜或尿道镜检查、膀胱造影、精囊造影，甚至前列腺穿刺活检前列腺造影等检查，大多可以做出鉴别。特别是神经源性膀胱的存在与否，非常重要。因为年龄比较大的患者有尿潴留的症状，常常可以有神经源性或者肌肉源性的排尿影响，以致在前列腺增生得到彻底治疗后，仍不能恢复其正常的排尿。因此，在手术前注意这些情况，对手术的效果，症状的解除，可有充分的估计。

五、治疗

前列腺增生不引起梗阻则不需治疗，可暂予观察。但已影响正常生理功能（有相当量的残余尿存在），有明显的排尿症状则应尽早治疗。治疗方法如下。

（一）中医疗法

排尿困难在祖国医学称为癃闭。初病为溺闭，久病为溺癃。病因较多，治法亦因之而异。

（1）泻心中之火而兼利其膀胱：可用麦冬、茯苓、莲子、车前子煎服。

（2）为膀胱火旺，治疗不必泄肾火，而应利膀胱：用导水散（王不留行、泽泻、白术水煎汤服）。

（3）为命门火寒，治疗必须助命门火：用八味地黄丸。

（4）小便不通系阴亏之至，治疗为补其至阴：用纯阴化阳汤（熟地、玄参、肉桂、车前子煎服）。

（5）小便不出为肺气干燥，治疗应当益其肺气：用生脉散（人参 31g、麦冬 31g、北五味 3g、黄芩 6g 煎服）。

（6）饮食失节，伤其胃气，亦可导致小便不通，故治疗应提其至阳之气：用补中益气汤。

（二）激素治疗

激素治疗对于早期病例有一定效果，但应用的方法意见颇不一致。一般多用雌激素治疗，但也有应用雄激素而使症状减轻。现在有应用抗雄激素或孕激素类的药物，得到很好的效果。

（1）雄激素疗法：Meullner 等指出雄激素的主要作用为增加膀胱逼尿肌的张力，减少前列腺局部的充血，增进残余尿的排出。治疗量：丙酸睾酮 25mg，肌注，每周 2 ~ 3 次，共 10 次。以后改为 10mg，肌注，每周 2 次，共 10 次，总量 350 ~ 500mg。必要对半年后可重复治疗。有急性尿潴留者，25mg 每天 1 次肌注，持续 5 ~ 6 天或直到自动排尿为止。由于对雄激素治疗的意见不统一，效果也不十分好，故有人试用雌激素和雄激素合并治疗，或者单独应用雌激素治疗。

（2）合并应用雌激素和雄激素的疗法：Woodmff 做动物实验证明，雌雄激素同时应用，其量为 2 ∶ 1，则前列腺无变化；增加雌激素用量，则前列腺萎缩；增加雄激素量则前列腺增大。Glass 用丙酸睾酮 5 ~ 10mg 加已烯雌酚 0.25mg 治疗前列腺增生 23 例，观察 3 个月 ~ 4 年，有 20 例症状进步明显。Kaufman 等应用雄激素 25mg 和雌激素 1.25mg 治疗 8 例，每周肌注 3 次，共 6 个月。结果残余尿量减少者 15 例，腺体缩小者 14 例，无一例继续增大。Baner 应用 3/4 的雄激素加 1/4 雌激素治疗前列腺增生，可使膀胱张力增高，排尿速度增快，腺体缩小。

（3）雌激素治疗：目前主张用雌激素治疗前列腺增生比较广泛，并得到良好疗效，使腺体缩小，质地变韧，排尿症状可有不同程度的改进。Synestrol 用法为每天 40 ~ 60mg 肌注，2 个月为一疗程。国产雌激素 Oestriol 用量每天服用 5 ~ 10mg，平均总量为 97.5mg。已烯雌酚的剂量为第一周，每天服用 5 ~ 6mg；第二周，每天服用 2 ~ 3mg，1 个月为一疗程。Ende 报道前列腺增生并发急性尿潴留患者 17 例，应用 Premarin 静脉治疗一个时期后获得痊愈，经 1 年以上随访，16 例未复发。

上海第九制药厂人工合成一种雌激素，名为戊酸雌二醇（estradiol valerate），每支 10mg，肌注，每周 1 ~ 2 次，1 ~ 2 个月为一疗程。除在一些妇科疾患应用外，还可用于男性前列腺增生和前列腺癌。

（4）抗雄性激素疗法：抗雄性激素醋酸环丙黄体酮（cyproterone acetate），是类固醇性抗雄性激素，既可降低血浆睾酮，也能阻断前列腺细胞的雄激素结合，因此有类似雌激素的作用，但其不良反应较雌激素为小，仅 10% ~ 15% 男子有乳房肥大症状，且这一现象常会自动消失。Vahlensieck 和 Godle 报道 12 例，每天口服 100mg，共 4 个月，全部病例的排尿困难好转，残余尿减少。Scott 报道 13 例，每天口服 50mg，共 3 个月，同样取得很好效果，症状显著减轻，无副反应发生。抗雄性激素除醋酸环丙氯地黄体酮外，还有多种，如羟基黄体素已酸（已酸羟黄体酮，hydroxyprogesterone caproate，delalutin）：主要作用是抑制垂体催乳激素（LH）及睾酮分泌。剂量为每周 3g，期限为 1.5 ~ 14 个月。Geller 报道 10 例中有 2 例治疗 2 个月后，慢性尿潴留解除，残余尿至 50mL 以下，组织学检查前列腺的增生组织有萎缩，已酸孕诺酮（gestronol caproate，prilnostel）：Palanca 等报告 30 例应用 Primoste 肌肉注射，200mg，每 7 天 1 次，2 ~ 3 个月为一疗程，治疗后梗阻症状好转，78% 病例残余尿量明显下降。其他抗雄性激素有醋酸氯地黄体酮、烯丙雌烯醇、异乙诺酮（oxendolone）等，特别是醋酸氯地黄体酮及已酸孕诺酮，不但临床症状有改善，而且直肠超声检查前列腺有体积缩小和重量减低的客观依据。

（5）孕激素疗法：孕激素近年来应用较多，可抑制雄激素的细胞结合及核摄取，或抑制 5α – 还原酶而干扰双氢睾酮形成。黄体酮注射液 20mg 肌注，每日 1 ~ 2 次。大剂量安宫黄体酮片（甲羟黄体酮，provera，）100mg 口服，每日一次。这种类还有 16– 已酸黄体酮、16– 羟 –19– 去甲已酸黄体酮、甲地黄体酮、二甲脱氢黄体酮等。

除上述激素类药物外，治疗前列腺增生的性激素药物还有黄体生成素释放激素（LHRH），如亮丙瑞林（Lupron）1mg 每天皮下注射 1 次；雄激素受体拮抗剂，如缓退瘤（Flutamide）为口服非甾体抗雄激素药，250mg 每日三次；亮丙瑞林为缓释长效微胶囊制剂，3.75mg 肌注，每月一次；诺雷德（Zoladex）为圆柱状制剂，3.6mg 每月皮下注射一次。这些药物疗效较好，但副反应较大，近一半患者有消化道症状、乳房增大和肝脏损害等，而且由于价格昂贵，不能广泛使用。

（三）仅肾上腺素能受体阻滞剂

Khanna（1975）等实验证实，α 肾上腺素能受体兴奋剂可增加尿道关闭压，α 肾上腺素能受体阻滞剂则降低尿道最大关闭压。还有报道 β 肾上腺素能受体阻滞剂除了能改善排尿情况外，也可改善尿频、尿急症状，膀胱测压可显示逼尿肌不稳定状况改善，尿道最大关闭压下降。据统计可以改善 70% 患者的症状。

这类常用的 α 肾上腺素能受体阻滞剂可分以下几种类型：

1. 非选择性 α 肾上腺素能受体阻滞剂（又称 α_1、α_2 受体阻滞剂）　前列腺增生症所产生的动力性梗阻与该处的平滑肌收缩有关，前列腺内除 α_1 受体外尚有 α_2 受体存在，α_1 受体存在于前列腺基质内，α_2 受体存在于前列腺包膜内，对于 α_1 受体和 α_1 受体均有作用的药物如下：

（1）酚苄明（phenoxybenzamine，即苯苄胺，Didenzyline）：具有阻滞 α_1 和 α_2 肾上腺素能受体的优缺点，它口服有效，每天 5 ~ 10mg，体内可积蓄 7 ~ 10 天，副作用 30% 有头晕、低血压、心动过速、鼻塞和逆行射精或射精缺乏等。其中 2/3 的患者可耐受或调整剂量后可耐受。

（2）酚妥拉明（phentolamine）又名苄胺唑啉（regitine）：是对仅 α_2 受体均有效的阻滞剂，主要用于阻断急性尿潴留的早期发生，口服吸收不良，需大量稀释后缓慢静脉滴注，成人有效量为 10mg，滴注时需监护血压、脉搏，快速滴注有一定危险，故使用有限。

（3）百里胺（Moxisylyte）即莫西赛利（Thymoxamine）：临床双盲试验证明对前列腺增生患者有效，亦可用于雷诺病和肢端发绀症。用法 30mg 每日三次口服。

（4）妥拉唑林（tolazoline）用法：15mg 每日三次或每日一次口服。25mg 1 次肌注或皮下。

2. 选择性 α_1 肾上腺素能受体阻滞剂　经生理及药理学研究证明，前列腺内虽然存在 α_1 和 α_2 两种受体，但前列腺细胞主要是 α_1 受体的作用，且发现前列腺内含 98% 的 α_1 受体，并存在于前列腺基质内。因此在临床上用 α_1 受体阻滞剂治疗前列腺增生更有针对性，具有这类效用的药物有以下几种。

（1）哌唑嗪（prazosin）：即脉宁平，minlpress（Prizer）亦为同类产品是一个应用较早、作用较明确的选择性 α_1 受体阻滞剂，临床应用可明显改善前列腺梗阻，缓解膀胱刺激症状的效果。用法：为防止快速低血压反应，首次剂量服 0.5mg，如反应少可改常规剂量 1mg，每天 3 ~ 4 次服。

（2）麦角溴胭脂（Nicergoline）：即尼麦角林，为 α_1 受体阻滞剂，对前列腺增生有效，且可改善脑循环和减低血小板凝集作用。用法：5mg 每日三次口服。2.5 ~ 5mg 1 次肌注或静注。

（3）酮色林（Ketanserin）：又称凯坦色林。一般将此药看作为 5- 羟色胺受体的拮抗剂，但同样具有 α_1 肾上腺素能受体阻滞剂的良好作用。临床上对急性尿潴留患者有效，检查证明尿流率明显增加和尿道关闭压降低。剂量为 20mg 每日两次口服。

（4）曲马唑嗪（trimazosin）：25 ~ 30mg，每日 1 ~ 3 次口服，现在较少用。

（5）吲哚拉明（indoramin）：用法：25mg 每日两次口服，最大剂量可达 200mg/d。

（6）阿夫唑嗪（Alfazosin）：商品名为桑塔（Xatral），是一个喹钠唑啉类衍生物，它是 α_1 肾上腺素能受体阻滞剂，能高选择性地阻断膀胱颈、前列腺包膜及其腺体和尿道等部位的 α_1 肾上腺素能受体，降低后尿道平滑肌张力，从而改善排尿梗阻症状及刺激症状，临床应用有效率为 83.4%。用法：2.5mg 每日两次口服，可增至 2.5mg 每日三次口服。副反应发生率低，常见的有胃肠道症状及直立性低血压。

3. 选择性长效 α_1 肾上腺素能受体阻滞剂　为 α_1 肾上腺素能受体阻滞剂的缓释剂，具有缓慢释放的作用，维持药物作用时间较长，有以下几种药物。

（1）特拉唑嗪（terazosin）：又称四喃唑嗪，商品名为高特灵（Hytrin），国内生产的商品名为马沙尼（Mashani）。有松弛膀胱颈及前列腺平滑肌的作用，而不影响逼尿肌的功能，能迅速解除前列腺增生的梗阻症状。副反应有直立性低血压，因此首次应从小剂量开始，以后逐渐增加，以求获得最大效应。用法：1mg 每晚 1 次，若无反应 1 周后可增加至 2 ~ 4mg 每晚 1 次，最大剂量为每日 5 ~ 10mg。

（2）多沙唑嗪（doxa，zosin）：用法：0.5mg 每日服 1 次，以后根据情况 1 ~ 2 周后逐渐增加至 2mg 每日服用 1 次。

4. 高选择性 α_{1A} 肾上腺素能受体阻滞剂　经研究表明人类前列腺内的 α_1 受体具有选择性，目前至少已经识别出 4 种 α_1 受体亚型，为 α_{1A}、α_{1B}、α_{1C} 及 α_{1D}。这 4 种亚型受体其中 α_{1A} 占 27%，α_{1B} 占 3%，α_{1D} 占 70%。近年来又发现 α_{1C} 受体的药理特点及体内分布情况与 α_{1A} 相同。所以将 α_1 受体分为 α_{1A}、α_{1B} 及 α_{1C} 三种亚型。在前列腺基质平滑肌、前列腺包膜、膀胱颈部和近端尿道的 α_1 受体约有 90% 以上为 α_{1A} 亚型受体。坦索罗辛（Tamsulosin）是目前已知对这类亚型受体有效的药物，商品名为哈乐（Harnal），它可以超选择性地阻断 α_{1A} 受体，是一种缓释剂，对前列腺增生的治疗更有专一性，能松弛前列腺、尿道、膀胱颈部的平滑肌，减轻膀胱颈出口处的梗阻而不影响膀胱逼尿肌的收缩，故可以迅速改善排尿障碍症状。有效率为 85.1%，副反应较小，仅为 2.2%，用法：0.2mg 每日 1 次口服。

（四）抑制胆固醇类药

在前列腺增生的组织中，胆固醇含量明显增高，胆固醇及其代谢物等导致组织坏死，经内分泌刺激使组织再生而引起增生。

美帕曲星（mepartricin）是半合成聚烯抗霉菌药，它具有：①在肠肝循环中使雌激素和胆固醇结合，限制其重吸收，减少前列腺内胆固醇积存。②减少血浆雌激素水平，使基质刺激作用减少，继而使双氢睾酮活性、雌激素受体活性减少，因此起到对前列腺增生的治疗作用。用药方法：为美帕曲星 1 片（含活性成分 mepartricin 5 万 U）每日三次口服，现有强力美帕曲星片 40mg 口服；每天一次。

（五）植物类药

植物类药含有植物固醇，其药理机制可能是：①干扰腺体的前列腺素合成和代谢，产生抗炎效应。②降低性激素结合球蛋白浓度。③对增生细胞有直接细胞毒作用。④减少 5α－还原酶活性，减少双氢睾酮的生成。

临床上应用的植物类药有以下几种：

（1）前列平（Pigenal）：为非洲刺李树皮提取的亲脂性物质，天然活性成分有植物甾醇、五环三萜、阿魏酸酯等。其药理作用系消肿、消炎，降低血胆固醇，抑制前列腺素合成，抑制睾酮在腺体内的活性。用量为 50 ～ 100mg 每日两次饭前服。

（2）伯泌松（Permixon）：该药是从矮小的美洲棕榈（serenoasepens）中提取的 n- 乙烷类固醇提取物，其作用机制证明包括对体外及体内的 5α－还原酶的Ⅰ型和Ⅱ型同工酶都有抑制作用，并可阻止前列腺细胞中双氢睾酮与细胞雄激素受体的结合。前列腺增生患者服用后可减缓前列腺重量的增加，改善排尿困难，减少排尿频率，减少尿后残尿数量和增加尿流率。副反应少，仅 2%。服用量为 160mg 每天两次口服。

（3）通尿灵（Tadenan）：是从非洲臀果木（非洲的一种李属植物）树皮中提取的脂质甾醇复合物。许多研究已证实前列腺增生内生长因子失去平衡，b-FGF、TGF-β 及 EGF 水平较正常前列腺组织为高。b-FGF 的表达增高诱发成纤维细胞增生。而动物实验中证实非洲臀果木对前列腺中由 b-FGF 所致的成纤维细胞增殖产生明显的抑制作用，有抗增殖和特性。临床服用通尿灵后对前列腺有抗炎、消肿，降低毛细血管外渗功效，降低膀胱的兴奋性，提高收缩性。明显改善泌尿前症状，减少残尿量，增加尿流率。用法为 50mg 每天两次饭前口服，6 ～ 8 个月为一疗程。副反应较少，约 3%，大多为胃肠反应。

（4）保前列（Cerasabal）：其主要成分是锯叶棕果、一枝黄花和七叶树种子的提取物。具有肾上腺素能的拮抗作用以及改善血管通透性和抗炎作用。用药方法：每次 1 ～ 2 片（每片 0.25g），每天三次，口服。

（5）护前列（Urgenin）：内含干锯叶棕和干子雏花叶的浸出物。能减轻前列腺充血、疼痛及膀胱刺激症状，用法 1 ～ 2 片每天两次口服。

（六）花粉制剂

（1）舍尼通（Prostat 前列泰，普适泰 Cernilton）：舍尼通是由瑞典 Phamacia AllergonAB 公司生产的一种天然植物性药物，由纯种花粉 100% 破壳后提取物。其主要成分为脂溶性 EA-10 和水溶性 T-60（P-5），其作用机制系特异性阻断 5α－双氢睾酮和前列腺雄激素受体结合，具有单一选择性，从而抑制了前列腺组织增生的上皮细胞和成纤维细胞的增殖。动物实验和临床应用可收缩膀胱逼尿肌，增加膀胱内压，加强排尿力量，降低膀胱颈和尿道张力，提高尿流率，缓解临床症状。有效率达 81.5%，无主观副反应。用法：早晚各一次，每次 1 片口服。（每片的药物含量为花粉提取物 P-570mg 和 EA-104mg，其他非活性成分为微晶纤维素 297.5mg，共计 371.5mg。）

（2）尿通（Eviprostat）：为复方制剂，各成分起协同作用，能引起结缔组织胶体状态生理化学变化，并且产生纤维变化和胶原蛋白硬化，从而对前列腺增生的排尿困难、尿频、尿急、尿潴留等症状有改善作用。用法 2 粒每日三次饭后服。

（3）前列康：本药系由植物花粉制成口服片剂，含有氨基酸、酶、维生素及微量元素等，对前列腺增生患者可改善症状，减少尿频、尿急、尿终滴沥及残余尿量。服法：建议 3 片每日三次口服 1 个月为 1 疗程，一般可服 3 ～ 4 个疗程。

（七）多烯大环内酯类

强力甲帕酶素（Ipertrofan，益列康宁）是一种聚烯类的半合成衍生物，由金色链霉菌株培养基中分离而得，该药能有效地影响脂肪代谢，使胆固醇选择性地在肠道水平和一些甾体类激素结合形成不可逆的化合物，从而抑制肠肝循环中的吸收，减少前列腺腺泡内胆固醇、雌激素、雄激素的沉着量，改善前列腺增生症状，减少残余尿，提高最大尿流率。用法：每日 1 片（40mg）饭后服。60 天为一疗程。

（八）5α－还原酶抑制剂

前列腺腺体是一个雄激素依赖性器官，它的成长、发育和功能的维持都需要睾丸提供足够水平的雄激素。若双侧睾丸切除后，则前列腺发生萎缩，细胞凋亡。当给予足够的外源性睾酮后萎缩的前列腺又可恢复正常。而体内的睾酮需在 5α－还原酶的作用下，才能转化为双氢睾酮，发挥出雄性激素对前列腺的作用，刺激前列腺增生。双氢睾酮也必须与雄激素受体结合后才能发挥出效应，5α－还原酶缺乏及雄激素受体突变均不能发生前列腺增生。现在知道人体内有两类 5α－还原酶，5α－还原酶Ⅰ型存在于皮肤和肝脏；5α－还原酶Ⅱ型则存在于附睾、前列腺及肝脏。

（1）保列治（Proscar）：美国默沙东公司研制的保列治（非那甾胺 Finasteride，MK906）是一种合成 4- 氮甾体化合物，为特异性强有力的Ⅱ型 5α－还原酶抑制剂，能选择性地抑制 5α－还原酶阻止睾酮向双氢睾酮转化。临床研究药物能缩小前列腺体积，增加尿流率，改善排尿症状。服用剂量为每天 5mg 一次口服，对前列腺体积超过 40mL 以上尤为适应。患者需长期服用，停药 3 个月后前列腺体积又可恢复至治疗前水平。不良反应较少，仅 0.5% ～ 1%，为消化道和生殖道症状。

（2）爱普列特（Epristeride）：是国内开发的一种新型反竞争性 5α－还原酶抑制剂，它可与 5α－还原酶、NPDD 形成不可逆三元复合物，从而抑制睾酮向双氢睾酮的转化。可以选择性抑制Ⅱ型 5α－还原酶，达到治疗前列腺增生的目的。用法：5mg 每天两次口服。

（九）前列腺内药物注射治疗

应用药物直接注射于前列腺增生组织内，经动物实验和临床观察有一定的疗效。注射药物：石炭酸 9mL，冰醋酸 9mL，甘油 18mL，蒸馏水 450mL。混合分装每安瓿 3mL 消毒备用。注射方法：左侧卧位，右腿弯曲，左腿伸直，会阴部局麻后，一指进入肛门，摸到前列腺顶部，用腰椎穿刺针（20 号）在麻醉处穿入直到前列腺腺体，注射药物时要回抽无血液或尿液，注射时稍有阻力。每 5 天注射一次，有尿潴留者要留置导尿。

并发症：轻度膀胱炎、尿道炎、附睾睾丸炎。取得良好疗效的关键是注射部位准确，必须把“冰石甘液”注射到压迫尿道的增生腺体内，使腺体发生变性、坏死、缩小，后尿道通畅。

（十）物理治疗

是采用各种物理的方法，使前列腺局部的水肿、充血缓解，组织萎缩，改善排尿症状。这种方法仍在不断发展和改进中，将来也许会成为治疗前列腺增生的有效方法之一。

1. 冷冻疗法　Soanes、Gonder（1966）首先报道，应用制冷剂（液氮或笑气）将前列腺部降温至零下 169 ～ 190℃。使用特制的尿道探杆，其头部 4cm 处可降温，其余部分均为绝缘。将头部降温区对准前列腺部冷冻前列腺组织，使之严重脱水和细胞破裂，在 7 天后缩成海绵状坏死块，最后使整块腺体缩小。Green（1970）报道 40 例取得良好效果，他认为对一般情况不宜手术的患者有指征。优点：①损伤小。②可局麻进行。③出血少。④操作时间短。⑤有出血倾向者亦可进行。国内在浙江、上海等地亦已开展此项治疗方法。

2. 温热疗法　是采用多种不同的电源装置产生的热效应，作用在前列腺局部，使前列腺达到热凝固、坏死、切割、气化等治疗目的。在治疗局部的温度必须高于体温。根据治疗的目的，温度可从 42℃以上至 1 000℃。一般分成三个不同温度段。

（1）腔内微波治疗：根据电磁频率分 2 450 MHz 及 915 MHz 两频微波治疗机。应用类似无线的气囊、导管，在尿道前列腺部的温度维持在 45 ~ 47℃之间 1 小时，因这种治疗属于理疗范畴，仅使增生部位水肿、炎症改善，不能使腺体缩小，故远期效果不满意，仅在梗阻不严重的早期病例可应用。

（2）腔内射频治疗：①治疗仪的电磁波频率为 0.2MHz，其加温方式与微波不同，治疗温度 >70℃，治疗时间为 1 小时，在尿道前列腺部治疗后，尿道有坏死组织排出。B 超检查腺体缩小，尿道增宽，症状明显改善，有效率 80%，中叶增生效果不佳。②尿道针刺前列腺消融：是高温射频治疗前列腺增生的另一种方式，其尿道内电极改成针状，治疗时将针状电极刺入前列腺增生组织内，加温至 80℃以上，使该处组织凝固坏死，继而吸收、纤维化，最后使前列腺缩小达到治疗目的。

（3）激光治疗：激光是一种特殊的光波，用光纤维直接将光照向前列腺增生组织，局部温度可高达 100 ~ 400℃，使增生组织迅速凝固、坏死气化、消融，从而解除机械性梗阻。目前多用 Nd/YAG 激光和 KTP/YAG 半导体激光光源。应用的光纤维以前为末端直接射出，1992 年后相继引进侧射式非接触式激光头和接触式激光头两种。①接触式激光头由于一次接触仅气化 1 ~ 2mm 深度，较大的增生腺体完全气化需时较长是其缺点。②非接触式激光头，激光束呈 45 ~ 90 度侧向射出至增生腺体，不能与组织接触，否则激光头会被组织黏附、覆盖，影响照射效果。其照射深度可达 1cm 以上，范围也广。经验较少者不易掌握。③联合疗法：先以非接触式激光照射，以后再用接触式激光头气化，可发挥治疗时间短、深度深又可立即排尿的效果。④滚轮式电极气化治疗：是经尿道电切除前列腺的改进术式，将原应用的襻状电极端改装成滚轮电极，治疗时在直视下将滚轮在增生腺体上前后滚动，由于应用功率高达 300W 左右，故组织立即被气化，而达到治疗目的。

（4）高能聚焦超声治疗：利用聚焦超声使增生腺体部加温达 80℃而产生治疗效果。聚焦方式有两种：一种为阵列式，将压电晶体排成盘状，使超声能量聚焦在一起。另一种为通过声透镜聚焦，既有聚焦超声功能，又有探测腺体大小扫描功能。治疗时插入肛门，在电脑监控下加温治疗。这些方法尚在试验试用阶段，暂时无法推广。

（十一）前列腺部支架治疗

前列腺增生首先引起膀胱流出道梗阻（bladder outflow obstrution，BOO）。造成的因素有机械性的也有动力性的。前列腺增大的腺体压迫尿道，排尿阻力增加。1980 年 Fabian 首先用金属螺旋支架置入尿道治疗下尿路梗阻，这支架的缺点是尿液接触形成结壳现象及前后移动。迄今已有多种形式不同材料支架问世。可分为两类：①暂时性非上皮化支架，商品名称为 Urospiral，多数作者认为这种支架可用于不宜手术的高危患者，作为一种暂时治疗，可改善排尿症状。②永久性尿路上皮可覆盖支架，为一种新型的前列腺内螺旋支架，Memokath 是由钛镍记忆合金编制成的网状圆筒状支架，它在冷水中呈压缩状态，在 45℃左右的热水中可膨胀成原设计的直径大小。置入尿道后，大多数患者在 1 ~ 2 天后可自行排尿，但术后可出现尿急、尿频、会阴不适、血尿等，一般在 8 周内逐渐消失。约 6 个月后，网状支架大部分被黏膜覆盖。长期随访结果亦有一些并发症出现，如尿路上皮严重增殖反应、位置不佳、支架移动、感染、顽固性刺激症状以及前列腺尿道部的弯曲不规则、变形等，而使圆筒状支架不能紧密相贴形成‘桥效应（bridge effect）”，甚至结石产生，最终不得不将支架重新取出。取出时需将支架表面的上皮用低电流电切镜切除，用活检钳取出支架。

（十二）气囊扩张术

为应用带有气囊的尿道探子、扩张器裂开前列腺联合部，扩张前列腺尿道部，降低尿道阻力，改善前列腺增生排尿症状的一种方法。一般气囊扩张时可达 3 ~ 4 个大气压（一个大气压 = 14.7psi）。扩张直径达 25 ~ 30mm，即 75 ~ 90Fr。导管在麻醉后放入，确定气囊位置，维持扩张 10 分钟。扩张后常见有出血和膀胱痉挛现象。Moseley 报道 77 例，87% 症状评分降低 50% 以上。气囊扩张术方法简便安全，住院时间短，适于高危不宜手术，腺体大小不超过 40g 的中叶增生，残余尿少于 200mL，后尿道狭窄的患者。但疗效不能完全肯定，维持有效时间不长，然而不妨碍以后其他方法治疗。

（十三）急性尿潴留的处理

前列腺增生患者，65% 有急性尿潴留症状，常突然产生，患者尿意窘迫，非常痛苦，必须设法立即解除。在解除急性尿潴留时，应将膀胱中的尿液逐步放出，切勿骤然排空，尤其并发尿毒症的病例，膀胱突然排空，可使血流动力学突然改变，发生大量肾出血、膀胱出血或膀胱周围出血，引发心力衰竭、休克，还可引起尿闭及电解质的不平衡。Parsons 研究，在引流后 3 天内需注意电解质不平衡的变化，必要时需补充钾、钠、氯等电解质，在处理急性尿潴留的同时，还需予以镇痛和控制或预防感染。

解除急性尿潴留的方法有下列几种：

（1）下腹部、会阴部热敷。

（2）针灸：取中极、膀胱俞、三焦俞、阴陵泉。

（3）导尿：在无菌操作下进行导尿。用弯头前列腺橡皮导尿管比普通导尿管容易放入。若导尿管放入后，估计仍有发病可能者，应予以保留一个短时期。有的作者在放保留导尿管后，同时用雌激素治疗。王历耕报告 31 例中，有 10 例急性尿潴留患者，在应用保留导尿管的同时服用己烯雌酚，治疗 24 ~ 48 小时拔除导尿管后能自行排尿。己烯雌酚的用量为：第 1 天 20mg（每 6 小时 5mg），第 2 ~ 3 天 15mg（每 8 小时 5mg）第 4 ~ 5 天 10mg（每 6 小时 2.5mg），第 6 ~ 7 天 6mg（2mg，一日 3 次），第 8 ~ 30 天 3mg（1mg，一日 3 次）。

（4）药物治疗：Ende 报告 17 例前列腺增生并发急性尿潴留患者应用 Premarin 静脉注射治疗一个时期均得到痊愈，随访 1 年以上，16 例未复发。Ende 报告称有急性尿潴留者，应用雄激素 25mg，每天肌注 1 次，持续 5 ~ 6 天或至能自动排尿为止。

（5）耻骨上膀胱穿刺：导尿管无法插入而又无其他方法解决急性尿潴留时，行耻骨上膀胱穿刺是一个暂时的急救办法。Castro 测定前列腺增生患者，在排尿时的膀胱内压高达 24kPa（180mmHg），急性尿潴留时的膀胱内压将更高。在穿刺抽出尿液后，尿潴留缓解，膀胱内压力减低，但梗阻并未解除。当尿液重新潴留于膀胱中，膀胱内压再次升高时，尿液可从穿刺针的径道渗出至耻骨后膀胱周围造成尿外渗，可引起蜂窝组织炎等急性感染。因此，膀胱穿刺后，应立刻考虑到解决再次尿潴留的办法，否则不宜进行耻骨上膀胱穿刺。

（6）膀胱造口术：前列腺增生急性尿潴留时，导尿管无法插入而又无前列腺摘除术的条件时，可进行膀胱造口术，以解决急性尿潴留。在造口手术时，耻骨上切口不宜太低，不能太大，膀胱周围分离不要太广，以免切口周围、耻骨后间隙瘢痕粘连过广，造成以后前列腺摘除术的困难。但在切开膀胱后，应该用手指常规探查膀胱内颈部前列腺的情况以及有无结石等，对以后选择手术方法有所参考。现在有耻骨上穿刺造口术，方法较为简单。

（7）急症前列腺摘除术：对前列腺增生患者进行前列腺摘除术，一般都需要一定时期的准备。但现在由于抗感染等条件的改进，进行前列腺摘除的时期较以前可大大提前，甚至进行急症前列腺摘除手术。手术的适应证如下：①患者一般情况良好，无尿毒症及酸中毒的临床征象。②无严重的心血管及肺部疾病。③非蛋白氮在 50mg 以下。④ CO_2 结合力在正常范围内。⑤进行膀胱切开探查时，静脉注射靛胭脂检查，两侧输尿管管口中在 8 分钟内排出蓝色尿液。

（十四）手术治疗

1. 手术指征　①前列腺增生有进行性排尿困难，非手术治疗未能取得疗效。②慢性尿潴留，残余尿量超过 60mL 以上，而采用其他治疗未能奏效者，现在有许多作者都采用尿流率测定、膀胱测压、尿道测压等膀胱功能检查决定手术与否，当逼尿肌处于代偿阶段，即应视为手术指征。③由于梗阻而诱发膀胱憩室或结石，肾及输尿管积水。④由于梗阻引起慢性或反复发作泌尿系统感染。⑤前列腺增生伴有出血，尤其是量多而反复出血者。⑥急性尿潴留未能缓解者。

2. 术前准备　因前列腺增生的患者都是高年患者，常有慢性病或隐匿性疾病存在。前列腺增生后的排尿困难，尿液潴留可使肾功能减退，诱发感染及心血管系统功能障碍，同时手术的创伤亦较大，容易发生并发症。因此，手术前必须很好准备，可提高手术疗效，减少并发症，降低死亡率。彻底引流尿液，一般引流 7 天左右均能使肾功能恢复到足以耐受手术的程度（血尿素氮、肌酐在正常范围内，酚红排泄 2 小时在 40% 以上）。有尿毒症、酸中毒、心肺疾病而短期不能耐受手术，要长期保留导尿管引流以求改善的患者，则要做双侧输精管结扎术，以防附睾炎。否则需做膀胱造口术，争取做二期前列腺摘除术。此外，要做尿培养菌落计数和药物敏感度，在彻底引流的基础上加强使用抗生素，一般均可基本控制感染。

不少病例还可得到心血管系统的改善，使血压下降至正常。还需做出凝血时间的测定，以防术中或术后发生出血时做治疗的参考。

3. 手术方式 目前普遍采用的有四种：①耻骨上前列腺摘除术。②耻骨后前列腺摘除术。③经会阴前列腺摘除术。④经尿道前列腺电切术。由于前列腺增生后产生不同的病理变化，各种前列腺摘除手术方法也有它各自的特点，因此不能用单一的手术方法解决所有的前列腺增生病例。现将各种手术的优缺点简述如下。

（1）耻骨上前列腺摘除术：耻骨上经膀胱摘除前列腺为 1887 年 Pachard 首先采用。此法适用于绝大多数前列腺增生病例，尤其对腺体很大，向膀胱内突出者最为适用。若膀胱内并发结石或有其他病变（如肿瘤等）则更为合适，因为在摘除前列腺的同时可处理膀胱内的其他病变。但手术的创伤大，前列腺窝内出血不易完全控制，还需要做膀胱造瘘术，故恢复时间较长。

手术注意点：①前列腺摘除后，膀胱颈部后唇要常规做楔形切除，使膀胱三角与尿道内口间无门槛状分隔，同时还应注意输尿管间嵴有无肥厚，若有则应做楔形切除。②前列腺摘除后，在前列腺窝边缘 5 点、7 点两处常规缝扎止血，要注意防止缝扎到输尿管开口，尤其是前列腺比较大，前列腺摘除后膀胱颈部比较宽，输尿管开口很接近边缘容易缝扎损伤。③前列腺窝的止血问题：前列腺摘除后，窝内应用热盐水纱布压迫止血 5 ~ 10 分钟或更长。若再有出血点，可用可吸收线缝扎止血。前列腺窝内再用双腔气囊导尿管牵引压迫止血。Oddo 还改进成葫芦形气囊导尿管，可以同时压迫前列腺窝和膀胱颈部，可减轻双腔气囊导尿管需要牵引的痛苦。有些学者认为前列腺摘除后，前列腺窝会自动收缩而出血自止，因此改用缝合主血的方法，使前列腺窝与膀胱暂时分开，渗血不致回流入膀胱内。Hrymtschah 用肠线“8”字缝合止血，并横位缝合前列腺窝，仅能通过留置导管。Pena （1962）改用双整气囊导尿管在膀胱颈部用 Perl 伽线做荷包缝合，导尿管头位于荷包中，露在膀胱内，Perlon 线在伤口外结扎，3 天后放松，共 46 例效果果良好。其中 2 例在放松后有大出血，重新拉紧荷包缝线后又止血，效果良好。④耻骨上膀胱造口问题：耻骨上膀胱切开后，一般均需做膀胱造口，由于近几年来操作技术的不断提高，一期缝合膀胱可取得很好的效果。但在技术不熟练，止血不满意，术前有感染，有残余尿时间长而估计膀胱逼尿肌的张力比较差的病例，则仍以安置耻骨上膀胱造瘘管较为安全。为了保证膀胱切口愈合良好，减少感染和漏尿的机会，可将膀胱切口全部缝合，在膀胱切口的侧壁上另做小切口以安置导管，引流膀胱。⑤术后冲洗：手术后进行膀胱冲洗，膀胱血块堵塞非常重要。采用封闭式连续滴注冲洗。冲洗液从导尿管进，膀胱造瘘管出。根据渗血的程度，调整连续冲洗的速度。⑥双侧输精管结扎术：为预防术后的附睾炎，可常规行双侧输精管结扎术。

（2）耻骨后前列腺摘除术：对此手术 Von、Stockum、Jacobs 等在 1909、1912、1923、1933 年已有报道。当时由于止血困难、易于感染等因素未能推广，直到 1945 年，Millin 在止血和感染问题基本得到解决后才被很快采用。该手术的特点：①可在直视下操作，摘除腺体，不损伤膀胱。②前列腺窝止血简单可靠。③术后形成尿瘘的机会少。④术后护理方便，治疗日程缩短。⑤手术对中等大小的前列腺最为合适，较大或较小的腺体操作比较困难，尤其在体型过胖的患者显露不佳。⑥耻骨后静脉丛分布不规则，容易损伤出血，且止血困难，尤其在耻骨后有粘连者不适宜进行此项手术。⑦前列腺虽中等增生，但合并有前列腺炎、膀胱炎或有膀胱内病变如结石，皆不能采用此项手术。⑧术后可能出现耻骨炎、尿道狭窄和术后出血等并发症。为了克服上述的某些缺点，一些学者对此手术创造了许多改良方法：Dettmar 改用肠线连续缝合膀胱颈部黏膜，把导尿管挤压在最低位，可使止血更趋完善。Wartl、Hand 和 Bouepue 等改用了前列腺包膜膀胱颈部联合纵向切口，可充分暴露前列腺腺体和完全止血。Leadbetter 又改进了手术方法，在前列腺包膜上做 2cm 纵切口，以后斜向膀胱前壁延长切口如“7”。术中如发现膀胱内口有狭窄，则在前列腺与膀胱交界处的切口向膀胱前壁再作对称的切开如“Y”。在缝合切口时可做“V”形缝合，可使尿道内口、膀胱颈部扩大，以利排尿。另有保留尿道的耻骨后前列腺摘除术，手术的显露前列腺和包膜与 Millin 手术相同，找到包膜和腺瘤的分离平面，侧叶游离后，用剪刀在腺体与尿道间做钝性分离，避免损伤尿道，切除腺体。若误伤尿道壁，应予修补。

（3）经会阴前列腺摘除术：Guthrie 在 1834 年首次报道由会阴正中途径摘除前列腺。但直至 1901 年，

Prollst 和 1903 年 Young 改进了会阴部切口，描述了局部解剖关系、保护器官损伤的要点，同时还改进了手术器械等措施，并报告了 128 例术后无死亡，因此有人把 Young 作为此项手术的创始人。国内有少数几篇报告。但此手术比较复杂，容易损伤尿道括约肌和直肠，形成尿道直肠瘘、会阴直肠瘘和尿失禁，同时还因为会阴部的创伤而可引起阳痿，因此选用此手术较少。但对某些前列腺癌患者，则需行经会阴前列腺根治手术。

（4）经尿道前列腺切除术：100 年前就有人应用尿道刀、尿道钻孔器等将梗阻的前列腺切除。但是直到 40 多年前 Mac Calthy（1931）将膀胱镜和电极圈连合在一起制成手术膀胱镜后，才能在直视下切除增生的前列腺。经过数十年的经验总结，虽然少数作者如 Nesbit 认为可以将增生的前列腺彻底切除，但多数认为此手术为姑息性手术，仅能将前列腺的增生部分切除，暂时解决尿道梗阻，解决排尿困难，增生复发的机会较多。但现在由于电切镜的不断改进，电切技术的不断熟练，已能将前列腺全部切除，直到前列腺外科包膜之内。目前国外采用此项手术较为广泛，国内也有许多医院有此器械。由于术中需用大量水冲洗，可能使液体进入血液，引起稀释性低钠、休克或溶血性反应及肾功能衰竭等危险，因而明确病例的手术适应证极为重要。

一般国外报告的手术适应证为：①阻塞在后尿道的尿道内型前列腺增生，估计前列腺腺体重量不超过 50g，手术能在 1 小时内完成者。②前列腺纤维病变，正中嵴。③前列腺切除后有部分前列腺组织残留而有梗阻者。④高年而一般情况不良，不能做彻底前列腺切除手术者。除上述四种手术外，还有采取其他途径进行前列腺切除手术。如 1947 年王 tocheng 报道

骶骨旁前列腺切除手术。国内在 1962 年黄炳然，1963 年董俊友等也有少数报道。手术有一定的复杂性与困难，故仅在对此手术有一定熟练程度的医师和少数特殊的病例才采用，而不能广泛用于一般患者。Golji（1962）采用经尾骨前列腺切除术，也没有特殊的优越性。1972 年 Shafik 报道经耻骨下前列腺切除术，在耻骨区阴茎根部切断阴茎悬韧带及尿生殖膈，在耻骨下后方将前列腺包膜横向切开摘除前列腺，共做 42 例，术后无继发性出血、狭窄及尿失禁。国内未见类似报告。

综合上述各种手术，一般学者认为耻骨上及耻骨后前列腺切除术较为实用，基本上可以解决各种类型的前列腺增生，机动性较大，患者遇到危急情况时可做膀胱造口，暂时解决排尿问题。若发现有肿瘤，也可扩大手术范围。并发症也并不比其他手术途径为多。近年来国内外又介绍了一些其他的处理前列腺增生的方法。如 1986 年 Shafik 报告从耻骨后纵向切开前列腺包膜及其下的前列腺组织，使后尿道黏膜向外膨出，治疗前列腺增生取得良好效果。此法手术简单，并发症少，即使全身情况较差，合并心脏、血管疾患和肺、肾疾患，亦能承受此项手术。作者报告 8 例，治疗显效率达 91%。国内在 1988、1989 年侯忠志、张英杰等亦有同样报告，均得到很好效果，显效率达 89%，故有一定的优越性。

4. 前列腺增生手术的常见并发症及其防治

（1）出血：前列腺手术的止血不像一般外科手术那样彻底，术后较易出血，因此许多学者采用各种止血方法以求达到完全止血。可以采用的止血措施有下列几种：①前列腺窝热盐水纱布条填塞压迫。②双腔或三腔气囊导管（Foley 导管）前列腺窝压迫。③膀胱颈部及前列腺窝肠线缝扎止血。④前列腺窝内局部用药（如肾上腺素、垂体后叶素等）。⑤前列腺部局部降温。⑥控制性低血压。⑦髂内动脉结扎。⑧全身止血药的应用。⑨前列腺窝内止血药局部应用（如吸收性明胶海绵、复方铝溶液等）。

（2）感染：前列腺切除手术后的感染可有三方面：①泌尿道感染；②生殖道感染；③耻骨感染。在预防及处理方面需严格掌握无菌操作，减少不必要的检查，合理使用导管，密封冲洗引流系统以及局部和全身应用抗菌消炎药物，术中操作轻巧，常规进行双侧输精管结扎术等，可以减少和预防附睾炎的发生。

（3）尿失禁：在各种前列腺手术方法都可发生，但是在耻骨后前列腺切除手术较少发生，主要是外括约肌和神经的损伤。为了避免损伤外括约肌，手术应轻巧，前列腺分离后与尿道连着时，要用剪刀在尽量靠近前列腺处剪断。万一发生，可采用会阴部尿道括约肌修补术。

（4）尿瘘：发生原因为手术时损伤直肠，手术时膀胱颈部未做楔形切除或不完全的前列腺切除，造成膀胱颈部梗阻，以致膀胱与腹壁、会阴或直肠形成瘘管。因此，手术时要注意保护尿道与直肠，前列腺切除后要检查是否完整，膀胱颈后唇有无门槛状梗阻，前列腺窝内有无活瓣状组织。若有上述情况，

要及时切除，以免术后造成尿瘘。

（5）尿道狭窄：耻骨后前列腺切除术者较多见，耻骨上前列腺切除术最少见。狭窄部位有舟状窝、尿道口、前尿道和球部、膜部尿道。主要是留置导尿管较粗，尿道周围有炎症所致。预防方法为放置较软细的导管，时间要短。发生狭窄后的处理为尿道扩张或经尿道作狭窄部电切。

（6）性功能影响：经会阴前列腺切除术对性功能的影响最多。一般统计 49.7% 性功能无变化；46.2% 性功能有影响，且多数不能恢复；4.1% 有性功能增强。对性功能的影响可能与患者年龄有关。

第三节　前列腺癌

前列腺癌是世界上最常见的男性恶性肿瘤之一。发达国家发病率高于发展中国家，美国的前列腺癌发病率占男性恶性肿瘤首位，在欧美是占第二位的常见的男性恶性肿瘤。我国前列腺癌发病率远低于西方国家，但近年呈显著增长趋势。近十多年来，由于提高了对前列腺癌的警惕性，特别是前列腺特异性抗原（PSA）检测和经直肠 B 超在前列腺癌诊断中的广泛应用，前列腺癌的早期诊断率已较前大大提高。

一、概述

（一）流行病学

前列腺癌的发病率在世界范围内有很大不同，美国黑人发病率最高，亚洲和北非地区发病率最低。发病率大致如下：加拿大、南美、斯堪的那维亚、瑞士和大洋洲为（30 ~ 50）/10 万男性人口；欧洲多数国家为 20/10 万男性人口；中国、日本、印度等亚洲国家低于 10/10 万男性人口。说明前列腺癌的发病有种族差异。

临床无症状而于尸检或其他原因检查前列腺时发现的为潜伏癌，即组织学证实为前列腺癌，但不发展成为临床癌。前列腺潜伏癌的发病率在 25% ~ 40%。对前列腺增生症手术标本进行病理检查，发现有癌病灶者称为偶发癌，占前列腺增生症手术的 8% ~ 22%，我国统计为 4.9%。

前列腺癌的发病机制还不清楚，但与性激素有一定的关系。从事化工、染料、橡胶、印刷等职业者，前列腺癌发病率较高，但诱癌的化学成分仍不清楚。高脂饮食是前列腺癌的诱发因素而不是病因。其中红色肉类危险最大，饱和脂肪酸、单不饱和脂肪酸、α 亚油酸常与恶性程度高的前列腺癌有关。绿色蔬菜中含有的高水平的维生素 A 可以抑制前列腺癌的发生，蔬菜中的类雌激素样物质可以干扰雄激素对前列腺癌的作用，减少前列腺癌的发生。

输精管结扎术是否使发生前列腺癌的危险性增加还有待深入研究。病毒感染是前列腺癌的环境触发点。

癌基因和抑癌基因是前列腺癌发生发展的重要因素。

H-ras 基因突变是在肿瘤细胞中发现最早的突变基因。局限性前列腺癌中间 ras 基因突变率为 6% ~ 25%。在潜伏癌中多见 K-ras 基因突变，而在临床癌中则以 H-ras 基因突变为主，提示 K-ras 基因突变的前列腺癌不易向恶性发展。

目前研究已确定的抑癌基因有 WT 基因（11P13）、NFI 基因（17 q11）、NF2 基因（22q12）、DCC 基因（18 q21）、P53 基因（7 P13）、Rb 基因（13 q14）、APC 基因（5 q22）和 VHL 基因（3 P25）等。

前列腺癌标本中 10q、7q、3q、9q、11P、13q、17P 和 18q 分子遗传学研究发现，大多数肿瘤中至少存在一种染色体的等位基因丢失。其中最常发生染色体变化的是 10 和 16 号染色体长臂及 8 号染色体短臂，推测在这些区域可能存在着潜在的抑癌基因。

约 1/5 的前列腺癌中存在着 17P、18q 和 13q 的染色体改变，而 P53、DDC 和 Rb 基因就位于上述染色体的相应区域。

E-cadherin 是上皮细胞黏附分子，该基因位于 16q22 上。E-cadherin 是肿瘤细胞发生浸润转移的重要调节因子。E-cadherin 表达水平与肿瘤的 Gleason 分级呈正相关，是肿瘤进展和不良预后的指标。

生长因子及其受体和宿主微环境的改变在肿瘤的生长和转移中起着重要作用。这些起调节作用的介质有碱性成纤维细胞生长因子（bFGP）、角化细胞生长因子（KGF）、肝细胞生长因子 / 分散因子（GHF/

SF）、转化生长因子－β（TGF－β）、胰岛素样生长因子（IGF）、转化生长因子－α/上皮生长因子（TGF－α/EGF）等。

遗传性前列腺癌：前列腺癌有一定的家族遗传倾向，一级亲属中有 2 ～ 3 人患前列腺癌的男性发生前列腺癌的概率高出对照组 5 ～ 11 倍。发病年龄 <55 岁的前列腺癌患者约 43% 有遗传倾向。在所有前列腺癌患者中仅约 9% 有家族遗传倾向。

（二）病理

前列腺癌较多发生于外周区，其次为移行区和中央区。最常见的病理类型是腺癌，占所有前列腺癌的 64.8% ～ 98%，其他类型包括黏液腺癌、前列腺导管腺癌、小细胞癌、鳞癌和腺鳞癌、癌肉瘤、移行细胞癌、腺样基底细胞肿瘤及恶性间质肿瘤罕见。腺癌的特征表现是前列腺管腔衬以微腺泡增生样结构，没有基底细胞，其中一部分细胞以核变大为主。免疫组织化学技术的应用对前列腺癌的病理诊断有辅助价值。其中以 PSA 和高分子量的基底细胞特异性角蛋白（Clone 34β－E_{12}）最有意义。WHO 根据腺管分化程度将前列腺癌分三级：高分化癌、中分化癌和低分化癌（或未分化癌）。Cleason 分级分 5 级（1 代表分化最好，5 代表分化最差），Gleason 评分从 2（1+1）至 10（5+5）分。Gleason 评分对应分为三级：高分化（2 ～ 4 分），中分化（5 ～ 7 分），低分化（8 ～ 10 分）。

前列腺上皮内瘤（PIN）是前列腺癌的癌前病变。

前列腺癌细胞分激素依赖型、激素敏感型和激素非依赖型三种，前两种占多数。不同的细胞类型对内分泌治疗的反应不同。

前列腺癌的分期常用的有 TNM 和 Whit－more－Jewett 分期（表 8－1）。

表 8－1　前列腺癌的分期对照表

hitmore – Jewett 分期	TNM 分期 (1992 年)
A 前列腺偶发癌	
A 组织学检查肿瘤≤ 3 个高倍视野	T_{1a} 肿瘤组织体积 < 所切除组织体积的 5%
A2 组织学检查肿瘤 >3 个高倍视野	T_{1b} 肿瘤组织体积 > 所切除组织体积的 5%
	T_{1c} 经 PSA 或 FRUS 筛选发现，经活检证实

二、临床表现

前列腺癌的临床表现缺乏特异性，归纳起来主要有以下三方面的症状。

1. 膀胱出口梗阻症状　早期前列腺癌常无症状，只有当肿瘤体积大至压迫尿道时，才可出现膀胱出口梗阻症状。膀胱出口梗阻是前列腺癌最常见的临床表现，但与前列腺增生症（BPH）所引起的膀胱出口梗阻症状不易区别。前列腺癌所致膀胱出口梗阻症状发展较 BPH 所致膀胱出口梗阻症状快，有时缺乏进行性排尿困难的典型过程。由于多数前列腺癌患者同时伴有 BPH，因此，膀胱出口梗阻症状不具特异性。

膀胱出口梗阻症状通常分为梗阻性和刺激性两大类。梗阻性症状包括尿流缓慢、踌躇、尿不净，严重时可出现尿潴留（肿瘤压迫前列腺段尿道所致）。刺激性症状包括尿频、尿急，是梗阻引起继发性逼尿肌不稳定性所致。但是，当前列腺癌侵犯膀胱三角区或盆神经时也可出现刺激性症状。

国际前列腺症状评分（IPSS）用于评价前列腺癌所致膀胱出口梗阻的严重程度，并可作为前列腺癌非手术治疗效果的临床评价指标。

2. 局部浸润性症状　前列腺癌向尿道直接浸润可引起血尿，血尿是一个并不常见的症状，也不具特异性，在前列腺癌中发生率低于在 BPH 的发生率，不超过 16%。尿道外括约肌受侵犯时，可出现尿失禁。包膜外侵犯时，可致性神经血管束受损而出现阳痿。包膜受侵犯时可出现类似前列腺炎症状。精囊受侵犯时可出现血精，老年男性出现血精应怀疑前列腺癌可能。肿瘤侵犯直肠症状，表现为排便异常。在直肠镜检中发现的腺癌应怀疑可能系前列腺肿瘤侵犯所致，PSA 染色可资鉴别。

3. 转移性症状　骨转移的最常见症状是骨局部疼痛，骨扫描提示发生骨转移以脊柱特别是腰、胸椎最常见（74%），其次为肋骨（70%）、骨盆（60%）、股骨（44%）和肩部骨骼（41%）。椎体转移压迫脊髓引起的神经症状发生率为 1% ～ 12%。前列腺癌致淋巴结转移发生率很高，但常难以发现。表浅淋巴结在常规查体中易于发现，深部淋巴结转移则难以发现，只有当转移淋巴结增大压迫相应器官或引起淋巴回流障碍时才表现出相应的症状，如肿大淋巴结引起输尿管梗阻、水肿、腰痛、下肢淋巴肿等，但此时多已属晚期。

前列腺癌转移至骨骼和淋巴系统以外器官和组织的发生率很低，但若出现，常表明肿瘤广泛转移已至晚期。

三、诊断

1. 直肠指检（DRE） 直肠指检对前列腺癌的诊断和临床分期具有重要意义。检查时要注意前列腺大小、外形、有无不规则结节、中央沟情况、肿块大小、活动度、硬度及精囊情况。前列腺增大、表面平滑、中等硬度者多为增生，触到硬结者应疑为癌。早期前列腺癌（T_{2a} 期）直肠指检时仅能触及结节而表面尚光滑（肿瘤未侵及包膜）。T_{2b} 期前列腺癌直肠指检在触及结节同时可触及病变一侧前列腺增大。T_3 期前列腺癌直肠指检不仅可触及坚硬的结节，而且常因包膜受累而结节表面粗糙，致前列腺外形不正常，同时可触及异常的精囊，但前列腺活动尚正常。T_4 期前列腺癌直肠指检前列腺不但体积增大、变硬、表面粗糙、精囊异常，并且前列腺固定且边界不清。直肠指检触及的前列腺硬结应与肉芽肿性前列腺炎、前列腺结石、前列腺结核、非特异性前列腺炎和结节性 BPH 相鉴别。此外，射精管病变、精囊病变、直肠壁静脉石、直肠壁息肉或肿瘤也可在直肠指检时误诊为前列腺肿瘤。50 岁以上男性每年至少做一次直肠指检，作为筛选前列腺癌的主要方法之一。

2. 前列腺特异性抗原（Prostate specific antigen，PSA） PSA 是由 237 个氨基酸组成的单链糖蛋白，分子量约为 34 kDa，由前列腺上皮细胞分泌产生，功能上属于类激肽释放酶的一种丝氨酸蛋白酶。目前 PSA 检测已成为前列腺癌筛选、早期诊断、分期预后、评价疗效、随访观察的一项非常重要的生物学指标。与传统的前列腺癌瘤标 PAP 相比，敏感性和特异性都有明显提高。血清 PSA 水平 0 ～ 4.0ng/mL 为男性正常值范围。前列腺按摩后血清 PSA 水平会上升 1.5 ～ 2.0 倍，7 天后影响会明显减小。前列腺穿刺活检的患者血清 PSA 会明显升高，平均升高 5.91 倍，前列腺穿刺活检后 PSA 检测应在至少一个月后进行。

PSAD 即血清 PSA 浓度与超声检查测定的前列腺体积的比值（PSA 单位为 ng/mL，前列腺体积单位为 mL），PSAD 在鉴别前列腺癌和 BPH 中有重要意义。前列腺癌患者血液中 fP-SA/tPSA 的比值明显低于 BPH 患者。血清 PSA 在 4.0 ～ 10.0ng/mL 时，PSAD 和 fPSA/tPSA 可以提高前列腺癌诊断的敏感性和特异性，但目前尚未确定标准的临界值。

PSAV 是指在单位时间内血清 PSA 水平的变化值。前列腺癌引起的 PSA 水平升高的速度较 BPH 快，目前以 PSAV 0.75ng/（mL · 年）作为鉴别的标准。不同年龄组的男性 PSA 值不同，前列腺癌的检测应选用年龄特异 PSA 参考值，对提高早期诊断率亦有重要意义（表 8-2）。

3. 前列腺特异膜抗原（ PSM）检测 PSM 是前列腺细胞特有的一种固有跨膜糖蛋白，分子量为 100kDa，PSM 在血清中难以检测，较敏感的方法是检测患者外周血中 PSM mRNA。采用逆转录 - 巢式 PCR 技术检测前列腺癌患者血清 PSM mRNA 的阳性率达到 62.3%。检测外周血 PSM mRNA 的表达有助于发现临床未知的早期前列腺癌血行转移（微转移），从分子水平确定分期，也有助于判断前列腺癌复发和进展的情况。逆转录 - 巢式 PCR 技术同时检测前列腺癌患者血清 PSM mRNA 和 PSA mRNA 更可提高诊断的阳性率。

表 8-2 年龄与 PSA 的关系

年龄（岁）	血 PSA 正常范围 ng/ml	
	Oesterling 等（471 例）	Dalkin 等（5 226 例）
40~49	0~2.5	
50~59	0~3.5	0~3.5
60~69	0~4.5	0~5.4
70~79	0~6.5	0~6.3

4. 影像学检查 经直肠的超声检查（TRUS）是前列腺癌影像学检查的最重要方法：超声检查的诊断准确率在60% ~ 80%之间，明显高于DRE检查。超声检查中前列腺癌多呈低回声改变，外形不对称、回声不均匀、中央区和外周区界限不清和包膜不完整。精囊受侵犯也可在超声检查中发现。

静脉尿路造影对诊断前列腺癌本身并无特殊意义，早期前列腺癌除非有血尿症状，一般无须行IVU检查。前列腺癌骨转移者可以在X线平片中发现。

前列腺癌CT检查诊断率不如TRUS，但对前列腺癌伴盆腔淋巴结转移者有重要意义，诊断准确率为40% ~ 50%。

MRI诊断前列腺癌明显优于CT检查。T2加权像表现为高信号的前列腺周边带内出现低信号缺损区，但有时与前列腺炎不易区别。MRI诊断率在60% ~ 80%之间。MRI可以通过腺体不规则、不对称及前列腺外脂肪组织影改变等来判断前列腺癌的包膜外侵犯。与CT相比，MRI在诊断盆腔淋巴结转移上并无优越性。

放射性核素骨扫描诊断前列腺癌骨转移敏感性较X线检查高，能比X线早3 ~ 6个月发现转移灶，但也有假阳性结果，如关节炎、陈旧性骨折、骨髓炎、骨手术后等常可出现假阳性结果。X线检查可以帮助鉴别。血PSA可帮助诊断骨转移，敏感性较高。PSA<20ng/mL者，骨扫描少有异常发现。

5. 腹腔镜盆腔淋巴结活检术（LPLND） 腹腔镜盆腔淋巴结活检术可以准确判断淋巴结转移情况，手术适合于前列腺病理活检Gleason评分>6或PSA>20ng/mL，但尚无转移证据的前列腺癌患者。

6. 穿刺活检 病理检查是诊断前列腺癌的金标准。前列腺穿刺活检按部位分为经会阴穿刺活检和经直肠穿刺活检，以经直肠穿刺活检最为常用。按使用穿刺针不同分为针吸细胞学检查和系统穿刺活检。前列腺穿刺活检可在肛指引导和各种影像学检查引导下进行，超声检查和肛指引导下的前列腺穿刺活检最为常用。前列腺穿刺活检的诊断准确率可达90%左右，经直肠超声引导下的前列腺穿刺活检准确率较肛指引导下穿刺为高。对前列腺无结节，但怀疑前列腺癌患者应行系统穿刺活检（六针穿刺法，即左右叶各三针）。

前列腺穿刺活检前患者的常规准备包括：①停止使用抗凝剂、抗血小板剂5 ~ 7天。②检查前2 ~ 4小时清洁肠道。③适当应用抗生素。

前列腺穿刺活检的常见并发症有感染、出血、血管迷走神经反应和肿瘤种植等。并发症发生与穿刺针的类型、引导方法等无关。

四、治疗

（一）随访观察

T_{1a}和T_{1b}期前列腺癌的转归截然不同。T_{1a}期前列腺癌患者病情进展缓慢，随访4年只有4%患者发现病情进展，而T_{1b}期则高达33%。对T_{1a}期只需随访观察，只有年轻、预期寿命>10年的T_{1a}期患者需要积极治疗。T_{1b}和T_{1c}期应行积极治疗，对预期寿命<10年、病理分级呈高分化的前列腺癌可随访观察。

（二）前列腺癌根治术

适合于预期寿命 > 10年的临床T_1和T_2期患者，也是T_3期前列腺癌的有效治疗方法，疗效明显优于其他治疗方法。手术的关键是尽可能彻底地切除病灶。手术的效果与分期关系密切，因此准确的术前分期十分重要。精囊侵犯并不是根治术的禁忌证，但提示单纯根治术效果不理想，往往需辅以其他治疗。

前列腺癌根治术的早期并发症有出血、直肠损伤和血栓形成。远期并发症有膀胱颈部挛缩、尿失禁和阳痿。

（三）内分泌治疗

前列腺癌是一种激素依赖性疾病，采用内分泌治疗可取得良好的近期疗效。内分泌治疗是局部晚期前列腺癌，伴有盆腔淋巴转移和伴有远处转移的前列腺癌的主要治疗方法（参照Whitmore分期分别为C期、D_1期和D_2期）。

内分泌治疗前列腺癌主要是通过下列途径达到减少雄激素作用的目的：①抑制垂体促性腺激素的释放，抑制睾酮的产生。②双侧睾丸切除术，去除睾酮产生的源地。③直接抑制类固醇的合成，减少睾酮的产生。④抑制靶组织中雄激素的作用。

（1）睾丸切除术：双侧睾丸切除后，血睾酮水平迅速下降至术前水平的 5% ~ 10%，从而抑制前列腺癌细胞的生长，血 PSA 水平迅速下降，转移性骨痛可迅速缓解。手术简单安全，可在局麻下完成。疗效可靠，并发症少。

（2）LHRH-A（促性腺释放激素促效剂）：LHRH-A 与垂体性腺质膜上的 LHRH 受体具有高度的亲和力，作用能力比 LHRH 更强和更长。给药初期可刺激垂体产生 LH 和 FSH，使睾酮水平上升，但很快垂体的 LHRH 受体就会丧失敏感性，使 LH 和 FSH 分泌停止，睾丸产生睾酮的能力也随之降至去势水平，LHRH-A 的作用可维持长达三年之久。另外，动物实验证明，LHRH-A 对前列腺癌细胞也有直接的抑制作用。

（3）雌激素治疗：雌激素是最早应用于前列腺癌内分泌治疗的药物。已烯雌酚（Diethylstilbeslrol，DES）是最古老药物，其作用机制主要是通过反馈抑制垂体促性腺激素分泌，从而抑制睾丸产生睾酮。另外，雌激素对前列腺癌细胞也有直接的抑制作用。常用剂量为 1 ~ 3mg/d。常见不良反应有恶心、呕吐、水肿、阳痿、男性乳房女性化。

（4）抗雄激素治疗：抗雄激素药物分为类固醇类和非类固醇类两大类。类固醇类抗雄激素药物主要是孕激素类药物，具有阻断雄激素受体和抑制垂体释放 LH，从而抑制睾酮分泌达到去势后水平的双重作用。但如果单独长期使用，睾丸会逃逸垂体的抑制作用而使睾酮水平逐渐回升。因此，这类药物不如已烯雌酚或睾丸切除术疗效稳定。常用的有醋酸环氯地黄体酮（环丙甲地黄体酮）（Chlorprogesterone acetate，Androcur），是第一个用于治疗前列腺癌的抗雄激素药物。口服 100mg，每日 2 次，有效率为 70%。不良反应有胃肠道症状及男性乳房女性化。非类固醇类抗雄激素药物常用有 3 种：①氟他胺；②尼鲁米特；③康士得。

（四）放射治疗

20 世纪 50 年代 Bagshow 在前列腺癌根治治疗方法中引入放射治疗，40 年的临床实践证明，放疗可以有效地治疗前列腺癌，局部控制率可高达 65% ~ 88%。

（1）外照射放射治疗：外照射放射治疗最适合于局限于前列腺的肿瘤。PSA 值较高，Gleason 分级较高或肿瘤较大，以及激素非依赖性前列腺癌可考虑放疗。外照射放疗的照射野的设计按如下规律：在肿瘤靶体积（GTV）的基础上增加一定边缘，构成临床靶体积（CTV），再增加一定边缘，构成计划靶体积（PTV）。射线的能量：用高能光子射线（>10MV 的 X 线）治疗有较好的剂量分布，并可降低并发症。放射治疗的剂量和分期有关。放疗的长期结果令人满意。T_1 和 T_2 期患者 5 年的无病生存率为 80% ~ 90%，10 年生存率为 65% ~ 80%，与根治性前列腺癌切除的结果相似。T_3 期患者 5 年的生存率为 56% ~ 78%，10 年生存率为 32% ~ 54%，局部复发率为 12% ~ 38%，远处转移为 33% ~ 42%。放疗的不良反应表现为直肠和膀胱的症状，如腹泻、直肠不适、尿频和尿痛等。一般在放疗开始的第 3 周出现，治疗结束后数天至数周消失。晚期并发症在治疗后 3 个月以上才出现，较少发生。

（2）三维适形放射治疗（3-DCRT）：三维适形放射治疗采用计算机技术精确设计照射野的轮廓，按三维图形重建前列腺、精囊和扩展的边界，分析体积剂量关系，适当提高靶区的剂量，降低高能射线对周围正常组织的影响，提高局部控制率，减少并发症。

（3）组织间放射治疗：在经直肠超声（TRUS）引导下，经会阴皮肤插入 ^{125}I 或 ^{103}Pa，可联合外放疗。用间隔 5mm 层面的 CT 或三维超声做出治疗计划系统（TPS），^{125}I 的剂量可达 160Gy，^{103}Pa 达 115Gy。在 CT 影像上计算出等剂量轮廓线，评估实际照射前列腺及周围正常组织的剂量。

文献报道 T_1 和 T_2 期前列腺癌患者组织间放疗的 5 年生存率在 60% ~ 79%。3 年中有 86% 的患者保持性功能。有研究发现组织间放疗与外放疗的 10 年生存率和局部复发率相似。组织间放疗的最常见并发症为直肠溃疡，其次为膀胱炎、尿失禁和尿道狭窄等。

（五）冷冻治疗

前列腺癌的冷冻治疗开始于 20 世纪 60、70 年代。冷冻治疗的作用机制主要是冷冻导致前列腺上皮细胞和基质细胞的出血性和凝固性坏死，但前列腺结构存在。对治疗不够彻底者可重复治疗，但目前不能作为前列腺癌治疗的一线疗法。

（六）化学药物治疗

磷酸雌二醇氮芥（EMP）对内分泌治疗后复发患者的总有效率为 30% ~ 35%，症状改善率可达 60% 左右。常用剂量为 280mg，每日 2 次。连续使用 3 周后改为每周注射 2 次。使用 3 ~ 4 周后若无效，应停止使用。出现严重并发症时应停药。以雌莫司汀为主的联合化疗临床试验在进行中，如雌莫司汀 + 长春碱或拓扑异构酶Ⅱ抑制剂（依托苷甙）或紫杉酚。其他方法如生长因子抑制剂苏拉明（suramin），可诱导凋亡，调节细胞信号传导，诱导分化和免疫治疗等，需要深入的研究。

五、预后和随访

PSA 是监测和评价治疗效果的敏感而方便的指标。前列腺癌根治术后 PSA<0.1ng/mL 的患者复发率低，PSA>0.4ng/mL 的患者复发的可能性较大。放射治疗有效者，血 PSA 应逐渐下降，在 1 年左右时间内降至 <1ng/mL。若 PSA 水平下降缓慢或下降后又有升高趋势，则预示有肿瘤残留或复发。接受内分泌治疗的患者，PSA 应逐渐下降至 <1ng/mL，若 PSA 不降或下降不明显，仍 >10ng/mL 或短期下降后又出现升高，提示肿瘤为激素非依赖性。

第九章　肾脏疾病

第一节　肾脓肿

一、病因及发病机制

肾脓肿或痈是化脓性物质积聚局限于肾实质形成的。抗生素时代来临之前，80% 的肾脓肿是由葡萄球菌血行播散引起。虽然临床数据证明了葡萄球菌血播散后容易在正常肾形成脓肿，但从广泛使用抗生素以来，革兰阳性菌形成的脓肿逐渐减少。

自 1970 年后，大部分成人肾脓肿由革兰阴性菌引起。革兰阴性菌血行播散至肾可以引起肾脓肿，但这似乎不是革兰阴性菌肾脓肿形成的主要途径。临床上没有证据说明大多数肾脓肿形成之前出现革兰阴性菌败血症。而且，在动物体内引起血行性革兰阴性菌肾盂肾炎实际上是不可能的，除非肾有损伤或者完全梗阻。部分梗阻的肾和正常的肾都可以阻止血液中革兰阴性菌的入侵。这样，因前驱感染或结石形成的肾小管阻塞从而导致的上行性感染似乎是革兰阴性菌脓肿形成的主要途径。成人患者中 2/3 的革兰阴性菌脓肿与肾结石或肾损伤有关。虽然肾盂肾炎与膀胱输尿管反流的关系已经被证实，但肾脓肿与膀胱输尿管反流的关系的报道还是较少。但是，最近的研究提示反流与肾脓肿有着密切的联系，且在尿路灭菌后反流仍长期存在。

二、临床表现

患者可以表现为发热、寒战、腹痛或腰痛，有时可有体重减轻。也可以出现膀胱炎的症状，偶尔这些症状表现不明显，直到手术探查时才能明确诊断，有些严重病例甚至需要尸检。全面的病史采集可以发现泌尿道感染症状前 1 ~ 8 周，可有革兰阳性菌感染的可能。感染的起源可以是身体的任何部位。多发性皮肤痈和静脉药物滥用可以将革兰阳性菌带入血液。其他常见的部位有口腔、肺和膀胱。与阻塞、结石、妊娠、神经源性膀胱和糖尿病有关的复杂性尿路感染的患者容易形成肾脓肿。

三、辅助检查

1. 实验室检查　患者血白细胞计数显著升高，血培养通常阳性。脓尿和细菌尿不是很明显，除非脓肿与集合系统有交通。因为革兰阳性菌大部分是血源性的，所以这些病例的尿培养一般是无细菌生长，或生长出的细菌与脓肿中分离出来的不同。当脓肿含有革兰阴性菌时，尿培养通常培养出与脓肿中分离出来相同的细菌。

2. 影像学检查　尿路成像的结果取决于感染的性质和持续的时间。区分早期肾脓肿和急性肾盂肾炎是比较困难的，因为早期肾脓肿大部分较小。从急性细菌性肾炎发展至肾脓肿，或肾已经被外部感染所波及的患者，影像学检查可以显示患肾增大伴肾轮廓变形。肾在吸气和呼气相固定不变以及同侧的腰大肌影明显消失。常可见脊柱向患侧侧弯。如果肾病变继续发展，肾图显示延迟甚至缺失。当脓肿较局限时，检查所见可以与急性局灶性细菌性肾炎相似。

慢性脓肿通常表现为肾占位，肾盏边界不清或变形甚至截断。肾断层造影术经常可以看到低密度的病变区。有时尽管存在肾脓肿，排泄性尿路造影可以正常，特别是当脓肿在肾前后部而没有损伤到实质或集合系统时。

超声和 CT 对于区分脓肿和其他肾炎症性疾病很有帮助。超声是检查肾脓肿最快速也最廉价的方法。在声波图上可以看见无回声或低回声的占位性病变伴声影增强。脓肿急性期边界不清，但组织中有一些回声并且周围的肾实质水肿。随后，可见边界清楚的肿块。但内部形态多样，包括实性透亮的光团和大量低回声区域，回声的高低取决于脓肿内细胞碎屑的量，气体会引起强回声影。很多病例不能区分脓肿与肿瘤。动脉造影极少被用来证实脓肿。肿块的中心或血管过多或无血管，在皮质边缘血管增多但无血管的移位及新生血管。

CT 应该是肾脓肿首选的诊断性检查，因为它可以提供极好的组织图像。脓肿在 CT 对比剂增强前后都特征性地表现为边界清楚的病变区。这种表现一定程度上取决于脓肿形成的时间和严重程度。脓肿早期，CT 显示肾增大和局部圆形信号减低区。感染出现后数天脓肿周围形成厚纤维壁。可以看见由坏死碎片引起的无圆声或低密度光团。慢性脓肿 CT 表现为邻近组织封闭、Gerota 筋膜增厚、圆形或椭圆形的低信号光团和信号稍微增高的周围炎症壁，当使用对比剂增强扫描时形成指环征。指环征是由脓肿壁的血管增强后形成的。

四、诊断

根据病史、临床表现，结合辅助检查结果。

五、治疗

虽然经典的肾脓肿治疗方法是经皮肾穿刺或手术切开引流，但如果在病程的早期就开始静脉使用抗生素以及密切观察直径 <3cm 的脓肿，有可能避免外科的处理。必要时在 CT 或超声的引导下穿刺针吸以区分脓肿与多血管的肿瘤。针吸后可以进行培养及根据培养结果使用恰当的抗生素。

经验性使用抗生素的选择取决于感染来源的推测。当怀疑是血源性播散，病原菌最常见是对青霉素耐药的葡萄球菌，因此选择含耐青霉素酶的青霉素类抗生素。如果患者有青霉素过敏史，推荐使用头孢菌素或万古霉素。由于尿路畸形引起的肾皮质脓肿与大部分典型的革兰阴性菌有关，应该经验性地使用第三代头孢菌素、抗假单孢菌青霉素或氨基糖苷类药物，直到明确细菌后行特异性治疗。患者应该连续进行超声或 CT 检查，直到脓肿消退。临床过程与此相反的病例应该怀疑是否误诊或感染不能控制并发展到肾周脓肿，抑或治疗中使用的抗生素病原菌耐药。

在免疫缺陷宿主中直径 3 ~ 5cm 及更小的脓肿或对抗生素治疗无反应的脓肿应该进行经皮穿刺引流。但是，对于大部分直径 >5cm 的脓肿，手术切开引流仍是目前首选治疗手段。

第二节 肾周围脓肿

一、病因及发病机制

肾周围脓肿一般是由急性肾皮质脓肿溃破入肾周围间隙或从其他部位的感染经血行性播散形成。肾盂积脓的患者，特别是伴有肾结石的患者较易并发肾周围脓肿。肾周围脓肿的患者 1/3 是糖尿病患者。1/3 的肾周围脓肿病例是血源性播散引起的，通常来源于皮肤的感染，肾周血肿由于血源性途径或肾感染的直接扩散而继发感染。当肾周围感染通过 Gerota 筋膜破入肾旁间隙时，形成肾旁脓肿。肾旁脓肿也可以由肠道、胰腺或胸膜腔的感染性疾病引起。相反，肾周围或腰大肌脓肿可以是肠穿孔、克罗恩病或胸腰椎骨髓炎播散引起。

二、临床表现

临床表现症状的出现往往较隐匿。大部分肾周围脓肿患者超过 5 天才出现症状，而肾盂肾炎患者只有 10%。临床表现与肾盂肾炎患者相似，但超过 1/3 的患者无发热，1/2 的病例可在腹部或腰部触及肿块。

如果患者同侧髋关节屈曲外旋和跛行，应该怀疑腰大肌脓肿。超过 75% 病例的实验室检查特征包括白细胞计数增多、血肌酐升高和脓尿。Edelstein 等（1988）研究发现，只有 37% 病例尿培养能确定肾周围脓肿的病原菌。血培养，特别是针对多种病原菌的培养，通常能确定肾周围脓肿的病原菌，但只有 42% 的病例能确定所有致病菌。因此，根据尿培养和血培养的结果进行治疗是不够的。肾盂肾炎一般在恰当的抗生素治疗 4 ～ 5 天后有好转，肾周围脓肿则不然。因此，如果患者并发有尿路感染和腹部或腰部肿块，或抗生素治疗 4 天后仍持续发热，就应该怀疑肾周围脓肿。

三、诊断及鉴别诊断

（1）IVP 影像学检查排泄性尿路造影在 80% 病例中可见异常。但无特异性。肾周围脓肿典型的影像学特征表现为腰大肌影消失、肾周围包块，并通常伴有肾轮廓模糊及膈升高或固定。脓肿较大时，影像学上可见低密度软组织影沿肾筋膜向骨盆延伸。继发于产气菌感染的肾周围脓肿，可见肾周围气泡聚集的气体影。

（2）CT 对于证实原发的脓肿有特殊的价值。在一些病例，脓肿局限在肾周围间隙，但也可扩散到腰间隙或腰大肌。CT 能够清楚地显示感染扩散到周围组织的路径的解剖细节。这些信息对于设计手术引流方式有帮助。超声表现多种多样的声像图，有的表现为整个肾几乎被无回声的团块所替代。有的表现为与 Cerota 筋膜内正常脂肪的强回声混匀强回声积聚。有时腹膜或膈下感染可以扩散到 Gerota 筋膜外的肾旁脂肪，其隐匿发作的临床症状，如发热、腰部包块和压痛与肾周围脓肿的临床症状很难区分。但其无尿路感染表现。超声和 CT 通常能显示脓肿位于 Gerota 筋膜外。虽然抗生素治疗能有效地控制败血症和防止感染的扩散，但肾周围脓肿的主要治疗是引流，仅用抗生素治疗的成功病例报道很少。Thorley 等（1974）对 52 名肾周围脓肿患者详尽地分析支持这一观点。在这项研究中，1/2 患者入院时接受内科治疗，另外 1/2 入院时接受外科治疗，65% 入院时接受内科治疗的患者死亡，而只有 23% 接受外科治疗的患者死亡，其死亡率反映了患者之间差异。那些入院时接受内科治疗的患者通常病情较重，体温较高，有更多的潜在性疾病和症状比较模糊，更重要的是，没有一名患者的入院诊断是肾周围脓肿，而 73% 入院时接受外科治疗的患者入院时已经确诊。虽然 71% 患者最后还是接受了外科手术，但入院时接受内科治疗的患者诊断滞后，推迟了确切的治疗最终导致较高的死亡率。

四、治疗

虽然对于无功能肾或感染严重的肾，手术切开引流肾造瘘是肾周围脓肿经典治疗方法，但肾超声和 CT 使经皮穿刺引流小的肾周围积脓成为可能。然而，Haaga&Weinstein（1980）认为对于脓腔较大并充满浓稠脓液的脓肿经皮穿刺引流是禁忌。

革兰染色可以辨别病原菌的类型，并指导抗生素治疗。应该立即使用一种氨基糖苷类药物加上一种抗葡萄球菌药物，如甲氧西林或苯唑西林。如果患者青霉素过敏，可以用头孢菌素或万古霉素。肾周围脓肿引流后，一些潜在的问题必须处理。有些疾病，如肾皮质脓肿或肠道瘘需要引起注意。如果患者情况良好，肾盂积脓行肾切除术可以和肾周围脓肿的引流同时进行。在其他病例，最好首先引流肾周围脓肿，当患者情况改善后再纠正潜在问题或进行肾切除术。

肾周围脓肿与急性肾盂肾炎治疗的最大障碍在于诊断的滞后。Thorley 等（1974）指出，最常见的误诊是急性肾盂肾炎。在他们的观察中，发现区分骨周围脓肿与急性肾盂肾炎的两个要素。

（1）大部分单纯性肾盂肾炎患者入院之前症状持续少于 5d，而大部分肾周围脓肿患者则超过 5d。

（2）使用恰当的抗生素，急性肾盂肾炎的患者持续发热不会超过 4d，而所有肾周围脓肿患者都至少 5d，平均 7d。Fowler&Perkins 等（1994）记录了同样的结果。

接受血液透析的多囊肾患者特别容易从急性尿路感染发展为肾周围脓肿。在美国明尼阿波利斯市进行肾病研究项目中，445 名进行长期血液透析的患者中，5.40% 患有多囊肾，33.3% 出现过症状性尿路感染（Sweet & Keane，1979）。8 名（62.5%）患者发展成为肾周围脓肿，其中 3 名死亡。根据这项调查，所有尿路感染甚至发展成为肾周围脓肿的患者都早期快速地给予了恰当的抗生素治疗，当停用药物时这组患者都无发热也无症状。但随后，经过不同时间以后，其中的 8 名患者出现由肾周围脓肿引起的症状。

第十章　小儿泌尿外科疾病

第一节　血尿

血尿是儿科泌尿系统疾病常见症状，我国 1986 年对 224 291 名 2 ～ 14 岁小儿进行尿过筛检查，最终诊断为单纯性又称无症状血尿 942 例（0.42%）。Ingelfinger 等在儿科临床急诊中，肉眼血尿发生率为 1.3/1 000，更多见镜下血尿。健康儿尿中可有少量红细胞，取 15mL 清洁新鲜中段尿，离心 2 000 转 /min，5 分钟，做沉渣镜检，至少红细胞 >5 个 /HPF（高倍视野）才可诊有镜下血尿。多数小儿血尿是一过性，预后良好，不须处理，故应连续做 2 ～ 3 次尿常规检查，确有镜下血尿，再做进一步检查。出血量超过 1 ～ 2mL/L 尿液，则可有肉眼血尿。机体某些代谢产物及药物可使尿呈红色如卟啉尿；酚红、刚果红、氨基比林、柔红霉素等均可使尿呈红色；新生儿尿中排出较多尿酸盐时也可使尿布红染；红色尿也见于血红蛋白尿及肌红蛋白尿；某些食物、蔬菜中的色素也可使尿呈红色。

一、病因

血尿更多见于内科情况，可来自肾小球、肾间质、肾血管或尿路。

1. 肾小球性血尿　这是肾小球基底膜组织结构破裂的结果。

（1）急性肾小球肾炎。

①急性链球菌感染后肾小球肾炎（poststreptococcal glomerulonephritis，PSGN）：患者有高血压、水肿，C_3 补体下降、C_4 正常或稍降。ASO（antistreptolysin-O）上升或 anti-DNAase B 滴度上升，说明近期曾有链球菌感染，预后好，镜下血尿可持续 1 ～ 2 年。

②紫癜肾炎（Henoch-Schonlein purpura）：约 2% 病例最终导致肾损害。

③急进性肾小球肾炎：是罕见的小儿肾内科急症，早期诊断并用甲泼尼龙可防止进展到终末期肾病。

（2）慢性肾小球肾炎。

① IgA 肾病：是肾小球肾炎的最常见病因，常以肉眼血尿并发于呼吸道或胃肠道疾患。也可表现为无症状镜下血尿，蛋白尿；急性肾炎症状似 PSGN 或肾病综合征。除血尿、蛋白尿及红细胞管形外，其他化验检查包括肾功及 C_3 多正常。确切诊断靠肾活体检查。需长期随诊，约 25% 病例呈慢性进行性肾损害，其他 75% 病例病情稳定或有改进。

②系统性红斑狼疮肾炎：偶有以肾炎为首发症状的。

（3）肾小球基底膜缺陷。

①遗传性肾炎（Alport syndrome）：表现为镜下或肉眼血尿，有显著家族史。本病为进行性肾功能减退，男重于女，50% 伴神经性高频区耳聋，15% 有眼部异常。

②良性家族性血尿（benign familial hematuria）：又称薄基底膜病（thin basement membrane disease），显性遗传，阳性家族史占 40%。临床表现主要为持续性镜下血尿，可伴间歇性肉眼血尿发作，上呼吸道感染和剧烈运动后血尿可加重。部分病人有轻度蛋白尿，肾功能、血生化检查多属正常。无耳聋、眼疾。组织学检查光镜下基本正常，电镜则示弥漫性基底膜变薄。虽然镜下血尿可持续多年但此病为非进行性

病变，随年龄增长而好转故不需治疗。

2. 间质性血尿　可分为感染性、代谢性、药物性、中毒性、解剖性及肿瘤性。

（1）感染性：常见肾盂肾炎，除发热外，有腰腹痛、尿频、脓尿并常伴镜下血尿。血尿是因肾实质的炎症所致，随炎症的治愈而消失。

（2）代谢性：一些遗传性代谢失调也可引发肾钙沉着症，它是弥漫性肾的钙含量增高，但未形成结石。肾钙沉着症及特发性高钙尿症可表现为镜下或及肉眼血尿。

（3）药物性及中毒性：非甾体类抗炎药常导致间质性肾炎及肾中毒。

（4）解剖性：一些先天畸形可伴发镜下或及肉眼血尿。肾囊性病变如单纯性肾囊肿、多囊肾常因轻或中度外伤后出现血尿而就诊。

（5）肿瘤性：小儿肾母细胞瘤多以腹部肿物就诊，少见血尿，易用腹部超声检出。

3. 血管性血尿　如镰状细胞肾病、左肾静脉压迫综合征及外伤等，小儿腹部钝伤后，易有尿路创伤。

4. 尿路疾病　又可分为感染或炎症性，高钙尿症或结石、外伤、及解剖异常。后者如尿路梗阻时可并发血尿。

二、诊断

病史、体检，及简单的化验检查可诊断很多小儿常见的血尿原因。根据检查情况，再做进一步的化验或（及）影像检查。如小儿有腹部外伤及肉眼血尿应做 CT 检查；而尿道口有血迹时，在置入导尿管前应做逆行尿道造影。

如小儿有发热、排尿不适，腹痛、呕吐可能有尿路感染，需做尿培养。突发严重腰腹痛伴肉眼血尿可能有尿路结石，需做腹部 X 线平片及查尿钙排出量。如平片阴性时，仍怀疑结石，则做肾及膀胱超声或及腹部、盆腔螺旋 CT 检查。肉眼肾小球性血尿并蛋白尿提示肾小球肾炎。

家长对小儿有肉眼血尿时，常担心小儿有大量失血。实际上 1L 尿内有 1 ~ 2mL 血，就可使尿呈红色。除非合并外伤或罕见的肾囊性疾病，肉眼血尿常不引起血球密度下降。对镜下血尿来说，如在 2 ~ 3 周内连续 3 次尿检查中有 2 次红细胞为 5 ~ 10 个 /HPF（高倍视野）才定为血尿。因为运动可引起良性镜下血尿，故随访中、不要在运动后取尿标本。如有持续血尿，需随访有无蛋白尿或（及）高血压出现。

第二节　非特异性尿路感染

小儿尿路感染，是指细菌侵入尿路所引起的炎症，是小儿泌尿系统疾病中最多见的，占该系疾病的 8.5%，它包括无症状的菌尿直至急性肾盂肾炎。常并发于泌尿系统畸形，但也常发生于尿路正常的健康儿。小儿尿路感染的危险决定于不同宿主的防御机制与细菌毒性间复杂的相互作用和及时的临床诊断及抗生素治疗的干涉。尿路感染对小儿肾脏的损害远重于成人，因此，需了解细菌入侵机制、肾脏损害及侵害肾脏的危险因素。近年研究认识到分辨尿路感染远近期并发症的重要性，如高血压、感染复发及进行性肾功能损害。

一、发病情况

尿路感染在门诊病人中的就诊次数仅次于上呼吸道感染。根据 1982 年全国 20 省市 105 所医院儿科住院病人泌尿系统疾病调查，尿路感染占 8.5%，居第 4 位。在 10 岁以内、约 1% 男孩及 3% 女孩最少有一次有症状的尿路感染。新生儿菌尿的发生率达 1.0% ~ 1.4%。男孩发病最高峰是生后第 1 个月，一般都有发热。婴儿期尿路感染女孩较男孩少见，但多见多次复发。虽然在健康新生儿尿道口周围菌落多，一般在第 1 年内迅速下降，5 岁以后则罕见。学龄前及学龄儿菌尿发生率，男孩为 0.02% ~ 0.04%，女孩为 0.7% ~ 1.9%。

二、临床表现

尿路感染的发展依赖于宿主的易感性及入侵细菌的毒性。绝大多数是上行感染始于尿道口周围尿路致病菌的集结。1 岁以内婴儿尿路感染因无特异性临床表现，只显有病容、发热、烦躁、喂养不佳、呕吐及腹泻等，故诊断可能困难。儿童有尿路感染时表现在尿路本身的体征不多，其他症状如间歇性排尿不适、排尿困难、尿痛、耻骨上区疼痛或尿失禁也都很不明确。因此，对于没有局限性体征或只有含糊尿路症状的小儿都应疑有尿路感染。当有解剖异常时尿路感染被分类为复杂性，虽然尿路感染时梗阻（后尿道瓣膜、输尿管肾盂连接部梗阻、输尿管膀胱连接部梗阻或输尿管膨出）不常见，但如有感染则肾损害的潜在危险更大。小儿有尿路感染时，半数可检出有膀胱输尿管反流，因为膀胱输尿管反流提供细菌到达肾脏。膀胱输尿管反流虽然不引起尿路感染或炎症，但高度膀胱输尿管反流更常并发严重肾瘢痕。多次肾盂肾炎发作与肾瘢痕形成密切相关。

三、诊断

1. 尿液检查

（1）标本采集：冲洗外阴，留中段尿送检，小婴儿可用消毒塑料袋固定在外阴部留尿。导尿有带入细菌的危险。耻骨上膀胱穿刺取尿、化验检查结果比较可靠，但它是有创性的检查。

（2）尿常规及尿培养：清洁中段尿沉渣中白细胞数每个高倍视野多于 5 个，应疑有尿路感染。如有成堆白细胞则对诊断的意义更大。有些病儿可有血尿或终末血尿。膀胱在正常情况下是无菌的，但尿排出时经过外阴可有杂菌污染。因此不能只根据有无细菌生长作为诊断依据，须做菌落计数。如菌落计数 10 万 /mL 以上，可诊为尿路感染。菌落计数 1 万 ~ 10 万 /mL 为可疑，如少于 1 万 /mL 为污染。

菌尿辅助检查：细菌可将尿内硝酸盐转化为亚硝酸盐，即用试纸泡入含有磺氨酸及 α－萘基胺中，当上述试纸放入有细菌的尿时，因与亚硝酸盐接触呈红偶氮色。

2. 影像检查　小儿有尿路感染需做肾、膀胱超声及排尿性膀胱尿道造影检查（VCUG）。男孩 VCUG 可检出有无尿道异常如后尿道瓣膜，女孩为了少受放射线可做核素膀胱造影。即刻的肾核素扫描可显示炎症，但最好在炎症后 1 个月再做肾核素扫描，以检出肾瘢痕。在大龄女孩，尤以有反复尿路感染者，做 VCUG 可检出显著粪便存留、膀胱成小梁、尿道有纺锤顶（spinning-top）样变形，及输尿管旁憩室并发尿排出障碍。诊断及治疗排尿功能不良及大便存留是处理小儿尿路感染的重要步骤。小儿有尿路感染做放射线检查期间须用小剂量抗生素作预防，如发现有膀胱输尿管反流或显著排尿障碍，应持续用预防性抗生素，直至危险因素消失。

尿路感染的小儿约半数以上尿路解剖正常、无肾积水或膀胱输尿管反流。尿路感染后，约 40% 小儿肾核素扫描可检出肾瘢痕，其他感染不严重的仅检出 10%。膀胱输尿管反流小儿有无肾瘢痕显得特别重要，因为这是由相对毒性低的尿路致病菌所致，造成肾实质的直接感染及炎症性损害。

小儿有发热的尿路感染时喜用 DMSA（technetium dimercaptosuccinic acid）来评价急性肾盂肾炎及肾皮质瘢痕。急性期放射线示踪剂减少区，常是可逆性肾缺血，急性期恢复后可显示紧密相连的肾实质瘢痕。约 2/3 发热的尿路感染小儿做肾核素扫描时可检出有肾实质感染，这些患儿中 40% 可发生肾瘢痕。小儿急性肾盂肾炎期即刻给合适的抗生素，绝大多数肾可恢复，不留瘢痕。

90% DMSA 检出的瘢痕可经静脉肾盂造影（IVP）检出。IVP 价格较低，解剖影像更清晰，而 DMSA 肾扫描不受肠气影响，也不必注意过敏反应。曾有尿路感染的 3 600 多例小儿，经长期随诊，发现任何 1 个单独的影像学检查（肾超声检查，用造影剂或核素做肾及膀胱检查）可漏去约一半的进行性肾瘢痕的检出，而 3 个检查都正常的小儿，没有 1 个发生进行性肾瘢痕。3 个影像检查中如有 2 个异常，发生进行性肾损害的危险增大 17 倍。3 个最重要的问题是肾瘢痕、膀胱输尿管反流及反复尿路感染。

四、肾瘢痕形成的预防

1. 抗生素治疗　早期抗生素治疗是限制肾炎症及瘢痕的最有效方法。Smellie 等注意到在近期复诊的 52 例小儿有双侧反流及肾瘢痕并伴有症状的尿路感染中，96% 被延误诊断及治疗。得到即刻诊断及治疗的患儿发生肾瘢痕者远较延误者低。感染 72 小时后才用抗生素治疗，就不能避免肾损害。

2. 细菌疫苗　近 10 年由于在分子水平上积累了细菌毒性因素及尿路感染致病机制的知识，研制出可以预防尿路解剖正常小儿因大肠杆菌所引起肾盂肾炎的有效疫苗，但并不能预防所有类型的感染。

五、治疗

治疗小儿尿路感染应从正确收集尿液作细菌定量培养开始。在急性感染期，未得到药物敏感试验结果前，常需先用抗生素治疗。在初次感染疑有急性肾盂肾炎时，用磺胺药、呋喃妥因或萘啶酸常可有效。但开始就迅速用强力有效抗生素可防止或减少肾瘢痕的范围。口服抗生素可能有效，但对危重婴幼儿尤其有呕吐时，在得到尿、血培养结果前，应经胃肠道外给药，如应用氨基糖苷（aminoglycoside）类药物加氨苄西林或先锋霉素。

1. 无并发症的尿路感染　无并发症的感染即没有尿路器质性病变也没有排尿功能障碍。

这些病儿给予 10 天有效抗生素常可奏效。小儿复发率可达 80%，故有人主张治疗复发感染，应继续给数月的预防性药物治疗，这样可减少复发率。

2. 有并发症尿路感染　有并发症的感染即原有尿路器质性病变或排尿功能障碍。这类小儿发生肾瘢痕的可能性很大，故应矫治排尿功能障碍及尿路器质性病变。这些小儿常需给抗菌药物预防。最有争议的问题是，小儿有尿路感染并有反流时手术治疗还是保守治疗。由于有一定比例的小儿尿反流可自消，为期 2 年者约 25%；小儿虽有尿反流如无感染可不产生肾瘢痕。故轻、中度反流（Ⅰ、Ⅱ、Ⅲ度反流）采用保守治疗。近年来由于抗反流手术成功率高达 96% ~ 98%，并缩短了住院时间，故也有人主张Ⅲ度者可用手术矫治，尤以经膀胱镜检出反流自消迟缓者。绝大多数人同意严重反流需手术矫治。在婴幼儿有任何程度的反流而不能维持无菌，也需考虑手术治疗。

3. 预防性抗生素的应用理想的预防性药物应该是血清内药物浓度低，而尿内药物浓度高、价廉、患儿易耐受，对胃肠道无或仅有轻微刺激。

（1）呋喃妥因：是一类有效尿路感染预防剂，在血清内药物浓度低，尿内浓度高，对肠道正常菌属影响小。小儿治疗剂量为 6 ~ 10mg/（kg·d），分为 3 ~ 4 次服用。预防量每晚服 2 ~ 3mg/kg，可有效地维持无菌尿液。当肾功能降低到正常的 50% 以下时，呋喃妥因的效力可能下降。

呋喃妥因的药物反应多发生在成人，可引起急性过敏性肺炎、神经病变及肝损害，长期应用该药偶可并发肺纤维化。因本药系氧化剂可引起溶血，小儿有葡萄糖 -6- 磷酸脱氢酶缺乏时忌用。肾衰竭者及 1 个月以下婴儿禁服。

（2）头孢氨苄（先锋霉素Ⅳ，cephalexin）：在成人全量为 250 ~ 500mg，每日 4 次，很多患者产生粪肠菌（fecal entero bacteriaceal）的抗药性。小儿每日治疗剂量为 25 ~ 50mg/（kg·d），分为 3 ~ 4 次服用。如用小量（成人全日量的 1/8 ~ 1/4，每日 125 ~ 250mg）则不产生抗药性。因此应用 1/4 量，每日 1 次，是有效的预防剂量。

（3）复方磺胺甲噁唑：小儿每日治疗剂量为 50mg/（kg·d），分为 2 次服用。25mg/kg，每日 1 次，是有效预防剂量，因系含磺胺类药，故不宜用于小婴儿。磺胺类药在白蛋白上与胆红素竞争结合位置引起新生儿高胆红素血症及脑核黄疸（kemicterus）。

（4）氨苄西林糖浆：小儿治疗剂量为 50 ~ 150mg/（kg·d），分为 3 ~ 4 次 /d。预防剂量为治疗剂量的 1/2 ~ 1/3。对反复多次感染或肾实质已有不同程度损害者，疗程可延长至 1 ~ 2 年。为防止产生耐药菌株，可采用轮替用药，即每种药用 2 ~ 3 周后轮换。

第三节　遗尿症

遗尿症（enuresis）指小儿已达膀胱能控制排尿年龄，仍有不自主排尿。可分为夜间入睡后遗尿及白天遗尿。多数小儿 3 岁后夜间不遗尿，Fergusson 等（1986）统计一组小儿夜间遗尿症与年龄的关系：2 岁：为 92.5%；3 岁：43.2%；4 岁：20.2%；5 岁：15.7%；6 岁：13.1%；7 岁：10.3%；8 岁：7.4%。男女发病数约为 2 ∶ 1 ~ 3 ∶ 1，昼夜均遗尿多见于女孩，可能合并感染。多数夜间遗尿小儿床褥从未干过，称原发性遗尿；约 25% 小儿夜间已不遗尿，至儿童期又复发夜间遗尿，平均持续 2.5 年，称为继发性遗尿，他们中有很多小儿可追溯到精神压力因素。

一、诊断

绝大多数遗尿症小儿无器质性病变，须仔细询问病史，进行体检、尿常规、尿培养检查。如体检正常，无明显神经病变，尿常规阴性就不必做进一步检查。病史应包括排尿情况、年龄、排尿训练及遗尿情况。体检包括神经系统检查，注意腰骶椎部有无呈簇状毛发或脂肪瘤，以排除有无脊椎裂畸形；检查肛门括约肌张力，确定下肢感觉、运动及反射功能，以除外神经病变；注意下肢畸形及步态，以便检出隐性神经病变。根据上述情况将小儿分为两组：一组仅有夜间遗尿而无其他不适，不须做进一步检查；另一组有尿路感染或神经性病变，须做全面尿路检查。有些病例无尿路感染但有不同的排尿功能障碍，这些病儿中多无尿路解剖异常，但有尿流动力学的紊乱如无抑制性膀胱活动，可用无创性超声检查了解肾、输尿管及排尿前后膀胱情况，有无剩余尿。如超声检查正常，可用药物做试验治疗。

二、治疗

治疗包括药物及改变生活习惯，如傍晚限制液体入量，夜间唤醒小儿排尿等。

1. 行为疗法　改变小儿遗尿的不良习惯需要小儿、家长和医生的共同努力。建立合理的生活制度，如每日水量的分配，上下午各占 40%，晚间占 20%。傍晚后不要让小儿过于兴奋，如追跑、打闹；树立遗尿症是可以治愈的信心。有的家长打骂责备儿童，试图用惩罚恐吓的手段达到杜绝遗尿的目的，这只会起到相反作用。让小儿入睡前排尿，夜间唤醒小儿起床排尿 1 ~ 2 次；如果发现小儿在睡梦中，多次翻转扭身，表明有排尿预兆，应及时唤醒小儿起床排尿。进行膀胱训练，逐渐延长排尿间隔，以扩大膀胱容量。

2. 药物治疗

（1）自主性药物：抗胆碱药可增加功能性膀胱容量。这类药物可减少膀胱的无抑制收缩，故可能对尿流动力学紊乱所致的遗尿症有效。可用颠茄及溴丙胺太林，入睡前口服，如白天也有尿频、尿急，可日服 3 次。症状改善后维持 1 ~ 2 个月，然后逐渐减少次数至停药，

（2）遗尿酊（imipramine）：又称氯脂醒，是治疗遗尿症最常用的药，约 50% 遗尿症可经遗尿酊治愈，15% ~ 20% 患儿有进步，但停药后 60% 病儿可复发。遗尿酊对膀胱体有弱的抗胆碱能作用及抗平滑肌收缩作用，仿交感神经作用于膀胱出口；它的抗镇静作用是减少睡眠时 REM（rapid eye movement 快眼动相）；刺激 ADH 分泌。但上述作用并不能合理解释遗尿酊如何让小儿不遗尿。遗尿酊的用法是每日 1 次，常用于睡前，如尿床早则宜于下午给药。剂量：5 ~ 8 岁用 25mg，年龄更大时用 50mg 或 0.9 ~ 1.5mg/（kg · d）。过量用药可引起致命性心跳不整、低血压、呼吸窘迫及惊厥，故药物需放在小儿拿不到的地方以免误服。

第十一章　女性泌尿外科疾病

第一节　尿道肉阜

尿道肉阜（caruncle of urethra）是女性尿道口出现的肿瘤样组织，又称尿道肉芽肿或血管性息肉，是女性常见的尿道疾病，多发生于 20 ~ 60 岁，据统计约占女性尿道疾病的 73%。更年期及绝经期女性反复泌尿系统感染、出血等多与本病有关。该病常误诊为尿道膀胱炎、尿道综合征、老年性尿道炎、尿道息肉等，确诊需依据病理检查。

一、病因及发病机制

尿道肉阜的病因尚不十分明确，一般认为可能与以下因素有关。

（1）由于外阴慢性炎症或性交、卫生纸等慢性刺激引起。

（2）尿道黏膜脱垂外翻受到慢性刺激引起。

（3）尿道梗阻或其他原因使患者排尿时过度用力，黏膜下静脉壁变薄，曲张。

（4）雌激素水平降低。

尿道肉阜通常很小，但也可达 1 ~ 2cm。多见于尿道口后唇约 6 点处，尿道口其他部位少见，极少数可发生于尿道内。多数基底较宽，带蒂。镜下观察尿道肉阜像是被鳞状或移行上皮覆盖的肉芽组织床，可见大量扩张的毛细血管及纤维。上皮组织的包绕可形成乳头状结构，炎症性浸润很常见。根据其炎性细胞浸润、纤维化及静脉曲张的不同程度，可分为 3 种类型：即乳头状瘤型、血管瘤型及肉芽肿型。

显微镜下可见尿道肉阜由上皮、血管和肉芽组织组成，可以分为 3 种病理类型。以上皮增生为主的称乳头状瘤型，以血管增生为主的称血管瘤型，以肉芽增生为主的称肉芽肿型。

二、临床表现

尿道肉阜多见中年以上的女性，不少患者可以完全没有症状。有些则表现为局部烧灼样的疼痛，常因排尿、行走、性交或衣物摩擦等使症状加剧；另一些患者则因局部损伤或感染可有少量出血。少数患者疼痛可以十分剧烈，以致因惧怕排尿而引起尿潴留。主要症状及体征如下。

1. 尿道口疼痛　可出现烧灼样痛，在排尿、活动、衣物摩擦、性交时疼痛加重。有时可引起尿频和排尿困难。

2. 接触性出血　接触、摩擦损伤后易出血，但很少发生大量出血。

3. 体格检查　可见尿道外口后壁有暗红色或鲜红色的脆性肿瘤样组织，表面光滑，触之柔软而疼痛，易出血。一般为 0.5 ~ 1.0cm，带蒂或基底部较宽，有的呈环状围绕尿道口。

三、诊断及鉴别诊断

尿道肉阜根据临床表现即可诊断。如肉阜表面有破溃、感染，体积增大时，易与以下疾病混淆。

1. 尿道息肉　为发生于尿道的一种良性肿瘤。息肉蒂细长，可脱出于尿道口外，呈鲜红色且与尿道深部相连。病理检查呈息肉样改变，表面为移行上皮，内含纤维、血管组织。

2. 尿道黏膜脱垂　表现为尿道口紫红色肿块，呈环形围绕尿道口。肿块质软、表面光滑、不伴有疼痛或触痛、易于出血。肿块中央有腔隙，可顺利插入导尿管。

3. 尿道癌　表现为尿道口处肿块，表面可出现溃疡，且伴血性或脓性分泌物。触之较硬，形态不规则，有触痛。可伴腹股沟淋巴结大或远处转移征象。病理检查可明确诊断。

4. 尿道旁腺炎　为女性尿道口两侧尿道黏膜下小腺体的非特异性感染，可形成尿道旁腺囊肿或脓肿。表现为尿道口肿痛，尿道口一侧或两侧可触及肿块伴压痛，有时可挤出脓性物或石灰质凝块。

5. 尿道外口尖锐湿疣　表现为尿道外口单个或多发红色菜花样肿物，表面凹凸不平，有糜烂和渗液，触之易出血，与尿道肉阜有相似之处。但本病为性传播疾病，多有不洁性交史，同时，阴道、阴唇、肛门等部位也可见到相似病变。确诊还需行病理检查。

四、治疗

尿道肉阜的治疗主要包括药物治疗和手术治疗。药物治疗主要为全身雌激素治疗及局部用药。手术治疗包括手术刀环切术、电灼电切术、激光、微波、冷冻、硬化等，主要针对长期不愈者或肉阜体积较大或经常出血者。

1. 雌激素治疗

（1）口服雌激素治疗：这是药物治疗的主要方法。目前认为尿道肉阜与雌激素缺乏、局部抵抗力降低及慢性刺激、炎症有关。更年期及绝经期女性常见，尤以绝经期 2 ~ 5 年发病率较高，雌激素水平降低时不能维持尿道的连续性。局部使用雌激素治疗，尿道肉阜很快缩小、消失，说明雌激素缺乏可能是尿道肉阜发生的重要因素之一。补充雌激素能促进阴道上皮的细胞增殖，增加细胞外基质的合成，增加上皮厚度，改进阴道皱襞构造，阴道壁弹性增加，改善并提高绝经后女性的生活质量。但该法仅适于病变早期或较小的肉阜，并且用药时间长。用药方法：药物主要为已烯雌酚或戊酸雌二醇。雌激素水平降低时，不能维持尿道黏膜的完整性，尤其使阴道萎缩并向内回缩，同时将尿道口向内牵拉，使尿道黏膜暴露，易受刺激而发生肉阜，故多见于老年女性。年轻患者则由于局部受慢性刺激（如炎症等）造成尿道黏膜外翻，尿道口周围上皮细胞增生，炎症细胞浸润及小静脉曲张等变化。对于年轻患者，雌激素水平正常，发病是因慢性炎症刺激所致。故雌激素治疗对这部分患者效果不佳。口服大剂量己烯雌酚胃肠道反应重，药物吸收慢，且对肝肾有损害，长期应用可能增加乳腺及子宫内膜癌变的机会。因其不良反应大，患者往往不能坚持而中途停药，达不到疗效而复发。

（2）外用雌激素软膏或栓剂：本方法是局部给药，不良反应少，疗程短，疗效高，特别适于绝经后尿道肉阜有症状者、儿童及少女、年老体弱伴有心肺功能失调患者，也适用于手术、电灼、激光、冷冻治疗复发的患者。治疗后复发率低，不良反应较少，疗效优于口服雌激素治疗，患者易于接受。与手术治疗相比，该法具有无痛苦、方便简单、不损害正常黏膜、医疗费用低的特点，反复治疗不会引起局部瘢痕及尿道口狭窄、尿失禁等并发症。疗效与肉阜大小有关，尿道肉阜直径 <1cm 的病例疗效显著优于直径 >1cm 的病例。

2. 手术治疗

（1）尿道外口黏膜环切术：这是尿道手术肉阜治疗的经典术式，对单发肉阜，行 2 ~ 11 点大半环形切除。但传统手术切除出血多，特别对于血管丰富的肉阜，止血效果差，术野模糊，手术时间延长，组织损伤重，影响术后恢复，且易复发，创面须缝合且保留导尿管。单纯电切法操作简单，手术中慢速切割，止血彻底，不缝合，保持创面平整，能有效防止复发和预防尿道外口狭窄。然而，由于对肉阜基底黏膜和黏膜下层破坏不够，治疗不彻底，所以该方法不适用于治疗较大肉阜。

（2）经尿道直视下电切术：本方法可以完整地切除肉阜蒂部，但仅适应于有蒂者，且必须注意切割的深度，特别在 6 点位置不应越过黏膜下层，切割的范围勿超过尿道周径的 1/3，以免引起尿道狭窄。该方法疗效确切，手术反应轻、损伤小，治疗彻底，是治疗尿道肉阜的较好方法。

（3）尿道肉阜切除 + 尿道口 – 阴道口延长术：尿道肉阜患者尿道 – 阴道间前庭距离多 <5mm，容易

因阴道分泌物刺激引起尿道炎症，这是女性患者易患尿道肉阜的病理解剖因素，以往单纯行尿道肉阜切除，尿道刺激症状易复发与此有关。故目前认为，尿道－阴道间前庭距离 <5mm 的患者，比较好的手术方法为尿道肉阜切除＋尿道口－阴道口延长术，同时外用雌激素软膏，治疗效果较好。本治疗方法切除阻挡物后增加尿道、阴道间距，以减少阴道分泌物刺激使肉阜复发，并减少尿道感染机会。

（4）激光治疗：本方法是采用激光对软组织的凝固、焦化和气化作用，使其瞬间被汽化一次完成切割、止血，从而达到清除病灶的目的。同时其热量可封闭血管和淋巴管，对残存的根基部分进行碳化凝固，达到修复作用。而且激光治疗不损伤正常尿道组织，高温也有杀菌作用。此方法对药物应用无效、肉阜较大且经常出血并疼痛者及体积较大、位置较深、出血较多的肉阜疗效显著。该法手术迅速，不出血，手术区神经末梢受热凝固，术后无痛，术后反应轻，创面愈合快，不需保留导尿管，减少了继发感染的机会。

（5）液氮冷冻治疗：液氮冷冻治疗具有易操作、无菌、不出血等优点，对尿道肉阜进行冷冻治疗具有以下优势：①操作时能准确对准病变部位，术中及术后不出血；②治疗时对周围组织损伤轻微，恢复快；③治愈后不但病灶消除，而且可以保持原解剖结构不变，无瘢痕形成；④术后不需住院，经济实惠。但有报道称，冷冻治疗治愈率低且治疗次数多。

（6）药物注射治疗：常用注射药物有无水乙醇、5% 鱼肝油酸钠。该方法有以下优点：①治疗方便，确诊后门诊治疗，注射后短时间观察即可回家；②安全有效，局部注射损伤小，药物剂量少，疗程短，见效快；③易于掌握，基层门诊即可治疗，不需特殊设备。

第二节　尿道脱垂

女性尿道脱垂，又称尿道黏膜外翻（prolapsed urethral mucosa），临床比较罕见，多发生于儿童，绝经期亦可见到。

一、病因及发病机制

该病自 1732 年被 Solinger 描述至今，确切的发病原因、发病机制尚不清。目前普遍认为是由于全身衰弱、尿道发育薄弱、损伤（如产伤）、绝经后雌激素水平降低、尿道周围组织萎缩、松弛以致黏膜翻出。腹压增加可导致该病的发生，如咳嗽、便秘、腹泻、尿路感染及分娩等，其他如膀胱、尿道凝结物或肿瘤的直接压迫亦可诱发。而幼女多在 5 ～ 9 岁，骨盆快速增大、盆腔器官发生变化时，加之尿生殖膈薄弱、尿道黏膜与黏膜下黏合的先天性缺损，而导致黏膜脱垂的发生。病理：由于尿道口环形压迫，脱垂黏膜充血水肿，血管栓塞、坏死，可继发感染、溃烂。

二、诊断与鉴别诊断

以临床表现为其主要诊断依据。专科检查见尿道口肿块和局部少量出血，尿道口位于肿块中央即可诊断。脱出的黏膜充血、水肿，有嵌顿者呈紫色肿块，中央可置入导尿管。可伴有感染、糜烂、坏死或附有脓苔，有血性、脓性分泌物及臭味。

对于不同年龄阶段的患者主诉有所不同。儿童的尿道脱垂常无自觉症状，仅少数患儿有尿液问题，患儿常因内裤有血污被家长带来体检而发现，很少发生绞窄、坏死。而老年女性的尿道脱垂因脱垂黏膜静脉栓塞出现绞窄、坏死症状，患者常感严重疼痛、尿频、排尿困难、尿潴留等不适；在栓塞、坏死的患者中，疼痛、尿道出血是主要的症状。

尿道黏膜脱垂根据临床表现即可诊断，但临床需与以下疾病鉴别。

1. 输尿管囊肿脱出　异位输尿管囊肿经膀胱颈部和尿道脱出于尿道口外，成为一大而紫红色的肿块，形似尿道黏膜脱垂。但输尿管囊肿脱出多能自行复位，有时囊肿处可见到输尿管开口。但导尿管不能从囊肿中央插入。

2. 尿道肉阜　同为较易出血的尿道口肿块，相比之下，尿道肉阜体积较小，基底常附着于尿道口后壁。

插入导尿管后，可见鲜红色息肉样肿块位于导尿管一侧，而非呈现外翻包绕状。

3. 尿道癌　为易出血的尿道口肿块。尿道触诊时可发现尿道增粗、变硬、肿块亦硬。腹股沟淋巴结及远处淋巴结可扪及增大、变硬的转移征象。活组织检查可明确其性质。

4. 膀胱脱垂　指膀胱经尿道膨出的病变，多在腹压增加时发生。脱垂的膀胱黏膜充血水肿呈暗红色，酷似尿道黏膜脱垂。但膀胱脱垂肿物一般可还纳，有时还可见到膀胱三角区和输尿管开口。

三、治疗

儿童的尿道脱垂属于自限性疾病，轻度脱垂的患儿可随年龄的增长，到青春期即可自愈。对于需要治疗的病例，治疗方法包括非手术治疗及手术治疗。

1. 非手术治疗　仍被视为一线治疗方法，尤其适用于幼女及不宜接受手术治疗的老年女性。给予抗生素软膏、雌激素软膏外涂患处及热水坐浴，可控制感染、促进尿道口上皮增生，部分病例经上述非手术治疗水肿消退后加以手法复位，其症状可望得到改善，并可为部分病例的进一步手术治疗做准备。非手术治疗费用低、痛苦小、使患者避免了麻醉风险，但易复发。

2. 手术治疗　手术治疗仅局限于尿道脱垂反复复发、经非手术治疗无效及有尿道黏膜缺血坏死的重症患者，临床上有脱垂黏膜环形切除法、尿道黏膜四象限切除法，其中尿道外口环行切除术易发生尿道外口狭窄及感染等并发症，故目前尿道黏膜四象限切除法临床较为常用，术后留置导尿管 2 ~ 3 天。另外，还有电凝术、CO_2 激光治疗等。

第三节　膀胱阴道瘘

膀胱阴道瘘（vesicovaginal fistula）是指膀胱和阴道之间有异常通道，尿液自阴道流出，不受控制。这是尿瘘中最多见的类型，多见于妇科手术损伤、产伤、妇科恶性肿瘤的放疗后，一旦发生，将严重影响患者生活质量（图 11–1）。

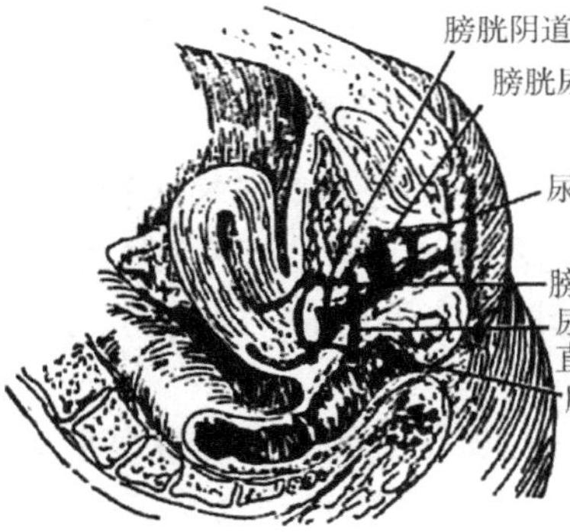

图 11–1　膀胱阴道瘘

一、病因

1. 产伤　未解除的梗阻性滞产是产科瘘最主要、最直接的发病原因，也是产妇发病及死亡的原因之一。国内资料显示产伤引起的尿瘘占 90% 以上。多因难产处理不当引起，有坏死型和创伤型两类。坏死型尿瘘是因骨盆狭窄或头盆不称，产程延长，致使阴道前壁、膀胱和尿道长时间被胎先露部压迫，造成局部缺血、坏死脱落而形成尿瘘；创伤性尿瘘是因产科助产手术或剖宫产手术时，操作不当直接损伤所致。

2. 妇科手术损伤　近年来，随着产科技术水平的不断提高，分娩损伤所致的膀胱阴道瘘逐渐减少，而妇科手术损伤引起的尿瘘有增加的趋势，有报道 75% 的膀胱阴道瘘与之有关，尤其是全子宫切除术及盆腔淋巴结清扫术。膀胱损伤多发生于锐性分离膀胱宫颈、阴道间隙及切断膀胱子宫颈韧带。主要原因如下。

（1）子宫与膀胱关系密切，或因阴道前壁膨出或子宫脱垂导致膀胱解剖位置发生变化，进而导致膀胱损伤发生。

（2）手术中阴道膀胱间隙层次分离不清，子宫切除术时下推膀胱不够，在切开阴道前穹隆时伤及膀胱和（或）缝合残端时穿透膀胱壁，术后膀胱组织坏死造成膀胱阴道瘘。

（3）有前次手术史，如剖宫产等导致膀胱粘连。

（4）术后阴道残端或膀胱阴道间隙血肿形成、感染导致脓肿、坏死而形成膀胱瘘。

（5）手术过程中，因阴道上叶拉钩上提过深或用力不当，导致膀胱壁受损。术者对子宫周围局部解剖不熟悉、经验不足、手术操作不熟练也会损伤膀胱。

（6）导尿管引流不畅导致膀胱充盈、扩张，膀胱壁变薄，容易发生膀胱损伤。

3. 其他　膀胱结核、生殖器官肿瘤放疗后、晚期生殖道或膀胱癌肿、宫旁或尿道旁注射硬化剂、长期放置子宫托、膀胱凝结物等，均能导致膀胱阴道瘘的发生，但并不多见。

二、临床表现

1. 漏尿　病因不同，出现漏尿的时间也不同。分娩时压迫及手术时组织剥离过度所致坏死型尿瘘多在产后及手术后 3 ~ 7 天开始漏尿。手术直接损伤所引起的创伤型尿瘘于术后立即出现漏尿。放疗患者于放疗后 1 ~ 3 年出现阴道漏尿。

2. 外阴皮炎　由于尿液长期浸渍刺激，外阴部甚至臀部及股内侧常出现皮炎，范围较大。继发感染后，患者感外阴灼痛，行动不便。

3. 尿路感染　伴有膀胱凝结物者多有尿路感染，出现尿急、尿频、尿痛症状。

4. 闭经　不少患者长期闭经及月经稀发，其原因尚不清楚，可能与精神创伤有关。

5. 性交困难及不孕　阴道狭窄可致性交障碍，并可因闭经和精神抑郁导致不孕。

三、诊断及鉴别诊断

通过询问病史，不难找出尿瘘发生的原因，仔细行妇科检查以明确瘘孔部位，大小以及周围瘢痕情况。对特殊病例需进行下列辅助检查。

1. 诊断

（1）亚甲蓝试验：用于鉴别膀胱阴道瘘、膀胱宫颈瘘或输尿管阴道瘘，并可协助辨认位置不明的极小瘘孔。将 200mL 稀释亚甲蓝溶液经尿道注入膀胱，若见蓝色液体经阴道壁小孔溢出则为膀胱阴道瘘。

（2）膀胱镜检查：膀胱镜检查能了解膀胱内有无炎症、凝结物、憩室，瘘孔位置和数目等。

2. 鉴别诊断

（1）输尿管阴道瘘：一侧输尿管阴道瘘因健侧尿液仍可进入膀胱，在漏尿同时仍有自主排尿。亚甲蓝试验可见阴道内流出清亮液体。靛胭脂试验、输尿管镜检查及排泄性尿路造影有助于确诊。

（2）尿道阴道瘘：仅在膀胱充盈时才漏尿。

四、治疗

尿瘘均需手术治疗。结核、癌肿所致尿瘘者应先按病因治疗。产后及妇科手术后 7 天内发生的尿瘘经放置导尿管和（或）输尿管导管后偶有自行愈合可能。年老体弱不能耐受手术者可考虑使用尿收集器非手术治疗。

1. 手术时间的选择　创伤型新鲜清洁尿瘘一经发现应立即手术修补。坏死型尿瘘或瘘孔伴感染者应等待 3 ~ 6 个月，待炎症消除、瘢痕软化、局部血供恢复正常后，再行手术。瘘管修补失败后至少应等待 3 个月后再行手术。月经按时来潮者应在月经干净后 3 ~ 7 天内手术。

2. 手术方式的选择　膀胱阴道瘘的治疗原则是恢复尿路的完整性。治疗方法有经腹膀胱修补术和经阴道修补术。手术方式的选择由许多因素决定，但主要由手术医师的熟练程度决定。由于膀胱损伤位于阴道内，经腹途径修补瘘口属于深部盆腔操作，除非存在复杂或累及输尿管开口，并有输尿管损伤或梗阻的瘘口，其他的膀胱阴道瘘修补多可采用经阴道途径完成（其体位见图 11–2，图 11–3）。其中，经阴道尿瘘修补术常采用俯卧位较理想（图 11–3），对大多数瘘孔均暴露良好，且手术者操作方便，患者也觉舒适可以持久。经阴道修补瘘口的优点是暴露直接，避免剖腹和切开膀胱，具有创伤小、失血少、操作方便、并发症少、恢复快等优点。

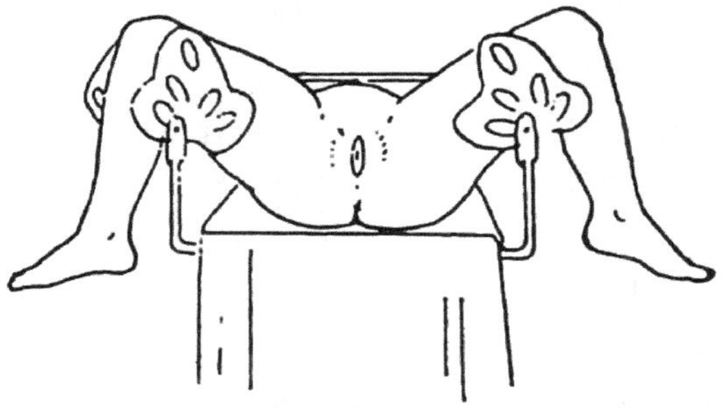

图 11－2　膀胱阴道瘘经阴道修补术膀胱截石位

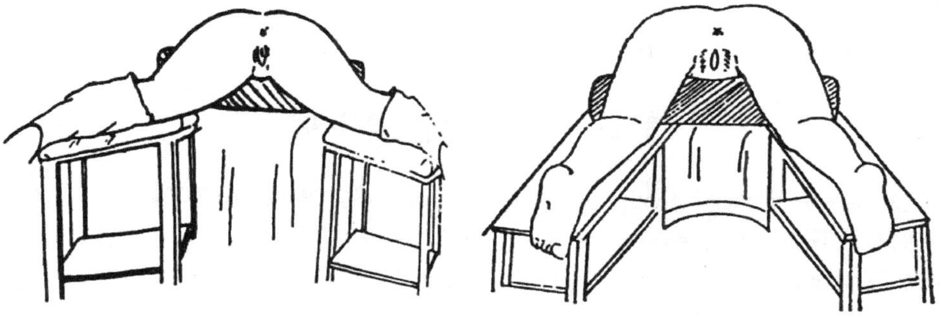

图 11–3　膀胱阴道瘘修补术胸膝卧位

3. 术前准备　目的是为手术创造有利条件，促进伤口愈合。其方法如下。

（1）术前 3 ~ 5 天用 1 ：5 000 高锰酸钾液坐浴。有外阴湿疹者，在坐浴后局部涂氧化锌油膏，待痊愈后再行手术。

（2）老年妇女或闭经患者术前口服雌激素制剂 15 天，促进阴道上皮增生，有利于伤口愈合。

（3）常规进行尿液检查，有尿路感染者应先控制感染，再行手术。

（4）术前数小时开始应用抗生素预防感染。

（5）必要时术前给予地塞米松，促进瘢痕软化。

4. 术中注意事项及修补要点

（1）必须选择适当体位，暴露术野满意，操作耐心细致，分层缝合。

（2）充分游离瘘孔周围组织是修补手术成功与否的关键。经阴道修补手术有两种分离瘘孔的方法。①离心分离法：距瘘孔缘 2 ~ 3mm 做环形切口，向外锐性游离阴道黏膜约 2cm，使膀胱壁松解，此法适合于中、小瘘口。②向心分离法：在距瘘口外 2cm 处做切口，向瘘孔分离至剩余 2 ~ 4mm，此法适用于复杂尿瘘。离心和向心法联合使用特别适用于巨大膀胱阴道瘘。分离阴道黏膜应充分，以保证膀胱及阴道修补后无张力。如果瘘孔靠近宫颈或耻骨，可分离部分宫颈上皮和骨膜，分离创面时应按解剖层次进行，以免出血。也可向膀胱阴道间隙注入液体，以减少渗血，便于分离间隙。

（3）阴道瘢痕切除：对阴道瘢痕严重，妨碍瘘孔暴露和愈合者，应予以切除，瘘孔边缘不必修剪；对瘢痕较小，不影响瘘孔愈合者，可不切除瘢痕，以免将瘘口扩大，但瘘孔边缘可以修剪，以便形成新鲜创面有利于愈合。

（4）组织缝合：各层组织分层无张力缝合，一般为三层缝合，即膀胱黏膜、膀胱肌层及阴道黏膜。

各层尽可能在互相垂直的方向缝合，避免缝合线重叠。缝合阴道黏膜、膀胱黏膜时创缘对齐，避免内翻。缝合材料宜采用刺激少及易吸收者，最好使用人工合成可吸收的无损伤缝线。缝针的间距不能太稀也不能太密，针尖不要穿通黏膜，避免膀胱壁与阴道黏膜之间留有无效腔。第一层修补后需做漏水试验，证实不漏后方可缝合第二层。

辅助手术的选用：对于一些复杂的尿瘘，有时需进行辅助手术方能保证手术的成功。辅助手术有两类：一类是扩大手术视野、便于暴露瘘孔的手术，如会阴侧斜切开术、耻骨联合切除术或耻骨支开窗术等；另一类是自体或异位组织替代、填充、加固缺损的手术。自体带蒂组织有阴道壁、宫颈、大阴唇或小阴唇皮肤、股部皮肤、股薄肌、腹直肌前鞘、腹膜、大网膜、膀胱自体移植等，根据瘘孔的部位和性质酌情选用。

5. 术后处理　术后处理也是手术能否成功的重要环节。

（1）保持导尿管引流通畅，留置尿管 2 ~ 4 周。

（2）每天饮水 4 ~ 6L，稀释尿液，防止发生尿路感染。

（3）摄入高营养饮食，有利于瘘口愈合。

（4）应用广谱抗生素预防感染。

（5）外阴部每日擦洗干净。

（6）已服用雌激素者术后继续服用 1 个月。

第四节　压力性尿失禁

压力性尿失禁（stress urinary incontinence，SUI）是指喷嚏或咳嗽等腹压增高时出现不自主的尿液自尿道外口溢出。症状表现为咳嗽、喷嚏、大笑等腹压增加时不自主漏尿。体征是在增加腹压时，能观察到尿液不自主地从尿道漏出。尿动力学 SUI 是指在充盈性膀胱测压时，在腹压增加而无逼尿肌收缩的情况下不随意漏尿。女性人群中 23% ~ 45% 有不同程度的尿失禁，7% 有明显的尿失禁症状，其中约 50% 为压力性尿失禁。

一、病因及发病机制

1. 明确的相关因素　年龄、生育、盆底器官脱垂、肥胖、种族和遗传因素。

2. 可能相关的危险因素　雌激素缺乏、子宫切除术、吸烟、体力活动、便秘、肠道功能紊乱、咖啡因摄入及慢性咳嗽等。

该病与膀胱颈及近端尿道下移、尿道黏膜的封闭功能减退、尿道固有括约肌功能下降及支配控尿组织结构的神经系统功能障碍等有关。

二、诊断

1. 病史

（1）全身情况：一般情况、智力、认知情况及是否发热等。

（2）症状：大笑、咳嗽、喷嚏或行走等腹压增加时尿液是否溢出；停止加压动作时尿液是否随即终止。

（3）其他泌尿系统症状：疼痛、血尿、排尿困难、尿路刺激症状、耻区或腰部不适。

（4）其他病史：既往病史、月经史、生育史、生活习惯、活动能力、并发疾病和使用药物等。

2. 体格检查

（1）一般状态：生命体征、步态及身体活动能力、精细程度及对事物的认知能力。

（2）全身体检：神经系统检查包括下肢肌力，会阴部感觉，肛门括约肌张力及病理征等；腹部检查注意有无尿潴留体征。

（3）妇科检查：有无盆腔脏器脱垂及程度；外阴部有无长期感染所引起的异味、皮疹；双合诊了解子宫水平和大小，盆底肌收缩力等；肛门指检括约肌肌力及有无直肠膨出。

3. 辅助检查方法　如患者并发盆腔脏器脱垂则将脱垂器官复位后再行以下检查。

（1）压力诱发试验：患者取截石位，观察尿道口，咳嗽或用力增加腹压同时有尿液溢出，腹压消失后尿液溢出也同时消失则为阳性。检查应同时咨询溢尿时或之前是否有尿急或排尿感，若有则可能为并发急迫性尿失禁。

（2）膀胱颈抬举试验：患者取截石位，先行压力诱发试验，若为阳性，则将中指及示指分别置于阴道内膀胱颈水平尿道两侧的阴道壁上，嘱患者咳嗽或 Valsalva 动作增加腹压，有尿液溢出时将手指向头腹侧抬举膀胱颈，如溢尿停止，则为阳性。

（3）棉签试验：患者取截石位，消毒后于尿道插入无菌棉签，前端应插过膀胱颈。在无应力状态下和应力状态下，棉签活动的角度 >30° 则提示膀胱颈过度活动。

（4）排尿日志：连续记录 72 小时排尿情况，包括每次排尿时间、尿量、饮水时间、饮水量、排尿的伴随症状及尿失禁的时间等。

（5）其他检查：血、尿常规，尿培养和肝、肾功能等一般实验室检查，残余尿，尿垫试验。

（6）尿动力学检查：自由尿流率，压力－流率测定，尿道压力描记等侵入性尿动力学检查。

4. 压力性尿失禁的分度

（1）临床症状分度：分为轻度、中度和重度。

①轻度：一般活动及夜间无尿失禁，腹压增加时偶发尿失禁，不需携带尿垫。

②中度：腹压增加及直立活动时，有频繁的尿失禁，需要携带尿垫。

③重度：直立活动或卧位体位变化时即有尿失禁，严重影响患者的生活及社交活动。

（2）也有学者根据临床症状将压力性尿失禁分为四度。

Ⅰ度：咳嗽、喷嚏等腹压增高时偶有尿失禁。

Ⅱ度：任何屏气或用力时均有尿失禁。

Ⅲ度：行走、直立时出现尿失禁。

Ⅳ度：平卧时也有尿失禁，与体位及活动无关。

（3）1h 尿垫试验：ICS 标准。试验开始前无须排尿，安放好已称重的尿垫或卫生巾，15 分钟饮水 500mL，散步和爬梯 30 分钟，最后 15 分钟、下蹲起立 10 次，原地跑步 1 分钟，剧烈咳嗽 10 次，弯腰在地板上拾小物体 5 次，洗手 1 分钟。尿垫增重 >1g 为阳性。

5. 压力性尿失禁的分型诊断　分型诊断并非必须，但对于临床表现与体格检查不甚相符，以及经初步治疗后疗效不佳者，建议进行尿失禁分型诊断。

（1）解剖型 / 尿道固有括约肌缺陷（ISD）型：影像尿动力学可将 SUI 分为解剖型 /ISD 型。ALPP ≤ $60cmH_2O$，最大尿道闭合压（MUCP）<20 ～ $30cmH_2O$ 提示 ISD 型。

（2）腹压漏尿点压（ALPP）分型：分为Ⅰ、Ⅱ、Ⅲ型。Ⅰ型 SUI:ALPP ≥ $90cmH_2O$；Ⅱ型 SUI:ALPP 60 ～ $90cmH_2O$；Ⅲ型 SUI:ALPP ≤ $60cmH_2O$。

6. 常见并发疾病诊断　对有可能并发其他疾病的患者应注意进行并发症的诊断。常见的并发症：膀胱过度活动症、盆腔脏器脱垂、排尿困难等。怀疑有膀胱过度活动的患者建议行尿动力学检查，并发有盆腔脏器脱垂的患者应进行妇科检查。排尿困难患者高度推荐剩余尿测定，必要时行有创尿动力学检查。

三、治疗

1. 非手术治疗

（1）盆底肌训练（pelvic floor muscle training，PFMT）：通过自主的、反复的盆底肌肉群的收缩和舒张，增强支持尿道、膀胱、子宫、直肠的盆底肌张力，增加尿道阻力，恢复盆底肌功能，达到预防和治疗尿失禁的目的。盆底肌训练对女性 SUI 的预防和治疗作用已为众多 Meca 分析和 RCTs 所证实，适用于各种类型的 SUI，但必须经过规范的培训才能有效，每次练习盆底肌收缩（提肛运动）10 ～ 15 次，每次收缩时保持 2 ～ 6s，休息相同时间，连续 15 ～ 30 分钟，3 次 / 天，持续 3 个月以上或更长。应在训练 3 个月后门诊随访进行主、客观治疗效果的评价。PFMT 可采用生物反馈方法，疗效优于单纯医师口头指导患者的 PFMT。有文献报道，PFMT 的短期有效率可达 50% ~ 75%。但 PFMT 存在依从性差、训练技巧不易掌握的缺点。

（2）生物反馈：借助置于阴道或直肠内的电子生物反馈治疗仪，监视盆底肌肉的肌电活动，指导患者进行正确的、自主的盆底肌训练，并形成条件反射。疗效优于或与单纯盆底肌肉训练相当。

（3）电刺激治疗：电流反复刺激盆底神经和肌肉，增加盆底肌的收缩力，反馈抑制交感神经反射，降低膀胱活动度。电刺激疗法无绝对禁忌证。心脏起搏器、妊娠、重度盆腔脏器脱垂、阴道炎和出血为相对禁忌证。

（4）减肥：肥胖是女性 SUI 的独立危险因素，减轻体重有助于预防 SUI 的发生。

（5）改变饮食习惯：改变饮食习惯，如饮酒、咖啡等因素，可能有助于治疗 SUI。

（6）阴道重锤训练：阴道内放置重物（20g 或 40g），为避免重物脱出而加强盆底肌收缩，以训练盆底肌。其疗效尚有争议。不良反应有腹痛、阴道炎、阴道出血等，对重度尿失禁疗效不佳。

2. 药物治疗　主要作用原理在于增加尿道关闭压，目前常用的药物有以下几种。

（1）选择性 α_1 肾上腺受体激动药：对 SUI 有效，尤其同时使用雌激素或盆底肌训练等方法时疗效较好。常用药物：盐酸米多君片。不良反应有高血压、心悸、头痛、肢端发冷，严重者可出现脑卒中。

（2）β 肾上腺受体拮抗药：可阻断尿道 β 受体，增强去甲肾上腺素对 α 受体的作用。不良反应有直立性低血压及心功能失代偿。

（3）β 肾上腺受体激动药：可增加尿道张力。主要机制可能是通过释放神经肌肉接头间的乙酰胆碱加强尿道骨骼肌的收缩能力，还可在储尿期抑制膀胱平滑肌收缩。用法：克仑特罗（Clenbuterol）20mg，2 次 / 天，1 个月 1 个疗程。一项 RCT 显示，克仑特罗治疗 SUI 效果优于盆底肌肉锻炼。不良反应有房颤、心动过速及头痛。

（4）丙米嗪：抑制肾上腺素能神经末梢的去甲肾上腺素和 5- 羟色胺再吸收，可增加尿道平滑肌的收缩；并从脊髓水平影响尿道骨骼肌的收缩功能；抑制膀胱平滑肌收缩，并可同时缓解 UUI。用法：50 ~ 100mg/d。可以缓解 SUI 症状及增加尿道关闭压。不良反应有口干、视物模糊、便秘、尿潴留、直立性低血压等胆碱能阻断症状。

（5）雌激素：促进尿道黏膜、黏膜下血管丛及结缔组织增生；增强 α 肾上腺素能受体的数量和敏感性。口服雌激素不能减少尿失禁，且有诱发和加重尿失禁的风险。阴道局部应用雌激素对 SUI 有益。

3. 手术治疗

（1）手术治疗的适应证：①非手术治疗效果不佳或不能坚持，不能耐受，预期效果不佳的患者；② SUI 较重，严重影响生活质量；③盆腔脏器脱垂伴有 SUI 需行盆底重建者，应同时行抗 SUI 手术。

（2）阴道无张力尿道中段悬吊带术（POTO）：阴道无张力尿道中段悬吊带术主要分为经耻骨后路径和经闭孔路径两种方式完成。经耻骨后路径阴道无张力尿道中段悬吊带术有自下而上、自上而下路径完成吊带放置。该手术方法已成为一线的治疗 SUI 术式。抗 SUI 和治疗脱垂的手术可同时进行，但在吊带拉紧前应完成脱垂修补。对于并发重度脱垂的患者，未提示存在隐匿性尿失禁的患者，目前不建议进行预防性抗尿失禁手术。

1）经耻骨后路径：穿刺方向多为“下→上”，也可以为“上→下”。适应证：①尿道高活动性 SUI; ②尿道固有括约肌缺陷型 SUI; ③以 SUI 为主的混合型尿失禁。7 ~ 11 年随诊的治愈率为 80% ~ 90%，对以 SUI 为主的混合性尿失禁的治愈率约为 80%。如同时进行盆腔器官脱垂的手术修复，尿失禁手术具有相似的效果。

主要并发症：①膀胱穿孔：易发生在初学者或以往实施过手术的患者。一术中需行膀胱镜检查。如果术中发现膀胱损伤，应退出穿刺器及吊带重新安放，检查无损伤后可留置吊带，并保留导尿管 7 天；如术后发现，应取出吊带，留置尿管 7 天，待二次手术。②出血：出血及耻骨后血肿并不罕见，多因穿刺过于倾斜或存在粘连。当出现耻骨后间隙出血时，可将膀胱充盈 2 小时，同时下腹部加压，阴道内填塞纱条，严密观察，出血多能自行吸收。最严重的是髂血管损伤。③排尿困难：多因悬吊过紧所致。术后保留尿管 24 ~ 72 小时。术后 5 ~ 10 天仍不能排尿，可局部麻醉下打开阴道切口，将吊带补片下拉。

第 10 天后仍不能排尿，通过局部麻醉下的阴道切口，从中线剪断吊带。④其他并发症：包括对置入吊带的排斥反应及延迟愈合，吊带侵蚀尿道或阴道，肠穿孔及感染等。

2）经闭孔路径：穿刺方向多为“外→内”，也可以为“内→外”两种方式。经闭孔路径阴道无张力尿道中段悬吊带术治疗效果与经耻骨后路径相似。适应证：①尿道高活动性 SUI；②以 SUI 为主的混合型尿失禁。治疗 SUI 的近期有效率为 84% ~ 90%，疗效与 TVT 基本相当。该手术路径的术中并发症明显少于经耻骨后路径手术，少见的并发症主要有吊带阴道侵蚀和闭孔血肿、脓肿形成及下肢疼痛。

（3）阴道单切口微小吊带手术：为近年来在经耻骨后路径及经闭孔路径阴道无张力尿道中段选吊带术基础上，发展的一种更微创、体内放置吊带更少、无皮肤切口的治疗方法。短期随访的治愈率为 50% ~ 90%，远期效果尚待验证。

（4）耻骨后膀胱颈悬吊（Burch）术：进行 Cooper 韧带悬吊的 Burch 手术为耻骨后膀胱颈悬吊术的代表，曾为治疗 SUI 的“金标准”术式（图 11-4）。Burch 手术经耻骨后将膀胱颈及近端尿道两侧的阴道壁缝合悬吊于 Cooper 韧带，以上提膀胱颈及近端尿道，从而减少膀胱颈的活动度。术后治愈率为 80%，仍被认为是治疗 SUI 的有效方法之一。有开腹和腹腔镜两种术式。主要优点：①疗效确切：初次手术治愈率在 80% 以上；②损伤膀胱颈及后尿道机会少；③可同期行子宫及阴道脱垂修复手术。缺点主要有排尿困难、逼尿肌过度活动等。

腹腔镜较之开腹手术出血少、损伤小、耐受好、恢复快，但手术操作时间长，技术要求高，费用高。主要的术中和术后短期并发症有膀胱损伤、尿道损伤、肠道损伤、血管损伤、出血及耻骨后间隙脓肿形成。长期并发症有手术失效，新发 ISD、逼尿肌过度活动、排尿困难及膀胱阴道瘘等。

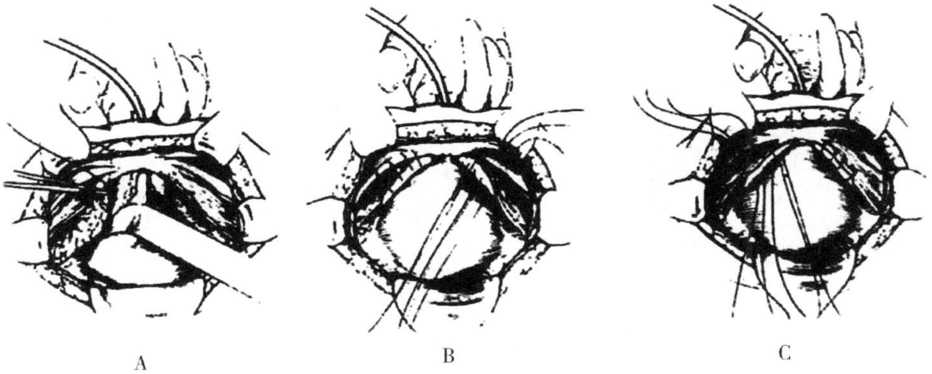

图 11-4　耻骨后膀胱颈悬吊术图示

A. 将膀胱颈及阴道壁缝合到左侧 Cooper 韧带上；B. 将膀胱颈及阴道壁缝合到右侧 Cooper 韧带上；C. 收紧两侧缝线、打结

（5）膀胱颈旁注射填充剂：将注射剂注射于尿道内口黏膜下，使尿道变窄、拉长以提高尿道阻力，延长功能性尿道长度，增加尿道内口的闭合，达到控尿的目的。注射材料有自体脂肪或软骨细胞，玻璃酸 / 聚糖苷、肌源性干细胞等自体材料以及各种胶原、硅油等异体材料。优点是创伤小，严重并发症发生率低。适应于尿道固有括约肌缺陷型 SUI 或不能耐受其他抗尿失禁手术的患者。远期疗效较差，短期并发症有排空障碍、感染、尿潴留和血尿，个别材料可能过敏，严重并发症为尿道阴道瘘。

四、治疗后随访

1. 盆底肌训练的随访

（1）时间：训练后 2 ~ 6 个月。

（2）内容和指标：主观自我评价方法推荐使用国际上公认的量表，如 ICI-Q 评估尿失禁次数和量、生活质量评分。客观证据：高度推荐使用排尿日志和尿垫试验；可选尿动力学或盆底肌收缩强度。

（3）疗效判定：完全干燥为治愈，尿失禁减轻为改善，两者合称有效。尿失禁不减轻甚至加重为无效。

2. 手术治疗的随访原则　推荐术后 6 周内至少进行 1 次随访，主要了解近期并发症。6 周以后主要了解远期并发症及手术疗效。

手术治疗疗效评价内容和指标：手术疗效评价如下。

治愈：咳嗽等腹压增高情况下无漏尿。

改善：咳嗽等腹压增高情况下有漏尿，1h 尿垫试验漏尿量较治疗前减少≥ 50%。

无效：咳嗽等腹压增高情况下有漏尿，1h 尿垫试验漏尿量较治疗前减少 <50%。

（1）主观指标：使用问卷进行自我评价，指标包括尿失禁次数和量、生活质量评分等。

（2）客观指标：排尿日志、尿垫试验及尿动力学检查。

3. 并发症随访　对 SUI 的术后随访中必须观察和记录近期和远期并发症。近期并发症包括排尿困难、尿潴留、尿急、急迫性尿失禁、感染、发热、脏器损伤、死亡等。远期并发症包括吊带侵蚀、尿瘘、疼痛、性功能障碍等。

第十二章 肾移植

第一节 肾移植简史

1905 年法国医生 Carrel，在大量研究的基础上，成功地建立了血管吻合方法，为后来器官移植的外科技术奠定了基础。由于肾脏病是致死的主要原因之一，而肾脏移植在技术上又比较容易完成，迫使临床上积极开展异体肾移植尝试。1902 年奥地利 Ullmann 首先施行了狗肾移植和狗—羊肾移植。1906 年法国 Jabulay 尝试了人肾移植，在两名慢性肾功能衰竭患者的臂部移植了来自不治之症患者的健康肾脏，但仅有短暂功能。1909 年 Unger 进行了猴肾移植到人的尝试，但无尿液生成。在第一次世界大战后，肾移植实验研究工作进入低潮。

1936 年，苏联 Voronoy 为 1 例汞中毒所致之急性肾功能衰竭患者施行了尸肾移植。供者是一名头部损伤患者，供肾热缺血时间长达 6 小时，且血型不合。虽经换血，但未获成功。至 1949 年他共施行了 6 例，均无功能，但他强调了应用尸体器官的益处。

1947 年波士顿医师 Hufnagel 和 Hume 等为一名因流产感染和出血所致之急性肾功能衰竭妇女施行了同种肾移植。供肾移植至前臂。虽然仅维持了 2 ~ 3 天的功能，但却使患者渡过了急性肾功能衰竭期。1950 年 Lawler 将因肝病死亡患者的肾脏移植给一位血型相同的 44 岁妇女，有尿液生成，53 天后移植肾能排出靛胭紫，提示仍有功能，但在 10 个月后手术探查时发现，移植肾缩小、变色，已被排斥。1951 年 Dubost 和 Servelle 应用死刑犯的肾脏，各自施行了一例肾移植，分别在术后 17 天和 19 天死亡。1953 年 Hamburger 首次应用了活体亲属肾，术后肾功能维持了 22 天，因排斥反应而失败。1953 年 Hume 报道了 9 例同种肾移植，其中 1 例移植的尸体肾，存活了 5 个月。在这一阶段，虽然施行了一定量的肾移植，但均因无免疫抑制措施而未能获得成功。

1954 年，美国 Murray 等首次成功地为一对同卵双生兄弟间施行了肾移植，获得长期有功能存活，由此而获得了 1990 年诺贝尔生物医学奖，开创了器官移植的新纪元。

20 世纪 50 年代末 60 年代初，由于免疫抑制治疗、组织配型和血液透析用于同种肾移植，使成功率大为提高。1959 年 Murray 和 Hamburger，分别对双生子间或同胞手足间的肾移植受者应用全身照射，作为术后免疫抑制治疗，获得成功。20 世纪 60 年代初，硫唑嘌呤及皮质类固醇的应用，使非亲属供肾移植的存活时间明显延长。1963 年 Starzl 提出了联合应用硫唑嘌呤及皮质类固醇的标准免疫抑制方案，成为传统的免疫抑制方法。自 20 世纪 60 年代后期到 70 年代，由于 HLA 配型的进一步提高、脑死亡概念的确立、器官保存技术的进步以及国家和地区间的进一步协作，使肾移植稳定于较好水平，一年肾存活率约 50%。1978 年 Calne 首先应用了钙调磷酸酶抑制剂环孢素（cyclosporlne A，CsA）作为免疫抑制维持治疗。20 世纪 80 年代全面推广后，显著提高了移植肾的存活率。尸体供肾的一年肾存活率由原来的 50% 左右提高到 80% 左右。CsA 微乳剂的应用，更提高了 CsA 的生物利用度，减少了个体差异。

20 世纪 90 年代以后强有力的免疫抑制剂不断出现。尸体供肾的一年肾存活率提高到 90% 以上。吗替麦考酚酯（mycophenotate mofetil，MMF，CeUcept）的广泛应用证实，不仅早期急性排斥反应率明显降低，长期应用可以减少晚期排斥的发生，减少 CNI 和皮质类固醇的应用，防止或治疗慢性移植肾功能异常，保持良好的肾功能。他克莫司（tacrolimus，FK506，Tac）防止急性排斥反应的功效显著，与 MMF 联合应用更提高了治疗效果。抗 CD25 单抗巴利昔单抗（basiliximab）、达利珠单抗（daclizumab）的问世，提高了诱导治疗效果和安全性。据 Symphony 试验的两年结果，在应用 daclizumab 诱导治疗基础上，MMF 联合应用低剂量 Tac 方案效果最佳。其他的免疫抑制剂也不断研发，如西罗莫司、Rituximab、Alemtuzumab，共刺激通路阻断剂和 Caspase-3 抑制剂等，将进一步推动器官移植的发展。同种肾移植数量呈逐年增加趋势。根据美国器官资源共享中心（UNOS）报告：截至 2005 年底，全世界 522 个中心共施行了肾脏移植 685 844 例，2005 年施行了 32 892 例。据 2007 年公布的数据，最长存活时间的记录是：活体亲属供肾 44 年，超过 40 年的有 15 例，活体无血缘关系供肾 35 年，尸体供肾 37 年。不用免疫抑制剂存活超过 43 年的有 2 例，ABO 血型不合肾移植最长存活 23 年。

我国的肾移植起步较早，1960 年，吴阶平实施了国内首例尸体肾移植，因当时无有效的免疫抑制剂，移植肾存活近 1 个月后失功能。1972 年，广州中山医院和北京友谊医院密切合作成功地施行了我国第一例亲属肾移植，存活 1 年后因重症肝炎死亡。20 世纪 70 年代中后期，国内各主要中心均成功地开展了同种肾移植。近年来，尸体供者愈来愈少，活体亲属肾移植数量明显增加。据中华医学会统计显示，2004 年全国仅报道 162 例亲属肾移植，2005、2006、2007 年分别施行 270 例、346 例和 1662 例，2008 年 1 ~ 5 月共施行 831 例。不少中心已常规采用腹腔镜摘取供肾，并取得良好效果。

华中科技大学同济医院器官移植研究所于 1977 年开始实施肾移植，是国内较早开展肾移植的单位之一。截至 2009 年，共实施肾移植 3 271 例，其中活体肾移植接近 500 例，尸体肾移植 2 782 例。目前肾移植的手术成功率为 99%，术后 1 年人肾存活率分别为 97% 和 95%，3 年人肾存活率分别为 90% 和 85%，5 年人肾存活率分别为 87% 和 82%。

由于组织配型与肾脏保存方法的不断改进、强有力免疫抑制剂的问世、对移植免疫学认知的进展以及临床经验的不断积累，同种肾移植近期效果明显提高，超急性排斥反应已罕见，急性排斥反应大为减少，移植物近期丢失这一早年影响移植效果的主要问题已基本解决。但当前仍面临着长期存活提高不同步和供器官短缺等主要问题。

第二节　尸体肾移植

一、尸体供者的选择

我国肾移植的供肾大部分来源于无心跳的尸体供者。现今器官紧缺，捐赠肾脏已成为肾移植供肾主要来源。捐出器官的脑死亡者或无呼吸、心跳者称尸体供者。尸体器官捐献可以分为有心跳死亡（脑死亡）器官捐献和无心跳死亡器官捐献。有心跳死亡（脑死亡）器官捐献起源于欧美，为器官移植发展史上主要器官移植来源；无心跳死亡器官捐献作为次要器官来源，主要是欧美国家不接受脑死亡概念，但又愿意捐献器官的个例，或脑死亡器官捐献法定程序还未完成就心跳停止的少数案例，初步报道移植后效果不错。在欧美国家，脑死亡供者为每年 43.7 ~ 55.2/ 百万人口，可利用率为 37% ~ 59%，无心跳尸体供者为每年 123/ 百万人口。在排除高血压、糖尿病及供体年龄大于 60 岁情况下，采用脑死亡供者的肾移植，术后 5 年人肾生存率为 77%/55%，DGF 发生率 35%；采用无心跳供者肾移植，术后人肾存活率为 75%/54%，DGF 发生率 60%。由于器官供应短缺，老年（65 岁以上）尸体供肾现占 9%，比过去增加 5 倍。高龄供者的最大危险性为慢性移植肾功能衰竭，而且老年器官对缺血再灌注损伤敏感，冷缺血每增加 6 小时，DGF 发生率增加 3%，急性和慢性排斥率也增加。

世界卫生组织明文规定禁止器官买卖。到目前为止，除伊朗允许国家有组织管理下的器官交易外（称为“伊朗模式”），其他所有国家器官买卖均为非法。

2005 年 7 月在美国召开的第 11 届国际肝移植会议上，我国官方代表发言人首次公开阐述从死刑者获取尸体器官移植的立场。并强调供者以这种形式“回报社会”的文化背景及实施细则中的“知情同意”、“自愿无偿”和“非交易”等国际化原则。此种做法已被称之为除“欧美模式”“伊朗模式”之外的第三模式，即“中国模式”。

目前，中国已成为位居美国之后的第二移植大国，每年器官移植超过 10 000 例。然而，在器官捐献模式上却基本停留在原始起步阶段，这种落后的器官捐献模式与目前大规模的移植医疗活动极不相称，这种状态必须尽快彻底改变。2000 年以来，部分移植中心已逐渐开展或扩大亲属活体肾移植项目。

2000 年 7 月，上海第二军医大学长征医院利用脑死亡供体器官成功地进行了 2 例肾移植。2003 年第三期《中华医学杂志》正式刊出《我国脑死亡判定标准（成人）征求意见稿》。2003 年 11 月，我国首例儿童脑死亡无偿、自愿、公开器官捐献成功实施。脑死亡诊断标准在各个国家不尽相同，更重要的是对待器官捐献许可的态度也不尽相同。有些国家，法律认可假定同意的概念，允许从一些生前无明确拒绝捐献器官的死者身上摘取器官。然而，许多国家认为假定同意是一种权力的滥用，或是对个人权利的限制。因此，它们要求必须得到死者生前同意或其家属在其死后同意才能摘取死者器官。在我国，脑死亡概念尚未能得到实行，而且我国器官捐献立法仍处空白。

三、尸体供体的评估

（一）医学评估

一旦有心跳尸体供者不可逆脑死亡的诊断确立，应立即进行常规临床评估，以确定有无潜在器官摘取禁忌的医学状况（表 12–1），特别是有无败血症和恶性肿瘤。对尸体供者的评估包括：既往史、体格检查、实验室检查。对供者评估的主要目的是：①排除供者有严重疾病而可能传播到受者；②排除供肾有严重解剖异常或功能损害者。供者若有动脉硬化性病变，会导致手术吻合血管时间延长，高血压或酸中毒都是影响肾功能的危险因素，决定是否使用这类肾脏需要有丰富的实践经验。获取尸肾后即刻行肾活检非常重要，其检测结果有助于判断供肾情况，应作为常规。

表 12–1 器官摘取的绝对禁忌证和相对禁忌证

绝对禁忌证	相对禁忌证
系统性红斑性狼疮和血管病变涉及肾脏者	较长低血压
先天性获得性代谢性疾病	早期糖尿病和 IgA 肾病
	年龄 >70 岁或 <3 岁
镰状细胞性贫血和相关血红蛋白病	肾病历史
中枢神经系统外恶性肿瘤	难治性或未治疗高血压 (高血压史 >5 年)
全身性病毒、细菌、真菌感染	严重蛋白尿
	临终前血 Cr (>2. 3mg/dL) CCr ≤ 60mL/ min
HIV 携带者	临终前尿量 >0.5mL/ (kg · h)
糖尿病伴蛋白尿 (> 250mg/24h)	临终前使用过大剂量血管收缩药
	播散性血管内凝血
	乙型和丙型肝炎
	肝肾综合征的肾脏
	先天性马蹄肾或肾血管畸形

（二）肿瘤

供者体内恶性肿瘤除了原发无转移脑瘤外禁忌使用，脑肿瘤中宜选用低、中危险性肿瘤供者。脑肿瘤分类如表 12–2 所示。曾报道脑瘤因脑积水做脑室心房引流或广泛开颅术可引起转移，绒毛膜上皮癌也可转移至受者，故对分娩时死于脑出血供者应常规测血绒毛膜促性腺激素，阳性者禁用。小肾癌肾脏植入受者体内，可转移扩散致死亡。术前供者未查出恶性肿瘤的供肾，术后肿瘤扩散，肾癌转移 63%，黑色素瘤 77%，绒毛膜上皮癌 93%，肺癌 41%，结肠癌 19%，前列腺癌 29%。

表 12-2 脑肿瘤分类

低度危险性	中度危险性	高度危险性
良性脑膜瘤	星形细胞瘤二级	退行性星形细胞瘤三级
垂体瘤	脑神经胶质瘤	多形性成胶质细胞瘤
听神经瘤		成神经管细胞瘤
颅咽管瘤		退行性少突神经胶质瘤
星形细胞瘤一级		松果体胚细胞瘤
表皮样囊肿		脊索瘤
低度少突神经胶质瘤		恶性室管膜细胞瘤
松果体瘤		颅内肉瘤
室管膜细胞瘤		原发淋巴瘤
分化良好畸胎瘤		
乳头状瘤		
成血管细胞瘤		

为减少癌肿传播的风险，应注意以下几点：①详细询问病史，特别要注意任何可疑的新生物，肝和肾脏超声、胸片及人类绒毛膜促性腺激素的测定。②供肾摘取后，任何可疑的小肿瘤，剜除并进行病理检查。③在摘取尸肾时发现其他位置恶性肿瘤，禁止使用。

（三）感染

人免疫缺陷病毒（HIV）感染供者禁用。儿童供者有水痘病毒感染者也禁用，因可能发展成脑炎。CMV 和 EB 病毒阳性供者，术后须采取预防措施。携带 HBV 或 HCV 的供者，可将病毒传播至受者，接受 HBV 阳性供者肾脏，10 年后将威胁受者生命，曾注射过 HBV 疫苗的受者，感染概率减少，但不排除新基因型病毒感染的可能。供一受者 HCV 均为阳性者，术后 5 年人/肾生存率与阴性者一样，传播率为 2.4%，新感染率为 0.5%。现主张 HBV 和 HCV 供、受者均阳性可行肾移植术：供者 HBV 阳性、受者阴性则禁用。

从供者来源感染的细菌或真菌，在血管吻合口处可形成动脉瘤破裂大出血。供者梅毒、细菌性脑膜炎或细菌性心内膜炎的供者可见肾移植成功报道。

最近，有人建议，如果供者仅显示较轻的菌血症，例如肠杆菌属菌血症（除沙门菌和绿色链球菌外），或提示用抗生素有高治愈率，可被接受为供者。金黄色葡萄球菌、铜绿假单胞菌或者耐青霉素的链球菌的菌血症至少治疗 2 周，停用抗生素 1 周血培养阴性，确保痊愈才作供者。相反，如果难根治的败血症应被排除为供者。

（四）中毒

因中毒而死者并不一定是捐献的绝对禁忌证。CO、氰化物、甲醇或者抗凝的灭鼠剂中毒者的供肾已被成功移植到受者。

（五）肾疾病

糖尿病史和少量蛋白尿经常各自被考虑为捐肾的禁忌证。然而，肝肾综合征、早期糖尿病性肾病或 IgA 肾病的供肾移植已经获得成功。

（六）供体年龄

儿童供肾给成人，术后可出现高灌注损伤，术后 3 年血 CCr 和蛋白尿与成年供肾一样。5 岁以下儿童供肾给成人，肾存活率低，易发生肾血管栓塞、肾功能不足。若供肾长度小于 6cm、供肾儿童体重少于 15kg，建议行双肾同时移植。老年供肾者年龄 <55 岁更合适，60 岁以上多有肾小球硬化、肾小管退化、间质纤维化及 CCr 减少（1/3 无变化）。可通过眼底血管硬化程度评估肾脏质量，间接了解肾实质硬化程度。老年者肌肉较少，测血 CCr 采用（Cockroft-Gault）公式：$\frac{140-\text{年龄}\times\text{体重（kg）}}{72\times\text{血 Cr（mg/dL）}}$（mg/min），女

性值为男性值的 85%，结果不准确，建议用 Bardcsksy 公式：$\frac{1}{2}\frac{100}{\text{血 Cr}}$ +（188 – 年龄）更好，与标准碘肽酸盐（iothalamate）法相比，测定误差为 ±16mL/min。CCr 50mL/min 以下的老年供肾禁用，特别是伴有动脉硬化性高血压或糖尿病患者。供肾偏小者，可在手术室内决定是否可用，若肉眼观察肾表面无瘢痕，无其他异常，灌注肾脏通畅无阻力，估计肾小球硬化少于 20% 者可用，如无法肯定者则应通过肾活检评估。边缘（临界）供肾，建议双侧肾同时移植（供者 CCr 40 ~ 90mL/min），如果肌酐清除依赖于双侧肾脏，术后应用钙调神经蛋白抑制剂如 CsA 和 FK506 时，毒性将减少，部分肾单位的功能性损伤可恢复，数年内 CCr 提高，肾功能稳定。若双肾肾单位的减少是肾原发病造成的，双肾移植不可避免地将逐渐发展成慢性移植肾肾病。

（七）女性供肾

过去认为女性肾脏比男性细小，肾单位较少，作为供肾术后肾功能不一定有满意的效果。但最近文献报道，女性肾单位和男性一样，但是，男女间免疫力存在一定差异，术后对移植肾功能有一定影响，但总的效果仍满意。

（八）肾单位和质量

供肾肾单位和质量欠佳时，相关危险因素如下（表 12–3），如果把这类供肾分配给老年或体重轻受者或双供肾同时移植给受者，可取得满意效果。

表 12–3 供肾危险因素

供者	性别 / 大小不一致（肾单位质量数目）	保存	大于 24 小时
	年龄 (>60 岁)	受者	血管疾病
	原有疾病		吻合时间
	血管收缩剂的应用		高血压
			酸中毒

最近，对将 2 个边缘供肾移植到一个受者的随访调查指出，由于麻醉时间延长和扩大切口，外科手术并发症的发生率升高 2 倍。Alfrey 等（1997 年）报道 52 例被其他中心拒绝接受的尸体“边缘肾”进行肾移植的结果，其中 15 例接受双肾移植，37 例接受单肾移植。当供者 CCr>90mL/min，单肾移植 DGF 占 45%，而双肾移植占 9%。供肾年龄超过 59 岁，术后 12 周单肾比双肾移植呈明显更高的血清肌酐水平。然而，单肾和双肾受者 1 年人 / 肾存活率分别为 96%/81% 和 93%/87%。目前，多数学者认为 CCr 40 ~ 90mL/min 时边缘肾供者的双肾移植效果更佳。

二、尸体供肾的切取

（一）术前处理

脑死亡尸体（有心跳）供肾切取前，维持好收缩期血压 >90mmHg，尿量 >1.5mL/（kg · h），避免使用强血管收缩药物，多巴胺 < 15 μ g/（kg · min），静脉输注甘露醇 1g/kg 或呋塞米 1mg/kg，维持好尿量。相反，脑死亡供者常出现尿崩症，须皮下注射垂体后叶加压素（抗利尿激素）5 ~ 10U, 补液。静脉注射肝素 25 000U，防止肾内血管床凝血。

（二）尸体供肾整块切取

尸体供肾采取整块切取、缩短供肾的热缺血时间、避免肾血管损伤、是保证供肾质量和移植效果的重要环节。短时间内应使供肾由热缺血变为冷缺血状态。如果心跳停止后采用分侧取肾的方法，则手术时间较长，容易损伤肾血管，特别是当肾由多支血管供应时，严重肾血管损伤，且无法修复时，取出的肾脏无法使用。整块取肾法操作简便，在处理多支肾动脉时有明显的优势，而且容易寻找肾动脉，插管准确，灌洗及时，缩短修整肾时间。肾动脉一般为单支血管，在第 1、2 腰椎之间，平肠系膜上动脉开口处下方发出。肾动脉常存在解剖学变异，且变异的发生较肾静脉普遍。

与动脉相比，肾静脉系统存在许多交通支，肾静脉无节段性。肾静脉可由 2 支肾内静脉合成者 53.8%，或由 3 支合成者 28.8%。双侧肾静脉汇入下腔静脉。左侧肾静脉比右侧长，左肾静脉在腹主动脉前经过，末端与肠系膜上动脉起始部相邻。右肾静脉无属支，相反，左肾静脉通常收集左肾上腺下静脉、左膈下静脉、左性腺静脉和左侧第 2 腰静脉。肾静脉的解剖变异比动脉少，如果有，则多在右侧，左肾静脉几乎总是单支。

1. 两步尸肾整块切取术此法先整块切取肾脏，再行灌注保存。

第一步：显露腹腔后区。

（1）采用腹部正中大十字切口进入腹腔（图 12–2），将肠管拨向上方或提离腹腔，紧张升结肠、回盲部及小肠系膜；切开升结肠外侧腹膜，将切口延长至回盲部，向内上至肠系膜根部，剪断肠系膜下动脉。向上做钝性、锐性分离，分离平面尽可能远离后方的肾血管。将十二指肠和胰腺拨向上方。

（2）用左手示指和中指在腹腔动脉和肠系膜上动脉的两侧做钝性分离，清楚显露这两条动脉，在距离腹主动脉前壁约 2cm 处将其剪断。继续向上做钝性分离，直至膈下（图 12–3）。

（3）用手保护右肾，剪断肝肾韧带，于肾周筋膜外整块游离右肾及肾周脂肪。

（4）当术者剪开升结肠外侧腹膜的同时，第一助手将乙状结肠提起以紧张其系膜，并将系膜剪开，上至结肠脾曲，下至直肠上方（图 12–4），然后用左手保护左肾，剪断脾肾韧带，于肾周筋膜外将左肾游离。此时，腹腔视野内仅有已游离并包裹在脂肪囊内的双肾以及脊柱前方的大血管。

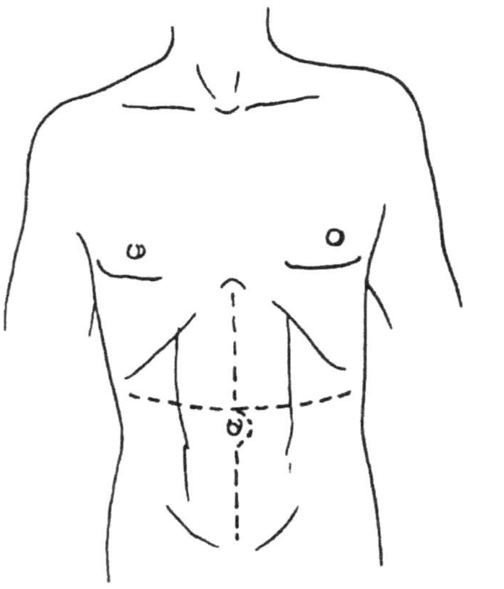

图 12–2　腹部正中大十字切口示意图

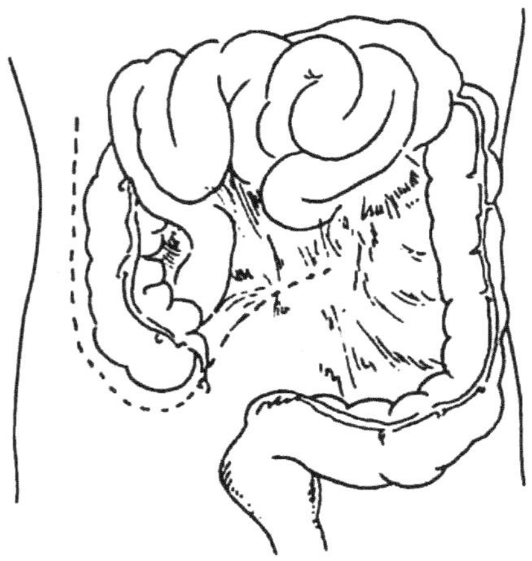

图 12–3　显露腹腔动脉和肠系膜上动脉

第二步：分离大血管后方及腰大肌表面，整块切取（图 12–5）。

（I）术者于膈肌处切断腹主动脉，随即用大弯钳钳住并提起腹主动脉远端，第一助手将双肾托起。

（2）术者用刀将下腔静脉切断，紧贴脊柱向下锐性分离腹主动脉后壁，至髂血管分叉处。

（3）沿腰大肌处表面向下做钝性分离，至髂血管处，在该水平横断包裹在腹膜后疏松组织中的血管和输尿管，将整块切取的组织放入盛有无菌冰屑的无菌盆内。剪开腹主动脉后壁，两侧肾动脉开口多位于腹腔动脉和肠系膜上动脉开口的外下方。分别插入硅胶灌洗管，用 2 ~ 4℃器官保存液灌洗，灌注液高度不超过 1.2m。通常，灌注液量为 200 ~ 500mL，肾表面即转为苍白色，表示灌洗已充分，可放入盛有器官保存液的塑料袋中，封口后置于装有冰屑的容器内。

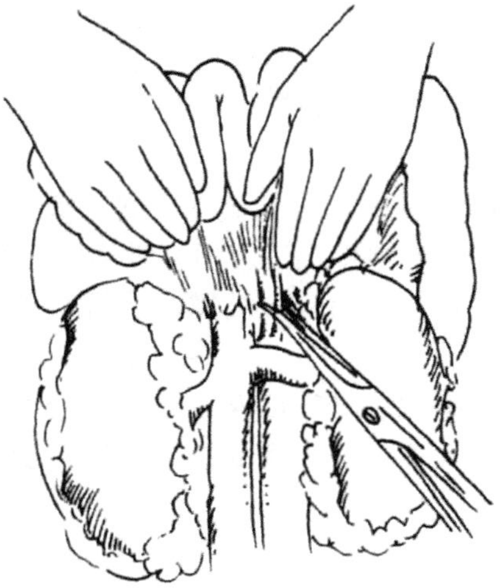

图 12-4 助手将乙状结肠提起以紧张其系膜，清楚显露双肾

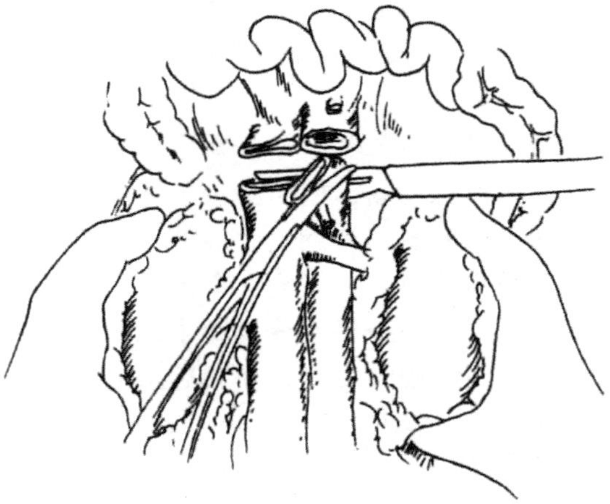

图 12-5 整块切取两侧肾脏

这种取肾方法的优点是：①术中无须寻找和游离输尿管，有效地保存了输尿管的血运和长度，有效地避免肾移植术后因输尿管血运受损而引起的尿漏；②手术时间短，平均 4 分半钟可完成尸肾整块切取；③操作方法较为简便实用，易于掌握。④肾血管损伤率低，供肾可利用率达 98.6%。供肾于植入后的急性肾小管坏死发生率低。

2. 尸体供肾分侧摘取法　此法先后分别切下左、右肾，从肾动脉分别灌注肾脏。打开腹腔后，将肠管推向右，于左结肠脾曲及降结肠外侧沟剪开后腹膜。游离左肾及输尿管。于髂血管平面离断输尿管，肾静脉靠近腔静脉切断，肾动脉带腹主动脉片离断，离体肾放置于 2 ~ 4℃器官保存液内，助手可立即开始灌注。再将肠管推向左，在结肠肝曲及升结肠外侧沟剪开后腹膜。游离右肾，切断输尿管，方法同左侧。右肾静脉切取要带一段下腔静脉，肾动脉带腹主动脉片段，离体肾立即灌注。

3. 原位灌注整块切取法　本法先在原位游离肾动、静脉，并立即插管进行冷灌注，而后再切取肾脏。主要步骤如下：

腹部十字切口，打开腹腔后，将小肠向上推开，将乙状结肠及其系膜向左推开，显露下段腹主动脉。于髂总动脉分叉处上方 2 ~ 3cm 的腹主动脉前壁切一小口，将预制的灌洗管经此口插入约 11cm（此处有标记），于切口上方套线结扎，防止灌洗液外溢。以 20 ~ 30mL 生理盐水充盈气囊，以保证灌洗液进入腹主动脉后不致向上流失。剪开下腔静脉，逆行向上插入一直径约 1cm 的多孔导管约 5cm 深，以便灌洗液排出体外（图 12-6）。

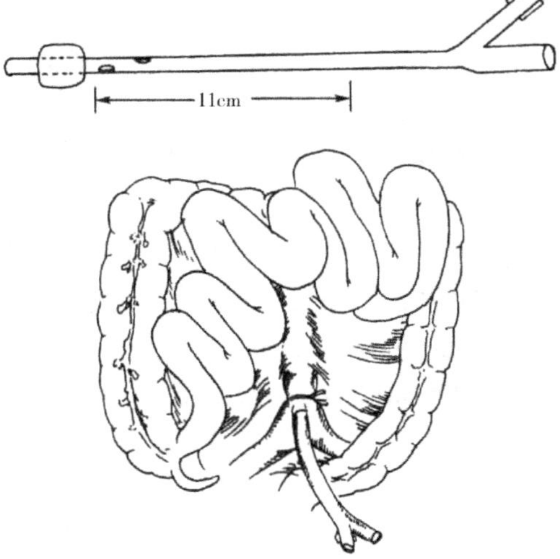

图 12-6 导尿管的侧孔剪切及腹主动脉插管示意

灌洗管示意图，18 ~ 20 号气囊导尿管，将囊前端的孔洞封闭，气囊后方另开两口，在距此口尾端 15cm 处以丝线结扎做标记，以便掌握插管深度。导尿管接灌洗液，后者应高于心脏平面 1m。

将升结肠向内牵引，沿升结肠旁沟自右向左切开后腹膜，右上方切断肝结肠韧带，左侧至小肠根部（图 12–7）。

将升结肠、回盲部和小肠向上牵引，切断 Treitz 韧带。打开肾周脂肪囊的凸缘检查双肾灌洗情况，待双肾灌洗好后，将升结肠、横结肠、小肠、胃、胰向上掀起，距腹主动脉前壁约 2cm 处将腹腔干及肠系膜上动脉离断，将所有肠管翻出腹腔外。此时位于腹膜后的双肾、输尿管即可完全显露。从后腹壁游离双肾（包括肾周脂肪，其中可能含有肾脏的异位血管）。于腹腔干动脉上方约 2cm 处将腹主动脉及下腔静脉离断，紧贴脊柱向下锐性分离腹主动脉后壁，至髂血管分叉处。腰大肌处表面向下做钝性分离，至髂血管处，在该水平横断包裹在腹膜后疏松组织中的血管和输尿管。将双肾装入有灌洗液的塑料袋内，再放入有碎冰的保存器内保存。

4. 尸体供肾的肝肾联合切取法

（1）建立供体原位低温灌注：手术开始先做腹部大“十”字切口进入腹腔，切口上至剑突，下至耻骨联合，左右达双侧腋后线。推开肠管，在骶骨前切开后腹膜，分离、显露腹主动脉下段并结扎远心端，在结扎线上方剪开腹主动脉，插入改装并剪有 3 ~ 4 个侧孔的 22 号 Foley’s 导尿管，插入深度为气囊至腹腔动脉开口平面以上（约为 20cm），气囊内迅速注入 30mL 盐水以阻断胸主动脉，结扎固定导尿管开始灌注器官保存液，灌注压力约 100cmH_2O。要求灌注液必须成线快速灌注。切开下腔静脉起始部后置入大号硅胶管引流灌洗液。

将横结肠提起，距肠系膜根部 2cm 左右分离出肠系膜上静脉，结扎肠系膜上静脉远端后，切开近端并插入带有防脱圈的 18 号硅胶管，插入深度 3cm，注意不要插入过深，以丝线结扎固定。随即将硅胶管连接 HCA 灌注液，进行重力灌注。腹主动脉及肠系膜上静脉共灌注器官保存液 3 000mL（图 12–8）。

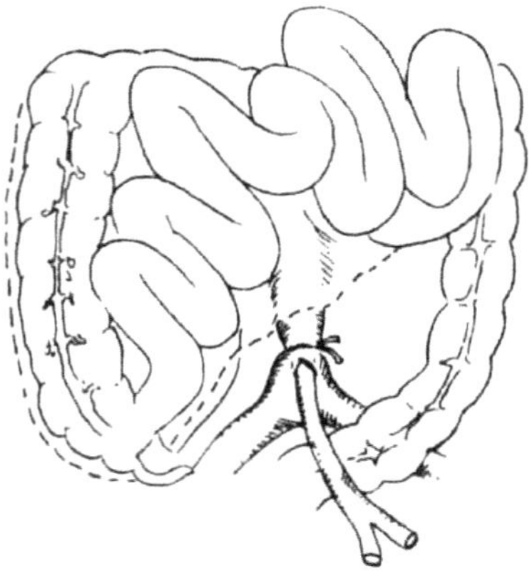

图 12–7 沿升结肠旁沟自右向左切开后腹膜

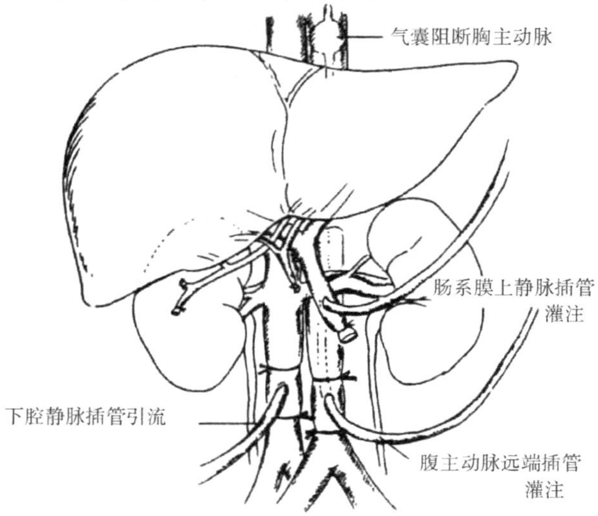

图 12–8 腹主动脉及下腔静脉插管灌注图

进行低温灌洗的同时，剪开肝镰状韧带迅速探查肝脏。供肝如无肝硬化、损伤、脂肪肝或其他异常，且适用于移植时，则向肝表面铺上碎冰屑。打开双侧肾周脂肪囊，于双侧肾周铺碎冰屑，检查确认双肾灌注良好。如肾的一极灌注不良，须注意是否存在由腹主动脉插管结扎线的远端发出的副肾动脉：

分别于腹主动脉远端及肠系膜上静脉插管灌注，下腔静脉远端插管引流出灌注液。放置纱布以保护胆囊周围，剪开胆囊底部，挤尽胆囊内的胆汁，插管后以 0 ~ 4℃器官保存液约 500mL 持续冲洗胆道。肠系膜静脉和腹主动脉插管灌注器官保存液完成后再分别灌注 UW 液 1 000mL。

（2）整块切取供肝及双侧肾脏：切断肝圆韧带、镰状韧带、冠状韧带、左右三角韧带，向左右剪开膈肌至膈肌脚。用手指触摸肝胃韧带，检查有无肝左动脉或副肝左动脉，如出现应保留，不存在则切断肝胃韧带。紧贴十二指肠上缘分离，打开十二指肠外侧腹膜，将十二指肠及胰头翻起，贴近十二指肠将十二指肠与胰头用剪刀断开。于肠系膜上静脉结扎线的远端离断肠系膜上静脉和肠系膜上动脉。提起升结肠、回盲部及小肠系膜，切开升结肠外侧腹膜，将切口延长至回盲部，向内上至肠系膜根部，剪断肠系膜下动脉、胃结肠韧带、降结肠系膜及乙状结肠系膜，将所有肠管翻出腹腔外。至此，腹腔内只剩下已灌注好的肝、双肾、腹主动脉及下腔静脉。

于脂肪囊外侧游离双侧肾及输尿管。近心房处离断肝脏上下方腔静脉及胸主动脉，提起胸主动脉断口远端，于主动脉后方用剪刀贴近脊柱将胸、腹主动脉、下腔静脉、髂总及髂内外动静脉、肝及双肾输尿管整块切取下来。将肝及双肾置于 0 ~ 4℃ UW 保存液内，并自胆囊插管再次用 UW 液 100mL 冲洗胆道。

（3）分离肝肾：沿腹主动脉后壁纵向剖开，确认腹腔干、肠系膜上动脉及双侧肾动脉开口后，在肠系膜上动脉开口下缘横断腹主动脉，在肾静脉开口上缘横断下腔静脉，分离肝及双肾。将原腹主动脉及下腔静脉插管远端的腹主动→髂总动脉→髂内外动脉及下腔静脉→髂总静脉→髂内外静脉切取备肝移植使用。

随着肝移植的发展，目前该方法已为国内大多数移植中心采用，其优点是：①操作简便，易于掌握。供体器官原位灌注，灌注充分，热缺血时间短。移植后 DGF 的发生率低。②肝肾整块切取，供体器官的血管损伤概率低。③由于切取过程中不分离输尿管，保护了输尿管的血运，移植后尿漏的发生率低。

肝肾整块联合切取时做好以下几点有利于保证供肝供肾质量。①腹主动脉的灌注必须快，改装后的气囊尿管的气囊阻断胸主动脉要确实。②采用在下腔静脉近髂血管处插管引流，避免下腔静脉、肾、肝静脉压力过高，保证灌注液顺利进行灌注，有利于器官迅速降温及防止器官灌注不良的出现，同时手术野非常干净。但下腔静脉插管不能超过肾动脉平面以上，以免压迫右肾动脉及影响双肾静脉的回流。③整块切取完供肝供肾后，采用切开腹主动脉后壁，于肠系膜上动脉开口与双肾动脉开口之间离断腹主动脉，不易损伤供体肝肾血管。④在完成插管并对腹主动脉及门静脉的灌注后，应及时在肝及双肾的周围铺上碎冰，有利于保证器官快速降温，迅速缩短器官的热缺血时间。

四、肾移植术

首次移植一般取右侧切口。采用 Alexander L 型切口，平脐水平沿腹直肌外侧缘切开皮肤，至髂前上棘水平横向内侧止于正中耻骨联合上两横指。纵向部分显露腹外斜肌腱膜，平腹直肌鞘外侧缘切开，剪开腹横筋膜见腹膜；横向切口部分则切开腹外斜肌和腹直肌筋膜，牵开腹直肌纤维，切断结扎腹壁下动静脉。钝性分离腹膜牵向内侧，显出腹膜后区髂血管，充分游离圆韧带（女性）或精索（男性），不必切断，以防男性术后睾丸缺血或鞘膜积液。剪开髂外动脉鞘筋膜，显出髂内外动脉连接区，如果髂内动脉软，无明显硬化，可用作吻合，则向下游离，逐条结扎切断分支血管。在髂总血管分支处用小儿 Satinsky 钳或“哈巴狗”钳阻断髂内动脉，在已游离的髂内动脉远端横断血管，血管腔内注入肝素生理盐水，便可供吻合用。分离髂内动脉需花费一些时间，其后侧方为髂内静脉及分支，避免损伤出血，如果受者髂内动脉严重硬化，不能使用，或供肾多条动脉，修肾时保存部分主动脉壁呈袖口状，供与受者髂外动脉做端侧吻合。吻合时在髂外动脉近、远端分别用“哈巴狗”钳或用鞋带套管阻断血管，吻合时纵行切开动脉壁，长度约为供肾动脉口径的二倍。然后游离髂外静脉，向上至髂内静脉连接处，向下至腹股沟韧带水平，遇小分支必须结扎。个别过度肥胖受者，髂外静脉过深，估计吻合时难于显露，可结扎横断髂内静脉，这样髂外静脉便表浅，便于吻合。遇髂外静脉炎症纤维化，无法吻合时，可考虑做肾静脉与肠系膜上静脉吻合。

肾血管吻合前，从冷冻盒内取出肾，右侧切口用左侧供肾，若用右侧供肾，肾上、下极需倒置，血管吻合后肾盂输尿管在前方，万一术后肾盂输尿管坏死，容易处理。认清动、静脉排列位置和理想的吻合位置后，将肾置入塑料袋内并加入碎冰，袋下端剪一小口，引出肾静脉，上、下端切勿倒置。先做肾静脉和髂外静脉端侧吻合，髂外静脉用 Satinsky 钳做血管侧壁部分阻断，纵行切开管壁，用 6-0 号尼龙线褥式缝合吻合口两端，然后将吻合口前后壁连续缝合。接着，用 6-0 尼龙线吻合动脉，肾动脉和髂内动脉端—端吻合时，后者剪成斜口，以防狭窄，先褥式缝合两端，然后连续或间断缝合，有人认为一侧间断另一侧连续缝合则更好。首先将褥式缝合一端打结，另一端待一侧缝合完成后打结，这样两侧血管壁显露清楚，保证血管壁能全层缝合，且对合良好又可避免镊夹血管壁造成损伤。缝合时每一针先从供者血管壁由外至内方向，后从受者血管壁内至外缝合，便可避免受者血管壁硬化分离，保证吻合口满意对合（图 12–9）。肾动脉与髂外动脉端侧吻合也可用同样方法，每一针都必须穿透血管内膜，均匀紧密对合，闭合吻合口前用肝素生理盐水灌入腔内，排除血块和空气。

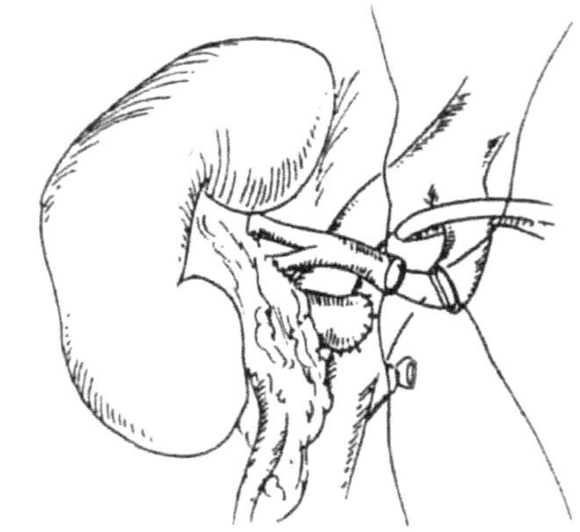

图 12–9　肾动脉与髂内动脉端，端吻合

如遇双支肾动脉，髂外动脉有硬化，管腔不够大，可将双支肾动脉与髂内动脉分支端 – 端吻合（图 12–10），或修肾时双支动脉开口处带盘状主动脉壁，供肾双支动脉与髂外动脉端侧吻合（图 12–11），肾静脉与下腔静脉端侧吻合。

血管吻合完毕，用“哈巴狗”钳阻断吻合口远端肾动、静脉，去除原先血管阻断钳，观察吻合口有无漏血，偶尔需缝合 1、2 针止血，吻合口连续缝合者，补针缝合止血时应避免缝针穿透或损伤原有缝线，以免造成即时或延迟缝线断离，引起吻合口裂开大出血。仅渗血置棉片覆盖 3 ~ 5 分钟可止血。开放全部阻断钳，肾供血良好，肾实质即可变为粉红色和触之有搏动感。若肾颜色欠佳，肾动脉或其分支搏动差，可能是供肾动脉内膜分离，取尸肾时用力过度撕裂所致，应马上阻断肾动、静脉血管，沿吻合口切开，用灌注液灌注肾脏（肾静脉用粗针穿刺引流灌注液），重新修剪后再吻合。如果肾静脉阻塞，肾动脉搏动良好，肾胀大，应阻断肾动、静脉，用细针穿刺肾动脉，灌注液灌注肾脏，解开静脉吻合口一小部分，灌注肝素生理盐水，加大静脉吻合口，重新吻合。血管吻合口开放后，立刻见肾脏严重供血不足，另一种可能情况是受者血管壁缺陷所致，拆开动脉吻合口后，可见动脉硬化，菲薄浅黄色内膜漂浮阻塞吻合口，钳夹血管壁或缝线拉紧撕脱内膜会产生这种现象。清除游离漂浮的内膜，残留固定的内膜缘用 9–0 尼龙线固定，重新做血管吻合，可获成功。

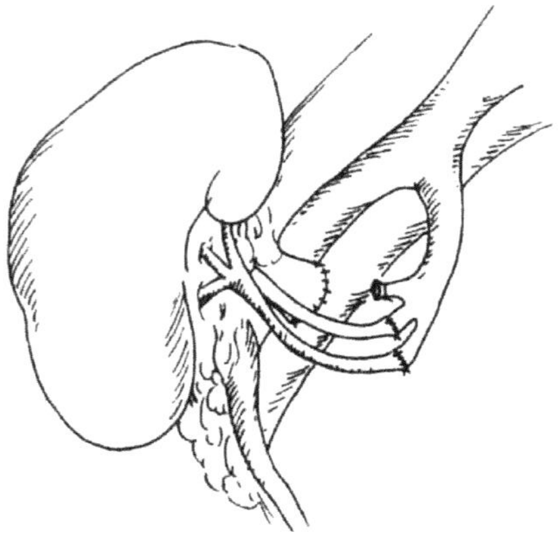

图 12–10　肾动脉分支分别与髂内动脉的分支行端 – 端吻合

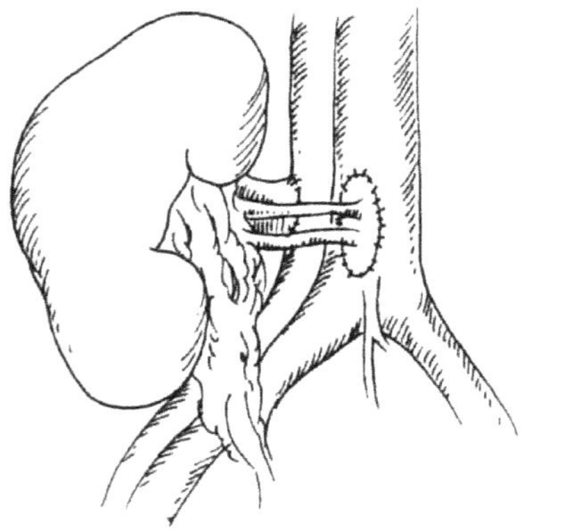

图 12–11　带腹主动脉瓣的肾双支动脉与髂外动脉端侧吻合

髂内动脉的分支行端 – 端吻合双支动脉与髂外脉端侧吻合此外，受者动脉硬化表现多种方式，除菲薄内膜外，还可表现硬化斑块，如局限于吻合口时可切除以便扩大血管腔，如动脉壁外膜和肌层仍有一定厚度，可做吻合，若动脉壁仅存薄的外膜或少许肌层，术后易形成动脉瘤。切除硬化斑块时，残留断端应平滑，否则术后易血栓形成。还有另一种情况是肾动脉端侧吻合时，动脉内膜呈鱼肉状，极脆，虽然可完成吻合，血管吻合口开放后，肾脏供血良好，当放入髂窝时，肾脏严重缺血呈紫色，上提肾脏又恢复正常供血，反复多次操作情况均如此，髂外动脉壁外膜下可见瘀斑，提示血管阻断钳损伤血管内膜，形成急性夹层动脉瘤，拆开一侧吻合口缝线，可见内膜鼓起阻塞吻合口。证实此现象后，阻断血管并拆除动、静脉吻合口，供肾重新灌注备用，髂外动脉损伤段可通过原切开口置入人造血管内支架恢复血流，如果损伤血管段内置管失败，给予切除，并采用人造血管替代缝合。必须牢记阻断髂外动脉勿用Satinsky钳，采用鞋带套管阻断可避免血管损伤。估计供肾仍可使用时，另选择合适位置行植肾术。若当成超急排斥或原发肾无功能，截除植入肾脏会感到可惜。

输尿管植入。通常将输尿管植入膀胱。经尿道插入 Foley's 导尿管，经导尿管向膀胱内注入生理盐水 200mL。于切口下方游离侧腹膜，显露同侧膀胱前壁肌层，见膀胱黏膜突起，通过血管钳向近端黏膜下潜行 2cm 后出膀胱外，形成黏膜下隧道。往输尿管腔内插入硅胶支架管并缝合固定，通过精索（男）或圆韧带（女）下方引入膀胱黏膜下隧道，剪除多余输尿管，断口纵行剪开 0.3cm 成斜口供吻合，用尖刀刺开原先分离好突起的膀胱黏膜，支架管在膀胱前壁另开一孔引出（支架管膀胱内部分剪一侧孔），部分受者术后因停留导尿管出现明显膀胱激惹症状，比如烦躁，可拔除导尿管。然后用 5-0 羊肠线间断做输尿管膀胱黏膜吻合，用3-0肠线间断缝合浆肌层覆盖吻合口，固定支架管。此法简单，并发症仅0.15% ~ 0.2%。遇输尿管过短，或因血运不良需切除一段，可采用输尿管与受者输尿管做端侧连续缝合。最后彻底止血，切口内置引流管引流，逐层缝合切口。

第三节　亲属活体肾移植

一、概述

亲属肾移植（relative living donor transplantation，RLT）是指供受体具有密切血缘关系之间的肾移植，包括父母与子女之间，兄弟姐妹之间的肾移植。血缘关系较远或无血缘关系如姻亲之间的肾移植失去了亲属肾移植配型好的意义，只能称作活体肾移植。有密切血缘关系的亲属之间因有较高的概率出现较好的组织相容性，兄弟姐妹之间甚至可以出现完全相同的 HLA 配型。而良好的组织相容性可以降低肾移植术后排斥反应的发生率和强度，减少免疫抑制药的用量，从而减少术后并发症的发生，节省患者的经费，并提高肾移植的效果，尤其是长期效果更优于其他肾移植。同时也能补充尸体肾源的不足，应该得到大力提倡。

在日本，亲属肾移植所占比重最大，可达其肾移植总量的 65% 以上，而在美国这样肾源较多的国家也超过了 50%。由于尸体供肾来源日益紧缺，近几年我国亲属肾移植的数量急速增长。尤其是近几年，我中心亲属肾移植占当年肾移植总数的比例已经超过 50%。

二、适应证

亲属肾移植的适应证并无特殊，可见第四节（尸体肾移植），只是尽量避免高龄或身体状况较差、高 PRA 的受体，以减少手术的风险。

三、禁忌证

同尸体肾移植，见第四节。

四、供体选择

（一）HLA 的遗传特点

人类白细胞抗原（HLA）作为主要组织相容性抗原，是受体产生各种排斥反应的物质基础，要减少排斥反应的发生率，必须有较好的 HLA 相符。根据遗传学规律，父母各遗传一半的染色体给子女，所以子女应有一半的基因与父母相同。而同父母的同胞之间则 25% 概率完全相同，50% 的概率有一半相同，还有 25% 则完全不同。

除 HLA 外，还有许多次要组织相容性抗原系统，内皮细胞抗原等，虽然抗原性较弱，但存在较多的不相容时也能诱发排斥反应，这就是在同种异体移植中尽管 HLA 全配但还不能杜绝排斥反应的原因。因此，只有在有密切血缘关系的人群中才有较大的概率遇到主要及次要抗原系统均较为接近的供受体。

（二）亲属肾移植供体的选择

中华医学会器官移植学分会和中华医学会泌尿外科学分会肾移植学组于 2008 年 1 月在海南博鳌联合召开了主题为“关注活体供肾移植”的专题研讨会，全国 17 家肾移植中心的 20 位专家学者出席了会议。与会专家就下列问题达成了共识，该共识也成为各移植中心进行供体筛选的标准。

1. 法规和伦理　严格遵照国务院颁布并于 2007 年 5 月 1 日实施的《人体器官移植条例》，即活体器官移植限于配偶、直系血亲或者三代以内旁系血亲，或有证据证明与活体器官捐献人存在因帮扶等形成亲情关系的人员（2010 年 4 月，卫生部修改了该条例，规定亲属肾移植的供受体关系仅限于父母、子女以及兄弟姐妹）。同时，器官捐赠者必须年满 18 周岁，具有完全民事行为能力。

根据卫生部颁布的《人体器官移植技术临床应用管理暂行规定》，肾移植准人或指定医疗机构必须成立“人体器官移植技术临床应用和伦理委员会”。在移植前举行人体器官移植技术临床应用和伦理听证会，确认符合法律、法规、医学伦理学和医学原则，了解捐赠人真实意愿，确认无买卖或者变相买卖人体器官。医疗机构应保证为捐赠人因医学和（或）自身因素而停止捐赠的原因保密。从 2010 年 4 月开始，所有亲属肾移植术均必须报各省卫生厅审批通过后方可实施手术。

2. 知情同意　医疗机构在摘取捐赠者的器官前，应当充分如实告知如下内容：①活体供肾移植并非唯一的选择，还可以等待接受尸体肾移植或其他替代治疗，如透析治疗；②供者接受肾脏摘取手术可能造成的医疗风险，甚至死亡，以及可能对其就业、保险以及家庭和社会适应性带来的影响；③受者接受捐赠的肾脏移植后也有可能出现的各种不良事件（如移植肾排斥反应、严重感染、移植肾无功能，甚至死亡）。告知途径应该是书面资料和多次正式面对面交流。捐献者和接受者及相关人员必须能够理解被告知的所有内容，并且签署《知情同意书》，捐赠者需填写《自愿捐献书》和《手术同意书》等相关文件。捐赠者有权在捐赠供肾术前的任何时间终止捐赠意愿。

3. 医疗机构的责任和义务　从事活体供肾移植的医疗机构和医护人员必须遵守相关的法律法规，充分认识国内外活体供肾移植的状况和可能出现的严重不良事件，并履行充分的告知义务。据报道，供者术后近期并发症发生率为 4% ~ 7%，主要有出血、切口感染、脾损伤、肾上腺损伤、肾血管损伤、气胸、肺部感染、深静脉栓塞和股动脉栓塞等。远期严重不良事件有肾功能减退、高血压和蛋白尿等，严重者甚至出现肾功能衰竭。美国的研究统计显示，活体供者术后近期的死亡率为 0.02% ~ 0.03%，其中最常见的死亡原因是肺栓塞、肝炎和心血管意外（心肌梗死和心律失常）。医疗机构和医护人员对可能出现的不良事件应有相应的预防和处理措施。医疗机构必须建立随访系统，活体供肾移植术后应对供、受者进行长期随访，并有责任要求供者长期随访，并给予方便。

4. 活体供者医学评估的主要内容和程序　活体供肾者评估的首要目的就是确保捐赠者的医疗安全性和社会适应性。供者评估应依据熟悉的、公认的、以临床证据为基础的合理程序进行。筛查的重点应放在尽早筛查出不适合捐赠的供者，达到利益最大化和风险最小化。

（1）ABO 血型相同或相容是候选供者的首要条件，不相容者不能捐赠：血型相同或相容确认后，再进行相关内科疾病的筛查、肾脏功能检查、肾脏解剖结构检查、肾血管影像学检查以及供受者淋巴细胞毒交叉配合试验和组织相容性抗原分型等。一旦发现禁忌证，即不符合捐赠条件时，则终止其他检查，以合理降低医疗评估费用。

（2）供者肾脏功能的评估：肾功能的精确评估对于确保留给捐赠者的肾脏功能正常，以及受者移植的安全性至关重要。推荐使用核素扫描测定 GFR。目前公认，小于 40 岁的供肾候选者的双肾 GRF 下限应不低于 1.33mL/s（80mL/min），40 岁以后 GRF 平均每年下降 0.015mL/s（0.9mL/min）。因此，随着供者年龄的增加，供肾候选者的双肾 CRF 值也可能相应下降，如 60 岁时的双肾 GFR 可以为 1.13mL/s（68mL/min）。

（3）体重指数（body mass index，BMI）：BMI 超过 35 是绝对禁忌证，超过 30 是肾脏捐赠的相对禁忌证。BMI 超过 30 的捐赠者需进行仔细的术前评估，以排除心血管、呼吸和肾脏疾病。应忠告捐献者：围手术期的风险较大，远期发生肾脏疾病的可能性大，并建议捐赠前减肥，在达到理想体重后再考虑捐赠。

（4）高血压：严重高血压不适合捐赠。轻度高血压，且血压易控制，年龄超过 50 岁，双肾 GFR 大于 1.33mL/s（80mL/min）者可考虑作为候选供者。轻度高血压，但合并有微量白蛋白尿或有其他终末期器官损伤者，则不适合作为候选供者。

（5）糖尿病：糖尿病或糖耐量异常者不能作为候选供者。

（6）蛋白尿：推荐使用 24 小时尿蛋白定量检测，尿中蛋白含量异常不能作为候选供者。

（7）镜下血尿：反复或多次镜下血尿，又不能排除泌尿系统肿瘤、感染和慢性肾病等疾病者，不应作为候选供者。

（8）肾结石：肾结石病史不是捐赠的绝对禁忌证。既往有肾结石病史者，在确认无高钙血症、高尿酸血症或代谢性酸中毒，排除胱氨酸尿症或高草酸尿症、泌尿系统感染和肾脏钙质沉着，并且得到供、受者的双方同意后，方可捐赠。如同意接受捐赠，推荐使用既往曾排出结石的一侧肾脏作为活体供肾，捐肾后应对供、受者进行长期随访。

（9）遗传性肾脏疾病：患有常染色体显性成人多囊肾（ADPKD），常染色体隐性遗传性肾脏疾病、先天家族遗传性出血性肾炎、先天性肾病综合征、膀胱 – 输尿管反流、小脑视网膜血管网状细胞瘤病、家族性肾上腺脑白质营养不良等疾病者不适合作为活体供肾者。

（10）恶性肿瘤：有恶性疾病既往史的患者通常被排除在外但在满足下列条件时可以作为供者，如已经治愈的特殊类型，并确认无转移，如结肠癌（Dukes A 期，治愈超过 5 年）、宫颈原位癌及低度恶性非黑色素瘤皮肤癌可以考虑作为供者。同意接受癌症患者捐献肾脏前必须进行包括供、受者在内的讨论，告知不能完全排除癌症转移的可能性。

（11）肾血管平滑肌脂肪瘤：双肾血管平滑肌脂肪瘤者不适合作为供肾者。对于单侧肾脏血管平滑肌脂肪瘤者，若肿瘤直径在 4cm 以上，瘤体可完整切除者，必要时可考虑作为供肾；若瘤体直径在 1cm 以下，可考虑作为供肾，移植后均应采用 B 型超声波随访。

（12）传染性疾病：供者传染病情况的医疗评估是非常重要的一个方面。患急性传染病者和患有确认可通过器官移植传播的传染病者不能捐赠器官。有肺结核病史并经全程正规治疗，不合并肾脏结核的志愿者仍然可以考虑捐献肾脏。活动的结核分枝杆菌感染和泌尿系统结核是供肾的禁忌证。

（三）活体供肾切取原则

1. 活体供肾切取基本原则　①必须最大限度地降低供者死亡率；②最大限度地减少手术并发症；③保护供肾的解剖完整和功能。

2. 手术方式的选择原则　供肾切取方式有开放手术（open donor nephrectomy）、腹腔镜手术（laparoscopic donornephrectomy）和手辅助腹腔镜手术（hand assisted laparoscopic donornephrectomy）。在减少术中及术后并发症和保证供、受者安全的前提下，应选用本移植中心和术者熟练的供肾切取手术方式。

3. 供肾的选择　供肾选择建议如下：①将肾小球滤过率（GFR）相对较好的肾脏留给供者；②选用供肾血管容易暴露，且为单支的一侧肾脏；③未婚年轻妇女右肾在今后妊娠时可能发生肾积水，优先选择右肾；④首选解剖上利于切取和移植的肾脏。

五、手术时机

亲属活体肾移植作为择期手术，术前有充分的时间准备。在术前检查时，受体出现的各种问题应逐一校正，使受体更加耐受手术，减少手术并发症，才能提高移植的成功率。除临床检验不正常的现象要纠正外，还要注意以下几点。

（一）充分透析及透析时间

血透患者每周 2 或 3 次，每次 4 ~ 5 小时。而腹膜透析则应每周 6 天，每天 8 000mL。或根据血肌酐水平调整，保持透析前肌酐不高于 700Umol/L。有足够的时间充分透析才能有效清除体内的毒素，改善尿毒症对身体器官所造成的损害，一般状况好转，食欲增加，血压正常或使用降压药可维持正常。这样的患者对手术才有较好的耐受性。有些引起尿毒症的原因只有在患者的原肾萎缩后才会逐渐消除，如抗基底膜抗体，抗原抗体复合物等，这些因素消除后手术移植肾才能减少相同疾病的复发。在亲属肾移植尤其是配型很好的情况下，排斥反应较少，而原发肾病复发却比尸体肾移植常见。

（二）改善身体状况

包括加强营养，纠正贫血。在尿毒症未进入透析阶段，我们一般是限制患者的蛋白入量，透析后患者多已养成这种习惯，过度地限制所需的营养及水分，造成患者的营养不良及身体一般情况下降、贫血等。在导入透析后应该鼓励患者适当增加饮食，尤其是优质蛋白的摄入如鸡蛋、牛奶等。蔬菜水果等维生素丰富的食物也不能过多地限制。贫血纠正除加强营养外，对有较重的贫血可输新鲜红细胞或使用促红细胞生长素（epogen，EPO）。

（三）控制感染

肾移植术后抗排斥治疗是以降低受体免疫能力为基础的，大剂量免疫抑制剂的使用可以诱发感染，有时甚至是致命性的。术前轻微感染在移植术后就有可能扩散，因此术前只要有感染迹象就应控制。术前发现有结核的患者应在结核病完全控制或使用抗结核药物 1 年以上，或怀疑结核者也应使用药物半年以后方可施行肾移植术。

（四）消化道溃疡

现行的移植术前诱导方案及急性排斥反应治疗时均需使用大剂量的皮类固醇激素，而其副作用之一就是消化道出血。凡有消化道溃疡、出血性胃炎者应治愈，治疗效果不佳时可先行胃大部切除。

（五）下尿道梗阻

先天性尿道畸形，后天性尿道炎症所致的尿道狭窄或前列腺肥大引起排尿不畅会造成膀胱潴留，极易造成感染且不易控制或影响输尿管膀胱吻合口愈合，甚至造成膀胱破裂而发生尿漏，长时间的尿潴留甚至会影响肾功能，故移植术前应使用药物或手术治愈。

（六）病肾切除

如果病肾不切除会影响肾移植手术或影响肾移植的效果时可考虑做病肾切除，如慢性肾盂肾炎感染者长期不能控制；巨大的先天性多囊肾到达髂窝致使移植肾无法植入，或囊腔内经常性地出血感染者；因病肾原因无法控制的高血压；因抗基底抗体阳性所致的尿毒症患者且抗体长期阳性。再次肾移植时初次移植肾未切除所致的长期淋巴毒抗体较高时也可切除初次移植肾。

（七）血浆置换

血浆置换有两种方法，即连续二次滤过法和离心法，二次滤过是血液通过孔径较大的一级滤膜分离出血浆成分，血浆再次通过滤过孔较小的二级膜分离出白蛋白和球蛋白，将含白蛋白的血浆连同血液的有形成分输回身体内，而含球蛋白的血浆被丢弃。离心法则是采用离心将血浆和血细胞分开，全部的血浆均被抛弃。术前血浆置换可以减少血中的各种抗体，减少术后移植肾的超急性排斥反应的发生率，对再次肾移植和群体反应抗体（PRA）阳性的患者较为适用。血浆置换一般每周 1 或 2 次，每次置换出 2 ~ 3L 血浆，连续进行 2 ~ 3 周。每次血浆置换时需补充白蛋白 80 ~ 120g。

六、术前准备

（一）供体术前检查

原则上从简单到复杂，从无损伤到损伤检查。

1. 血型鉴定　为有意提供肾脏的血缘亲属做血型鉴定，选择血型与受体相同或相容者。

2. 淋巴毒试验和 HLA 定型　选择淋巴毒试验阴性及 HLA 相配最佳者。

3. 常规术前检查　包括肝功能、肾功能、血常规、尿常规、血清电解质、凝血功能检查、心电图、胸部 X 线片、腹部平片及尿路造影。

4. 供体特殊检查　各型肝炎病毒抗原或抗体、巨细胞病毒抗体、HIV 病毒抗体等，以及内生肌酐清除率、肾脏彩超、放射性核素或肾脏 ECT、静脉肾盂造影，包括双侧肾脏动静脉 CT 成像。

（二）供体术前准备

1. 心理学准备　作为一个健康的人，要经受一次较大的手术并切除一个健康的肾脏，尽管供肾出于自愿，但临近手术时难免会出现畏惧心理，包括对手术本身的恐惧和切除一侧肾脏后对将来健康状况所造成的影响。因此，术前应对供体做详细的解释工作，树立对手术的必胜信心，消除恐惧心理。

2. 常规术前准备包括：①备皮；②备血 600 ～ 800mL；③术前 12 小时禁食，4 小时禁水；④留置导尿管；⑤术前常规使用镇静药物；⑥术中必备药物：呋塞米 20mg，肝素 100mg，鱼精蛋白 50mg;⑦作为移植肾的供体，术前没有必要做免疫学处理。

3. 受体术前检查肝功能，肾功能，血常规，尿常规，尿培养，乙型及丙型肝炎，巨细胞病毒，心电图，胸片，钡餐或胃镜，心脏彩超等。年龄较大的男性患者还应做前列腺检查。

4. 受体术前准备　血透患者术前 24 小时充分透析 1 次，腹膜透析者术前晚排尽透析液后封管。

术前一般准备与供体相同，术中备药：甲泼尼龙 500mg，环磷酰胺 200mg，肝素 100mg，鱼精蛋白 50mg，有中心推荐术前使用 IL–2 单克隆抗体进行诱导治疗。

七、开放供肾切取术

（一）亲属活体供肾的切取

手术人员分为两组，第一组为切取组，第二组为灌注组。

1. 切口　活体肾切取术与普通肾切除相同。供体取侧卧位，做 11 肋间或经 12 肋切口。逐层切开腹侧壁肌肉及肋间肌层至腹膜外，可见腹膜反折，在反折处将腹膜向腹侧推开，下方即为肾脂肪囊，内包裹着肾脏。

2. 肾脏游离　在直视下剪开肾脂肪囊侧壁至肾脏的表面。左侧肾上腺静脉流至肾静脉，此外经常还与肾表面有血管交通支，因此肾上极游离时应紧贴肾脏表面进行才可以减少肾上腺血管的损伤。有出血时应逐一结扎。

3. 输尿管游离　将游离的肾脏推向上方，在肾下极的内侧组织中寻找输尿管，为乳白色纵向行走的索条状，表面有很多血管网，仔细观察时还能见到其蠕动。将其轻轻提起保留好足够的输尿管系膜，向上游离至脂肪囊内的肾门附近，再向下分离出 8 ～ 12cm，下方可以剪断，膀胱端结扎。

4. 肾动脉游离　肾脏的血管走向是静脉在前，分开脂肪囊后肾门内侧即可见静脉，将其与周围组织分离，直至与下腔静脉的交汇处。由于右肾静脉很短，如果取右肾时则应分出交汇处的一部分下腔静脉。左肾静脉途中分有肾上腺静脉和精索或卵巢静脉，均可切断结扎，右肾静脉中途无分支。

肾动脉位于静脉后上方的致密结缔组织中，未游离时无法见到。挑起肾静脉，在其后上方的组织中触摸动脉搏动，找出动脉走向，为防止动脉游离过程中出现血管痉挛，还可在动脉周围的结缔组织中注射少量利多卡因做浸润麻醉。从结缔组织分离出全段肾动脉，再将除血管以外的肾脏与供体相连的组织完全切断并结扎止血。将肾脏完全游离。

5. 肾灌注准备　灌注组人员在肾脏血管游离前开始准备。在直径大于 20cm 的碗中加入冷却器官保存液 500mL，液中放入塑料密封的无菌冰块保温。将经冷保温的器官保存液悬挂在离台面 80cm 的高处，插入输血器，末端接直径为 0.5cm 的硅胶管并排净空气备用。

6. 肾切除及冷灌注　各项工作准备完毕后，即可准备切肾。预先供体静脉注射肝素 50mg，呋塞米 20mg，待 2 分钟使供体全身血液处于抗凝，肾脏处于泌尿状态，自起始部先钳夹肾动脉，再阻断静脉入口处，如是右肾，则用心耳钳夹住部分下腔静脉，紧贴血管钳切断动静脉，移至肾灌注碗中，找出肾动脉，插入硅胶管开始做冷灌注。灌注过程中注意观察肾脏的表面色泽变化，一般将肾灌成苍白，均匀，停止灌洗后质地柔软即可。如果灌洗过程中肾脏褪色较慢，还可轻轻按压肾脏表面的不均匀部分，也有助于供肾内残血的排出。肾脏灌注量一般为 300 ～ 500mL，灌注完毕时如果肾表面不够均匀，有少量红色花斑，只要静脉流出液比较清晰也可，不可因肾表面有些花斑而过分增加灌注量。供肾切下后，供体立即静脉注射鱼精蛋白 50mg 以中和体内的肝素，防止伤口内渗血，肾动脉残端至少双重结扎，而静脉残端尤其是右肾静脉应用无损伤线缝合。

（二）供肾植入

亲属活体肾切取时未切除过多的组织，肾周血管也已结扎止血，故供肾大多不需修整。肾脏的植入方法与尸体肾相同。

1. 注意事项

（1）经12肋切口后方切开时注意横膈分离，此处极易损伤胸膜造成气胸。

（2）保证输尿管上有较多的系膜，才能使输尿管有较好的血供。输尿管长度应不短于8cm。

（3）在静脉完全游离后才能分离肾动脉，以免动脉游离时损伤静脉。

（4）肾脏及动静脉游离过程中应尽量减少肾脏的频繁翻动，分离动脉时动作应轻柔，以免造成肾动脉的持续痉挛致使移植肾功能延迟恢复。

（5）游离肾血管时应先做好肾脏灌洗准备，灌洗液的温度应保持在0～4℃，灌洗高度为80cm。防止因不得已的原因要快速切除肾时能及时得到灌洗，尽量缩短缺血时间。

（6）肾脏切除后动静脉残端应双重结扎或用无损伤线缝扎。动静脉残端出血是供体手术的最可怕的并发症。

2. 术中特殊情况处理　供肾切除分离血管过程中如血管破裂出血量较大时，无法钳夹止血，否则会造成肾脏缺血，应尽快切取肾脏并冷灌注。供肾血管过短时可再次分离肾残端血管在体外吻合来延长。

八、后腹腔镜取肾与开放取肾的比较

开放手术术式简单，外科医生较熟悉，安全可靠，热缺血时间很短，供肾质量较好。由于经腹途径术后供者并发症相对较多，现大多采用经腰部切口。但开放手术通常切口较长，术后切口疼痛，恢复时间相对较长而加重供者的心理负担。传统的腹腔镜活体取肾术虽切口小、痛苦轻、恢复快，但大多有供肾热缺血时间偏长，供肾输尿管并发症发生率较高，腹腔镜操作时间长，长时间的气腹持续的高压影响肾脏的血流量等不良因素而影响供肾质量。而手助腹腔镜取肾术可以减少热缺血时间。但是在移植肾的并发症、成本效用及功能方面，二者没有明显差异。同济医院移植中心目前仍以经腰部开放取肾手术为主，仅进行了3例腹腔镜取肾手术。

九、术后处理

1. 供体的观察与处理

（1）生命体征：每小时查心率、呼吸、血压1次，8小时后改为每2小时1次。

（2）观察伤口渗出及引流情况，血性引流突然增多时应考虑立即实施二次手术。

（3）每小时记录一次尿量，并计算24小时总尿量：正常人静脉使用呋塞米后尿量较多，应同普通外科手术一样注意水电解质平衡，补足液体量。

（4）肾功能检查：术后第1天、第7天查血清尿素氮、血肌酐等指标。

2. 受体的一般处理　同尸体肾移植。

3. 受体免疫抑制剂的应用　亲属肾移植后免疫抑制剂应结合配型结果来合理使用，较好的配型结果可减少免疫抑制药的用量，这样又可以减少长期大剂量的免疫抑制剂导致的副作用，这也是亲属肾移植长期效果优于尸体肾的因素之一。常用的免疫抑制剂的方案为环孢霉素A+霉酚酸酯+激素或他克莫司+霉酚酸酯+激素。

（1）同卵孪生之间的亲属肾移植不需要使用免疫抑制治疗。

（2）两条单倍体相同的同胞间的亲属肾移植术后3个月内免疫抑制药的用量为尸体肾移植剂量的2/3，3个月后减为1/2。如CsA的起始量为5mg/（kg·d），3个月后则为3.5～4mg/（kg·d）。

（3）仅一半的HLA相同的移植初始剂量同尸体肾移植，3个月后减为2/3的剂量，即CsA 4～5mg/（kg·d）。

（4）HLA完全不同的亲属肾移植免疫抑制剂剂量应完全同尸体肾移植。以上环孢霉素A剂量只能作为参考，有条件能够行环孢霉素 A 血浓度测定时应以血浓度为准。

4. 排斥反应的诊断与治疗　亲属肾移植后排斥反应的发生率可能低于尸体肾移植者，排斥反应的强度也较轻，诊断上并无特殊。而排斥反应的治疗可使用减量的皮质激素，一般首先每天使用甲泼尼龙 300 ~ 500mg 静脉滴注，连续 2 ~ 3 天，超过 90% 的排斥反应可以逆转，无好转时使用抗胸腺细胞球蛋白，剂量为 2.5 ~ 5mg/（kg · d），连续使用 7 ~ 10 天，急性排斥反应多能逆转。

5. 供体并发症

（1）血管残端出血是供体最严重的并发症，多是为了肾移植的方便，将供肾的血管尽量保留得较长，相应的供体残端血管太短，致使可供结扎的组织太少或因结扎不紧而滑脱。尤以右肾切除更易发生，危险性极大。因此，血管残端应予以缝扎，更短的残端可使用无损伤线直接缝合。术后伤口内应放置较粗的引流管，严密观察出血情况，如引流量超过 100mL/h，就应立即探查。

（2）局部积血：供体术中使用肝素抗凝，肾切除后应记住以鱼精蛋白中和，否则会因广泛渗血而积流在伤口内。量少时可观察，量多或有感染时必须二次手术进行清除。

（3）若术者对局部解剖结构不熟悉，可能损伤脾脏、肾上腺、下腔静脉等，损伤横膈膜时，可能出现气胸或者肺部感染。

（4）此外一旦形成深静脉血栓并脱落，会造成肺动脉栓塞，这也是供体死亡主要原因之一。

（5）切口感染或切口疝形成：同一般肾切除手术。

6. 受体并发症　同尸体肾移植。

十、亲属肾移植术后随访

亲属肾移植后应该有严格的随访制度，供受者均应有良好的依从性。受体的随访与尸体肾移植相同，术后 3 个月内每周复查血尿常规，肝肾功能，环孢霉素 A 或他克莫司的血药浓度。3 个月后每 2 周复查 1 次，每 3 个月做一次移植肾脏彩超，6 月后才能每月复查一次。而供体应该每隔 6 个月复查一次血尿常规，肝肾功能及保留肾的超声。目前所有肾移植资料及术后供受体随访数据均上报中国肾移植科学登记系统（http：//www. csrkt. org）。同时各移植中心应建立患者档案，将每次检查结果记录在案，定期与患者取得通讯联系，制定患者的随访、检查日期，掌握并指导各种用药及生活、工作情况。应指导供体在出院后多饮水，注意保护好保留肾脏。

包括亲属肾移植在内的长期移植效果，目前我国与发达国家还有较大距离，其中的一个重要原因是很多患者甚至有些非移植的医务人员对移植认识不足，他们认为移植是一种一劳永逸的治疗方法，或是出于害怕免疫移植治疗带来的毒副作用，对医生的治疗方案采取敷衍态度，不按时用药或减药甚至私自停药。对于这些情况在移植术前就应该进行教育，使其对用药及定期检查的必要性有充分的认识。另一原因是移植患者因为经费、通信和交通的原因。如果是经费所致实在不能负担，应尽早告知，在专科医生的指导下逐渐减药并调整其他药物的使用。出院后的患者出现病情变化时应尽快与其移植医生联系，病情危重时可立即在附近医院就诊，再与专科医生联系，指导下一步治疗。

十一、亲属肾移植的效果

医疗条件较好的国家，亲属肾移植的 1 年人肾存活率为 95%，10 年存活率也在 80% 以上。目前，同济医院器官移植中心亲属肾移植的 1 年人肾存活率已超过 95%。随着亲属肾移植经验不断积累和免疫抑制剂的改进，其远期效果将会逐年提高。

参考文献

[1] 叶章群．泌尿外科疾病诊疗指南（第 3 版）．北京：科学出版社，2019.

[2] 郭震华，那彦群．实用泌尿外科学（第 2 版）．北京：人民卫生出版社，2013.

[3] 朱有华．泌尿外科诊疗手册（第 4 版）．北京：人民卫生出版社，2013.

[4] 夏术阶．微创泌尿外科手术并发症预防与处理．北京：人民卫生出版社，2013.

[5] 张元芳，孙颖浩，王忠．实用泌尿外科和男科学．北京：科学出版社，2013.

[6] 肖民辉，李伟，余闫宏．泌尿系统微创实用技术．昆明：云南科技出版社，2014.

[7] 张大宏．经腹腔入路泌尿外科腹腔镜手术操作技巧．北京：人民卫生出版社，2012.

[8] 吴在德，吴肇汉．外科学（第 7 版）．北京：人民卫生出版社，2008：705-711.

[9] 黄健，李逊．微创泌尿外科学．武汉：湖北科学技术出版社，2005.

[10] 杨登科，陈书奎．实用泌尿生殖外科疾病诊疗学．北京：人民军医出版社，2015.

[11] 孙颖浩．实用泌尿外科手册．北京：科学出版社，2017.

[12] 邱建宏，孟晓东．泌尿外科临床诊治路径．北京：人民军医出版社，2014.

[13] 夏穗生，陈孝平．现代器官移植学．北京：人民卫生出版社，2011.

[14] 孙世澜，关天俊，袁海．肾脏病新理论新技术．北京：人民军医出版社，2014.

[15] 王忠．下尿路修复重建手术学．北京：人民卫生出版社，2010.

[16] 王尊松，崔美玉，王建宁．肾脏病临床诊治．北京：军事医学科学出版社，2010.

[17] 吴阶平．泌尿外科学．济南：山东科学技术出版社，2008.

[18] 陈芳萍，李红．泌尿外科患者的健康教育．中医药管理杂志，2016 (10)：139-140.

[19] 赖力，卢一平，莫宏．图解泌尿外科手术配合．北京：科学出版社，2015.

[20] 王永康，覃业军，孙锡超．现代泌尿系统及男性生殖系统诊断病理学．济南：山东科学技术出版社，2012.

[21] 郭应禄，周利群，孙颖浩．泌尿外科内镜诊断治疗学（第 2 版）．北京：北京大学医学出版社，2016.

[22] 李虹，王建业．泌尿外科疾病临床诊疗思维．北京：人民卫生出版社，2015.